高齢者の服薬支援

総合力を活かす新知識と実践

編 秋下雅弘
Masahiro AKISHITA
倉田なおみ
Naomi KURATA

講談社

執筆者一覧

秋下雅弘* 東京大学医学部附属病院　老年病科（1.1、2.1）

永田智子 慶應義塾大学看護医療学部（1.2）

成瀬　昴 東京大学大学院医学系研究科　健康科学・看護学専攻（1.2）

倉田なおみ* 昭和大学薬学部　社会健康薬学講座社会薬学部門／臨床薬学講座臨床栄養代謝学部門（2.2A）

岸本　真 霧島市立医師会医療センター薬剤部（2.2A）

大林浩幸 東濃中央クリニック／一般社団法人吸入療法アカデミー（2.2B）

高山恵子 昭和大学薬学部（2.2コラム）

竹屋　泰 大阪大学大学院医学系研究科　老年・総合内科学（3.1）

水野有三 関東中央病院　糖尿病・内分泌内科（3.2）

大平暁生 横浜市立大学医学部附属市民総合医療センター　内分泌糖尿病内科（3.2）

山口　潔 世田谷区　ふくろうクリニック等々力（3.3）

水上勝義 筑波大学大学院人間総合科学学術院（3.4）

石井伸弥 東京大学医学部附属病院　老年病科（3.5）

須藤紀子 杏林大学医学部　高齢医学教室（3.6）

萩田均司 宮崎市　薬局つばめファーマシー（4.1）

大木一正 品川区　クリーン薬局（4.2）

坂本岳志 つくば市　あけぼの薬局（4.3）

森光　大 川崎医科大学総合医療センター　栄養部（5.1）

寺本房子 川崎医療福祉大学臨床栄養学科（5.1）

國枝顕二郎 浜松市リハビリテーション病院　リハビリテーション科（5.2）

藤島一郎 浜松市リハビリテーション病院　リハビリテーション科（5.2）

弘中祥司 昭和大学歯学部　スペシャルニーズ口腔医学講座（5.3）

牛島大介 横浜市立大学附属市民総合医療センター　薬剤部（5.4）

若林秀隆 東京女子医科大学病院　リハビリテーション科（5.4）

鈴木慶介 草加市立病院　薬剤部（5.5）

小島太郎 東京大学医学部附属病院　老年病科（6.1）

中村美喜子 長崎市　ペンギン薬局（6.1コラム）

西山順博 大津市　西山医院（6.2）

川添哲嗣 南国市　南国病院（6.2コラム）

石井征輝 世田谷区　ふくろうクリニック等々力（6.3）

執筆順、（　）内は担当節、*は編者

まえがき

高齢者は多病ゆえに多剤服用（ポリファーマシー）になりがちです。多剤服用は薬物有害事象の増加に加えて、服薬アドヒアランスの低下につながりますが、わが国で飲み残されて捨てられる薬剤の金額は年間数百億円とも数千億円とも試算されています。莫大な無駄を生じているだけでなく、きちんと飲まなければ十分な薬効も期待できません。

そういう意味で、重大でありながら処方・調剤後の問題として本人や家族任せにされてきた服薬管理はunmet needsの状態にあったとも言えます。地域包括ケアシステムが叫ばれ、在宅医療と多職種協働が強力に推進されている今、服薬管理も地域で多職種による服薬支援が中心となりつつあります。そこで満を持しての「高齢者の服薬支援」の出版です。

まず、服薬支援に必要な認知機能低下や独居といった高齢者特有の問題を理解していただき、なぜ残薬が生じるのか背景と理論を学んでいただきたいと思います。その上で、個々の事例への対処法を考える術を身に着けていただけるよう、症例・実例を多く盛り込みました。また、服薬支援に関わる職種は多岐にわたることから、それぞれの立場でどうアプローチしていくのか相互に理解できるよう多くの職種の方々を著者にお迎えしました。もちろん、カラーイラストや図を多用し、わかりやすい表現を心がけています。

本書が対象とする主な読者は、薬剤師、特に保険薬局でかかりつけ薬剤師として服薬支援にあたっている、あるいは今後目指す方々、病院薬剤師で保険薬局の薬剤師を含む地域とどう連携していこうかと考えている方々、看護師やケアマネジャーとして服薬管理に苦心しておられる方々です。必ずや日頃の業務での解決法あるいはそのヒントが見つかるはずです。是非、一読してみてください。

2017年9月

秋下雅弘／倉田なおみ

目次

第5章 高齢者の生活の質を高めるための チームの取り組み……121

第1章

高齢者の特性

1.1 高齢者の病態の特徴

はじめに

超高齢社会の抱える真の問題は高齢化率（人口に対する 65 歳以上の割合）ではなく、75 歳以上の後期高齢者の増加にあります。そして、われわれが今後直面する高齢者医療は、元気に通院する前期高齢者ではなく、多病で老年症候群と日常生活の障害を抱え、しばしば救急搬送される後期高齢者を主な対象としたものになると考えられます。つまり、臓器横断的で生活環境にも配慮した、包括的な医療が必要になります。

本稿では、まず高齢者の病態の特徴について、その背景となる心身機能の加齢変化とともに解説します。

A. 高齢患者の特徴

高齢者の疾患・病態上の特徴を**表 1.1.1** にまとめましたが、これは特に後期高齢者によく当てはまります。前期高齢者にも老年疾患は多くみられるものの、かなり元気で日常生活機能も保たれている患者が多い傾向にあります。後期高齢者にも元気な患者はいますが、複数の老年疾患と高齢者特有の症状（老年症候群）を有し、日常生活にも障害を抱え、介護を要する患者の比率が多くなっています。

表 1.1.1　高齢者の疾患・病態上の特徴

1. 複数の疾患を有する
2. 老年症候群が増加する
3. 認知機能など日常生活障害を抱える
4. 症状が非定型的である
5. 薬物に対する反応性が異なる
6. 社会的因子の影響が大きい

(1) 多病と老年症候群

まず多病ですが、多剤併用（polypharmacy）に直結する問題として薬物療法上も重要です。高齢者の疾患は、生活習慣病をはじめとする慢性疾患が多く、臓器の老化が基盤にあるため治癒しないという特徴があります。この点は、老年症候群においてより顕著となります。

老年症候群は、高齢者に特有もしくは高頻度に認める症候で、ケアを含めた包括的な対処を要するものと定義されます。一般に原因は多彩でさまざまな臓器にまたがるため、有効な治療法は少なく、障害要因にもなることが特徴です。介護施設まで含めた調査結果[1)]では、**図 1.1.1** のように認知症、尿失禁、難聴など非常に頻度の高いものから、嚥下困難、転倒など、頻度はやや低くても肺炎や骨折といった重大な問題につながるものまで、さまざまな症候があります。一つの症候でも生活に支障をきたすほど困れば老年症候群に合致しますが、実際には多くの高齢患者が複数の症候を抱え、平均して年齢の 1/10 の症候を有しています。

老年症候群が若年者の症候とどう違うのかを**図 1.1.2** に示しました。若年者の症候には一元的に説明できる単一疾患が存在し、その診断がつけば、例えば血管が狭窄していれば血管形成術やバイパス、腫瘍があれば摘出する

図 1.1.1　老年症候群の頻度

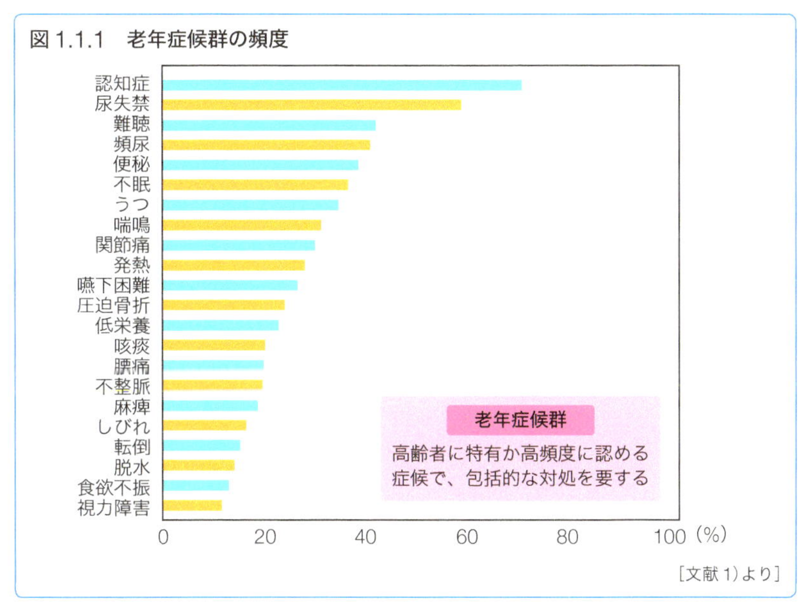

［文献 1)より］

図 1.1.2　老年症候群に対するアプローチ：若年成人の症候に対するアプローチとの違い（Cure vs. Care）

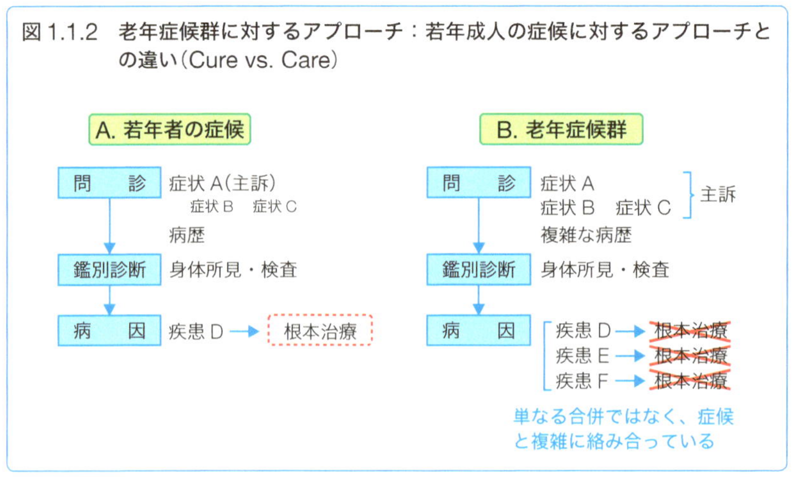

といった根本的な治療により治癒を目指すことができます。一方、老年症候群の場合は、診断の過程で多くの原因疾患が（それも比較的容易に）見つかり、それらが複雑に絡み合った結果として症候が形成されています。しかも原因疾患は、それぞれが組織・臓器の老化を背景としているので、治癒は期待できません。各疾患に効果があるとされる治療をすべて施すと多剤服用になり、その薬物有害作用により新たな老年症候群（薬剤起因性老年症候群）を背負い込むことにもなりかねません。したがって、原因疾患を個別対応しようとするのではなく、症候そのものに対してリハビリテーションやケアを含めた包括的・多角的アプローチを考えていくことが、何より大切になります。

（2）日常生活機能の低下と高齢者総合機能評価

疾患や症候と関連して日常生活に支障をきたすことも高齢患者の特徴ですが、日常生活機能にはさまざまな側面があります。基本的 ADL（activities of daily living，日常生活動作）から、手段的さらには社会的 ADL とレベルが上がり、それぞれに評価尺度があります。図 1.1.3 に手段的 ADL の指標として代表的な Lawton による評価尺度の各項目を示しますが、これは独居機能を評価するのに有用です[2)]。図 1.1.4 には基本的 ADL の指標である Barthel Index の項目を示します。移動とセルフケアに分けられますが、これらに障害があると日常的な介護が必要になります。

図 1.1.3　手段的 ADL の評価項目(Lawton)

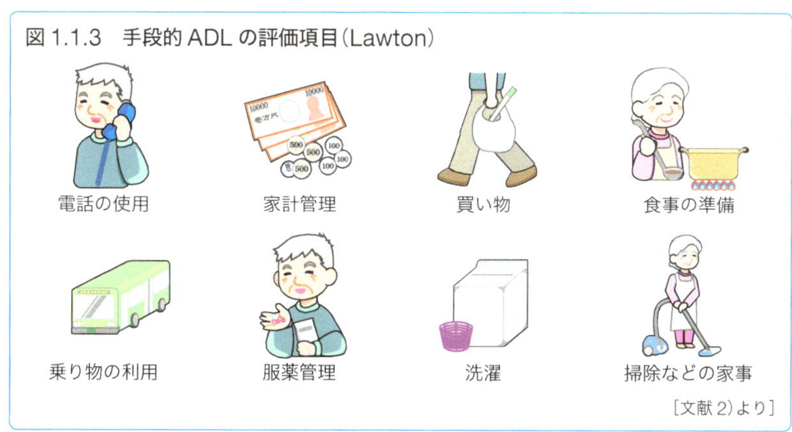
電話の使用
家計管理
買い物
食事の準備
乗り物の利用
服薬管理
洗濯
掃除などの家事

［文献 2) より］

図 1.1.4　基本的 ADL の評価項目(Barthel Index)

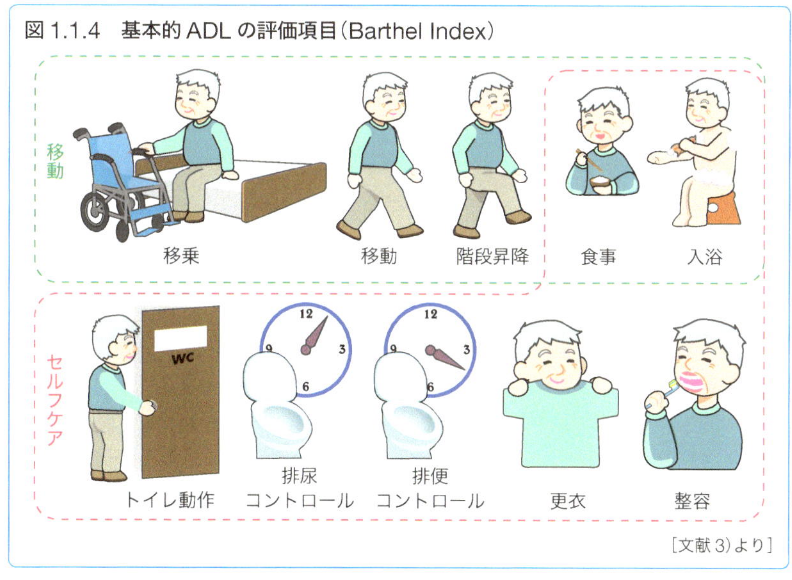

［文献 3) より］

これらを総合的に評価する手法が、高齢者総合機能評価（Comprehensive Geriatric Assessment：CGA）と呼ばれるものです。**表 1.1.2** に示すような評価ツールを用いて、手術適応や術後の管理、退院後の療養環境の判断にも利用されます。さまざまな算定要件はありますが、入院中にスクリーニングを含めた CGA を実施すれば総合評価加算 100 点の診療報酬が付けられるため、導入する病院が急増しています。CGA のスクリーニングおよび評価ツールの詳細については、日本老年医学会のホームページに掲載され

表 1.1.2　高齢者総合機能評価(CGA)の主な構成要素と標準的スケール

1. 基本的 ADL	Barthel Index
2. 手段的 ADL	Lawton
3. 認知機能	改訂 長谷川式知能評価スケール(HDS-R), Mini-Mental State Examination (MMSE)
4. 気分	Geriatric Depression Scale (GDS)
5. 意欲	Vitality Index
6. 問題行動	Dementia Behavior Disturbance (DBD) Scale
7. 療養・生活環境	家族構成、要介護認定など

ている内容（http://www.jpn-geriat-soc.or.jp/kensyu/siryou.html)、およびそこから電子版にリンクできる健康長寿診療ハンドブック[2)]の巻末資料を参考にしてください。

(3) そのほかの特徴とフレイル

症状が非定型的である点については、胸痛のない心筋梗塞、呼吸器症状のない肺炎、腹痛のないイレウスなど、若年成人では通常認められる症候を欠く病態が診断を難しくしています。低血糖や肺炎が意識障害で初めて発見されるなど、結果的に重篤化と治療の遅れにつながる点が大きな問題です。食事、発語などの基本的な行動に変容をきたす、急に理解が悪くなったなどの変化では、背景に急性病態が隠れている可能性を考えて慎重に対処することが肝要です。

社会的因子とは生活環境や経済状況などを指し、高齢者では独居のため家族による日常的な介護が受けられないことや、年金では生活できない、あるいは施設に入れないといった現象が問題となります。高齢者個人を取り上げると、独居は服薬管理ができないといった環境の問題であり、収入が少ないと必要な薬剤費が払えない、医療も満足に受けられないという状況を生み出します。現実には高齢者に対しては過剰医療の傾向がみられますが、今後は過少医療・介護が心配されます。

日本老年医学会が提唱したフレイル（frailty）の概念は、加齢に伴い、ストレスに対する脆弱性が亢進した状態で、筋力低下、動作緩慢、易転倒性、低栄養のような身体的問題、認知機能障害やうつなどの精神・心理的問題、独居や経済的困窮などの社会的問題を抱えた要介護状態の前段階を指しています[3)]（図 1.1.5)。フレイルは、治療やケアをうまく提供することで回復し

図 1.1.5 フレイルの概念：過程と多面性

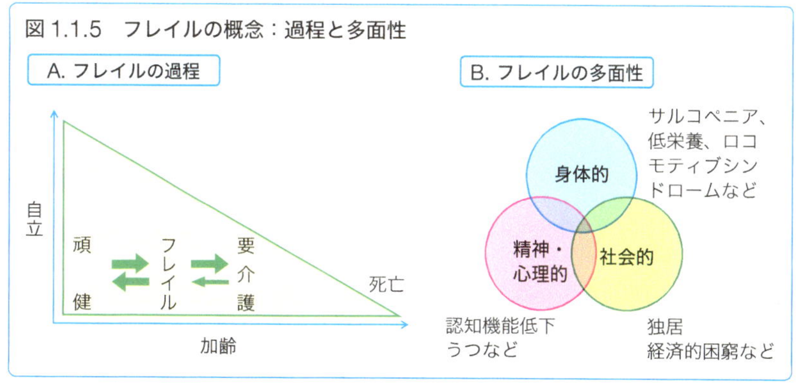

うる可能性、つまり可逆性を含む概念であり、特に多剤併用では不適切な薬物を中止することで回復しうる点も重要な視点となります。社会的要素は医療で解決できるものではなく、医療提供体制を含めて地域や多職種との連携が重要な鍵となるでしょう。

B. 心身機能の加齢変化

筋・骨格機能と脳神経機能の加齢変化、および心身機能に影響する諸臓器の加齢変化と疾患が加わる結果、加齢に伴い心身機能は低下します。前述した手段的 ADL と基本的 ADL について、男性入院症例における各項目の自立度と年齢の関係を図 1.1.6 に示しますが、65 歳以上、さらに 75 歳以上になるといずれの項目も自立の割合が低下します。筋・骨格機能の低下が女性で顕著な結果、女性は男性に比べて移動能力を中心とした基本的 ADL が低下しやすくなります。筋量・筋力の低下は、上肢より下肢、特に大腿四頭筋など大腿伸筋群で顕著です。このような部位差は生活上の筋活動に由来するとされますが、高齢者で問題となるのが移動能力の低下など主に下肢の障害であることを考えると、予防やリハビリテーションに際して考慮に入れるべき点であるといえます。

気分と認知機能の加齢変化を図 1.1.7 に示します。抑うつ度は男性よりも女性のほうが若い年齢から高いのですが、女性のほうが抑うつ的であることは一般に報告されているとおりです。心身機能の性差を考慮した対応が求められます。一方、認知機能は男女とも加齢に伴い直線的に低下しているのですが、これは認知症の発症頻度が 5 歳刻みで 2 倍に増える疫学的事実と符合しています。年齢が高いほど認知症ないしは認知機能低下のリスクが高いことを念頭に置いて、認知機能のスクリーニングを含めた評価と対応をする必要があります。

図 1.1.6　男性患者における ADL 各項目の自立度の加齢変化（東大病院老年病科入院症例）

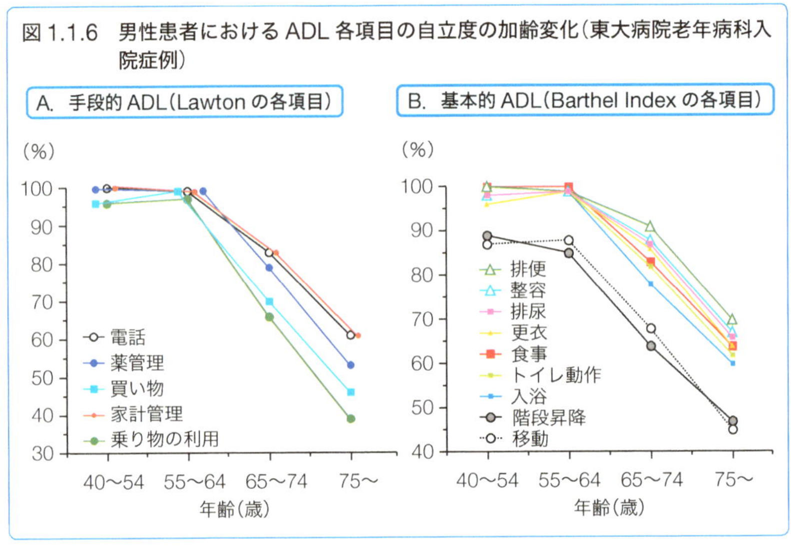

図 1.1.7　入院患者におけるうつスケール（GDS）と認知機能スケール（HDS-R）の加齢変化

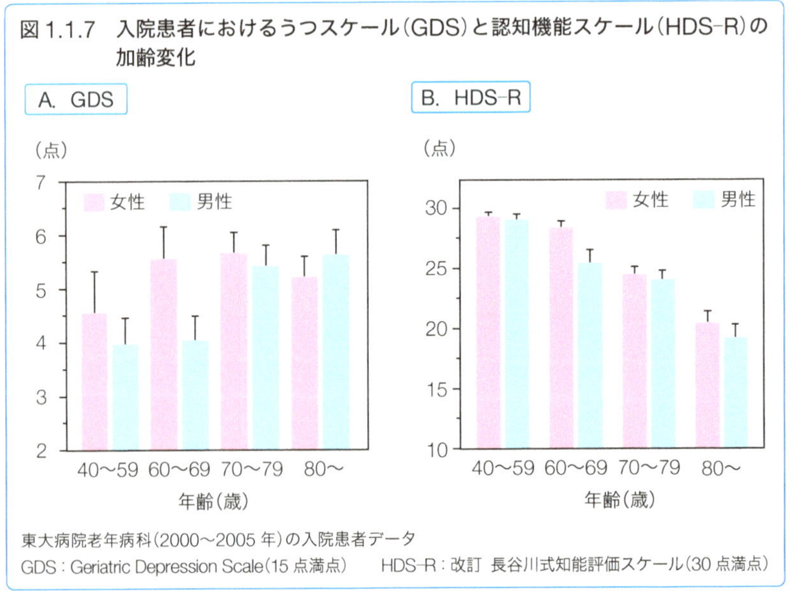

東大病院老年病科（2000～2005 年）の入院患者データ
GDS : Geriatric Depression Scale（15 点満点）　HDS-R : 改訂 長谷川式知能評価スケール（30 点満点）

C. おわりに

以上のように、高齢者の心身機能は低下し、それ自体が疾患につながるだけでなく、老年症候群や日常生活機能障害として主疾患およびその治療に大きな影響を与えます。こういった高齢患者の特徴を理解して医療を行うことを目的として、考慮すべきことがらを「高齢者に対する適切な医療提供の指針」として厚生労働省の研究班でまとめました。**表 1.1.3** に到達目標を示しますが、全文は指針を共同作成した日本老年医学会等のホームページに掲載されているので参照してください。個々の疾患診療ガイドラインが高齢患者を対象としていない場合、またはガイドラインが相互に矛盾する内容を含む場合などには、本指針に示された基本的な考え方を準用して、治療方針決定の一助とすることができます。また、本指針は高齢者用の診療指針作成や施策立案の際にも参考になると思われます。

表 1.1.3　高齢者に対する適切な医療提供の指針

- 高齢者の病態と生活機能、生活環境をすべて把握する
- 生活機能の保持、症状緩和などにより QOL の維持・向上を目指す
- 患者の QOL 維持に生活の場の問題は重要であり、適切な医療提供の場を選択する
- 医療提供の場を変更する際に生じる問題を理解し、予防に努める
- 有害作用や服薬管理、優先順位に配慮した薬物療法を理解し、実践する
- 意思決定支援の重要性を理解し、医療提供の方針に関して合意形成に努める
- 家族をはじめとした介護者の負担を理解し、早期に適切な介入を行う
- 患者もチームの一員であることを理解し、患者本人の視点に立った多職種協働によるチーム医療を行う

（平成 22 ～ 24 年度 厚労科研・長寿科学総合研究事業：研究代表者・秋下雅弘）
医療従事者が高齢患者に対して医療提供を行う際に考慮すべき事柄を整理し、基本的な要件を示したもの。（到達目標のみ抜粋）
共同作成：日本老年医学会、全国老人保健施設協会、日本慢性期医療協会　　協力：日本医師会

東京大学医学部附属病院老年病科
秋下　雅弘

引用・参考文献

1）鳥羽研二：在宅介護，老健施設，療養病床，大学病院，計 487 名の調査より
2）日本老年医学会編：高齢者診療に用いる資料とその活用．健康長寿診療ハンドブック，pp132-149，日本老年医学会，2011
3）フレイルに関する日本老年医学会からのステートメント：http://www.jpn-geriat-soc.or.jp/info/topics/pdf/20140513_01_01.pdf

1.2 独居高齢者の生活

A. 独居高齢者とは

単独世帯の高齢者を、一般に独居高齢者と呼びます。少子化や核家族化をはじめとする社会的変化に伴い、独居高齢者が年々増加傾向にあります。平成 27 年度国民生活基礎調査によると、高齢者人口に占める独居高齢者の割合は 18.0％です（平成 12、17、22 年度はそれぞれ 14.1％、15.5％、16.9％）。

ここで、「日中独居者」という言葉にも触れておきます。子ども・孫世代が同居している場合によくみられる像で、家族が就労や就学で不在にしている間を 1 人で過ごしている高齢者のことをいいます。特に本人が介護等を要する場合には、彼らの日中の生活動作や服薬の状況に配慮することが非常に重要です。一般に公開されている調査データや、臨床場面で目にする診療録などの書類で「独居者」と記載されている場合、そこに「日中独居者」は含まれていないことに注意しましょう。ただし本節では、「独居高齢者＝単独世帯の高齢者」にのみ焦点を当てて説明していきます。

B. 日常生活の自立度からみた高齢者の状態像

介護保険制度のもと、高齢者は日常生活自立度に応じて 3 つの状態像：①要支援・要介護高齢者、②虚弱高齢者（フレイル状態にある高齢者）、③一般高齢者に区分されます。

身体機能、認知機能などが低下した結果、日常生活を送るうえで他者の援助を要する者が「要支援・要介護高齢者」であり、必要な介護量に応じて要支援 1・2、要介護 1～5 の 7 段階に区分されます。彼らは訪問・通所・施設などの介護保険サービスを少ない自己負担で利用することができ、居宅介護支援専門員が作成・更新するサービス利用計画にのっとって日常生活を送っています（保険制度の概要、サービスの利用方法、利用者の費用負担、サービス利用実態などについては『国民の福祉と介護の動向』[1) を参照）。高齢者の約 20％がそれに該当します。

日常生活を送るうえで他者の積極的な援助を必要としないものの、心身が虚弱傾向にあり、近い将来に要支援・要介護状態となる可能性が高い高齢者を一般に「虚弱高齢者」と呼んでいます。自治体等が行う介護予防事業（二次予防事業。例として、筋力・口腔機能等の維持・改善を目指したトレーニング教室）の対象者です。虚弱高齢者のスクリーニングシステムには批判が多く、全国での統一もなされていないため全国的な分布は明らかではありませんが、先行研究や実践者の経験知に基づくと、高齢者の10～30％程度が虚弱状態にあると理解してよいでしょう。そして、前述のどちらにも該当しない高齢者が、「一般高齢者」です。

C. 自立度別・独居高齢者の日常生活と援助ニーズ

前項で紹介した高齢者の区分に従い、独居の場合の日常生活の様子と援助ニーズを紹介します。各区分の定義、それに該当する高齢者数を**表 1.2.1**に整理しました。

(1) 中・重度要介護状態（要介護 3～5）にある独居高齢者の場合

2016 年時点で高齢者の約 6％が要介護 3～5 に該当します。人数自体が少ないのに加えて、自宅で一人暮らしをしていることが少ないので、臨床場面で出会う機会は非常に限られます。しかし、今後特に都市部を中心に急増すると予測される高齢者像であり、複数の疾患を持ちやすく深刻な疾患状態にある者も多いことから、その生活を理解しておくべきでしょう。

独居の場合の典型的な形として、彼らは平日の 3～5 日は何らかの訪問サービス（訪問介護もしくは訪問看護）、通所サービス（通所介護もしくは通所リハビリ）を活用し、日常のあらゆる生活動作に援助を受けています。各サービスを利用している場面では、それぞれの専門家から身体介護（保清・整容行為や食事・排泄など）、医療・看護ケア（投薬、創部処置や装具管理、リハビリテーションなど）を受けます。訪問サービスの多くは 30～90 分/回の滞在です。独居者は午前・午後の 2 回の訪問サービスを活用するか、5 時間以上その場に滞在できる通所サービスを活用しその 1 日を過ごします。

居宅介護支援専門員は、生活の安全と本人の自立ができるかぎり確保されるよう、サービス利用計画を設計します。服薬に関しても、高齢者自身の内服・投薬の種類・方法や、その動作の可否に基づき、適切な管理が行われる

表 1.2.1　高齢者の日常生活上の自立度と分布

自立度	介護保険制度上の区分	定　　義	人　数〔千人(%)〕[a]
低い	要介護 5	要介護 4 の状態よりさらに動作能力が低下しており、介護無しには日常生活を行うことがほぼ不可能	592 (1.8)
↑	要介護 4	要介護 3 の状態に加え、さらに動作能力が低下し、介護無しには日常生活を営むことが困難	725 (2.2)
	要介護 3	要介護 2 の状態と比較して、日常生活動作および手段的日常生活動作の両方の観点からも著しく低下し、ほぼ全面的な介護が必要	786 (2.3)
	要介護 2	要介護 1 の状態に加え、日常生活動作についても部分的な介護が必要	1,046 (3.1)
	要介護 1	要支援 2 の状態から、手段的日常生活動作を行う能力が一部低下し、部分的な介護が必要	1,181 (3.5)
	要支援 2	要支援 1 の状態から手段的日常生活動作を行う能力がわずかに低下し、何らかの支援が必要	833 (2.5)
	要支援 1	日常生活上の基本動作については、ほぼ自分で行うことが可能であるが、日常生活動作の介助や現在の状態の防止により要介護状態となることの予防に資するよう、手段的日常生活動作において何らかの支援を要する	874 (2.6)
↓	虚弱高齢者	心身機能が虚弱傾向にあり、近い将来、要支援・要介護になるリスクが高い	27,429[b] (82.0)
高い	一般高齢者	心身機能が保たれており、しばらくは要支援・要介護になるリスクが低い	
高齢者全数(65 歳以上人口)[c]			33,465[c] (100.0)

a　厚生労働省「介護保険事業状況報告月報」平成 27 年 10 月末より。
b　「平成 27 年度国勢調査」の高齢者人口(10 月)から「介護保険事業状況報告月報」の要支援・介護者数を引いて著者が算出。
c　総務省統計局「平成 27 年度国勢調査(10 月)」

ようサービス介入を設計しています。また、内服忘れや内服後の副作用反応に対して早期に対応できるよう、本人の状態に応じた見守り・緊急対応体制も整備しています。中・重度要介護状態にある高齢者は、頻繁に介護・看護の専門家が介入しているため、薬剤師は彼らが管理しやすいような投薬計画を立てることが重要です。

ただし、これら訪問・通所サービスは基本的に平日の日中（8：00~18：00）のみ稼働している（緊急時の対応を除く）ことに注意が必要です。つまり、休日や入眠前の内服を訪問サービス等が直接的に実施することは難しいため、サービス提供者らとの十分な申し合わせのうえ、投薬計画を立てておくことが求められます。

(2) 要支援・軽度要介護状態（要介護1・2）にある独居高齢者の場合

2016年時点で高齢者の約12%が要支援・軽度要介護状態（要介護1・2）に該当し、自宅で暮らしていることがほとんどです。一人暮らしをしている者も少なくありません。中・重度要介護者に比べて使える介護保険サービスの量が少ないので、独居の場合の典型例としては、彼らは平日の1～2日に何らかの訪問・通所サービスを使いながらも、食事や服薬などの日常生活動作、通院や買い物を含む社会的活動をすべて1人で行い、生活しています。彼らのサービス計画も、中・重度要介護者同様に居宅介護支援専門員が設計していますが、専門家が直接的に観察・介入する頻度が少ないため、彼らの服薬管理は、高齢者自身にまかせることを目指すのが基本です。日常生活の動作や時間が自己管理であるということは、つまり朝食欠食や、食事・就寝時間が中・重度者よりも不規則になったり、個別性が色濃くなったりしやすいものと考えましょう。

しかし一方で、自立度が比較的高いとはいえ、室内歩行に杖を要するために水を汲むのに時間がかかったり、上肢の麻痺のために薬の入った袋を開けることが難しかったり、内服に関連する一連の動作に困難があることも多いのが彼らの特徴です。居宅介護支援専門員らとの申し合わせに基づき、各人の、特に食事・就寝に関連する生活時間、および残存能力や難しい生活動作に配慮して、投薬計画を立てておくことが求められます。

(3) 一般・虚弱高齢者に該当する独居高齢者の場合

高齢者の約80%が一般・虚弱高齢者に該当し、ほぼすべての者が自宅で過ごしているため、臨床場面で出会う独居高齢者のなかで最も多い像です。前述の要支援・要介護高齢者と最も異なる点は、彼らの生活を理解し、モニタリングしている居宅介護支援専門員のような専門家がいない点です。生活のすべてが本人の自己管理であり、基本的には一般成人と同様と考えてかまいません。

ただし、加齢に伴う視力の低下、指先の動作の緩慢さ、時間感覚の鈍化、社会活動の減少に伴う日常生活の乱れ、食欲の低下に伴う食事頻度・食事量の低下、就寝時間の変化などが起こりやすく、服薬動作・行為が間違いなく実施されていることを本人とよく確認することが必要です。

D. まとめ

独居高齢者の生活を、状態像別に紹介しました。一般・虚弱高齢者の場合には、独居が続けられる程度に生活能力・環境が整っているわけなので、部分的に低下している機能面に配慮すれば、一般成人と変わりません。一方、中・重度要介護者の場合には、頻繁に専門家が出入りし手厚く介入しているので、彼らのケア計画とうまく調整すればよいでしょう。最も難しいのは要支援・軽度要介護者の場合で、各人の生活時間・動作の可否をよく観察し、彼らの適切な自己管理が成功するよう、十分な計画を作る必要があると考えます。

慶應義塾大学看護医療学部
永田　智子
東京大学大学院医学系研究科健康科学・看護学専攻
成瀬　　昂

引用・参考文献

1）増田雅暢，大塚　晃，小野太一ほか：第４編介護と高齢者福祉等．国民の福祉と介護の動向 2016/2017，pp150-196，厚生労働統計協会，2016

第2章

高齢者の薬物療法と服薬支援のポイント

2.1 高齢者の薬物療法の特徴

はじめに

高齢者の薬物療法は、多くの場合、若年成人における臨床試験の結果や使用経験をもとに実践されてきました。しかし、若年成人に有効性の高い薬剤であっても高齢者では適当でないことがしばしばあります。実際、高齢者では薬物の代謝・排泄能低下や多剤併用を背景として薬物有害事象が出現しやすく、あらゆる薬剤の添付文書に高齢者では投与に注意を要することが明記してあります。また、他の日常生活機能に問題がみられるように、服薬管理能力が低下し、アドヒアランス低下を招きやすいのも高齢者の特徴です。本節では安全性を主眼とした唯一の高齢者薬物療法ガイドラインである「高齢者の安全な薬物療法ガイドライン」(日本老年医学会編)を踏まえて高齢者の薬物療法の特徴について解説します。

A. 一般的な注意点

高齢者では薬物有害事象の頻度が高く、75 歳以上の入院患者では 15%以上にみられます[1)]。**表 2.1.1** にまとめた多くの因子が高齢者の薬物有害事象

表 2.1.1　高齢者の疾患・病態上の特徴と薬物療法への影響

疾患上の要因
・複数の疾患を有する→多剤服用、併科受診 ・慢性疾患が多い→長期服用 ・症候が非定型的→誤診に基づく誤投薬、対症療法による多剤併用
機能上の要因
・臓器予備能の低下(薬物動態の加齢変化)→過量投与 ・認知機能、視力・聴力の低下→コンプライアンス低下、誤服用
社会的要因
・過少医療→投薬中断

増加に関連していますが、そのうち特に重要なのは、薬物動態の加齢変化に基づく薬物感受性の増大と、多剤併用（polypharmacy）です。

(1) 薬物動態上の注意点

薬物動態の加齢変化の結果、高齢者では肝代謝の遅延による薬物最高血中濃度（C_{max}）の増大や腎機能の低下による半減期（$t_{1/2}$）延長が蓄積効果を起こし、血中濃度上昇をもたらしやすくなります。肝代謝能をみる簡便な臨床検査はありませんが、腎排泄能についてはクレアチニンクリアランス（Ccr）または推定糸球体濾過量（eGFR）が良い指標になります。多くの薬剤添付文書ではCcrが推奨されていますが、Cockcroft & Gault式による推定CcrおよびeGFRは、サルコペニアなど筋肉量の少ない場合には腎機能を過大評価する可能性があることに注意が必要です。

実際の投与に際しては、腎機能や体重などから投与量を設定するとともに、高齢者では少量（成人常用量の1/3〜1/2程度）から開始して、効果と薬物有害事象をチェックしながら増量する心がけが重要です。ただし、急性感染症に対する抗菌薬など、投与をためらってはいけない場合もあります。また、長期投与中に腎機能や肝機能の低下から効き過ぎとなる場合もあり、減量の意識を忘れてはいけません。薬物同士の相互作用も問題で、薬物動態や反応性が変化することがあるので、処方変更の際には効果がこれまでより強く出たり、あるいは逆に弱くなったりすることがあります。とにかくよく知らない薬剤の処方に際しては、必ず添付文書で注意事項や代謝・排泄経路を確認することを怠ってはなりません。

(2) 多剤併用の問題

高齢者では、合併疾患数の増加に伴って服用薬剤数が増加します。逆にいうと、1疾患あたりの処方薬剤数は1〜2剤で加齢変化がないようです。多剤併用にはいくつもの問題点があります。まず明らかなのは薬剤費の増大であり、患者側にとっても医療経済的にも重要です。同時に、服用する手間やQOL（quality of life）ということも無視できません。高齢者でより問題が大きいのは、薬物相互作用および処方・調剤の誤りや飲み忘れ・飲み間違いの発生確率増加に関連した薬物有害事象の増加です。有害事象の発生は薬剤数にほぼ比例して増加しますが、入院データベース解析[2)]によると、6剤以上が特に薬物有害事象の発生増加に関連していました（図2.1.1A）。また、診療所の通院患者[3)]では、5剤以上が転倒発生の高リスク群であり（図

図 2.1.1　薬剤数と薬物有害作用および転倒発生の頻度

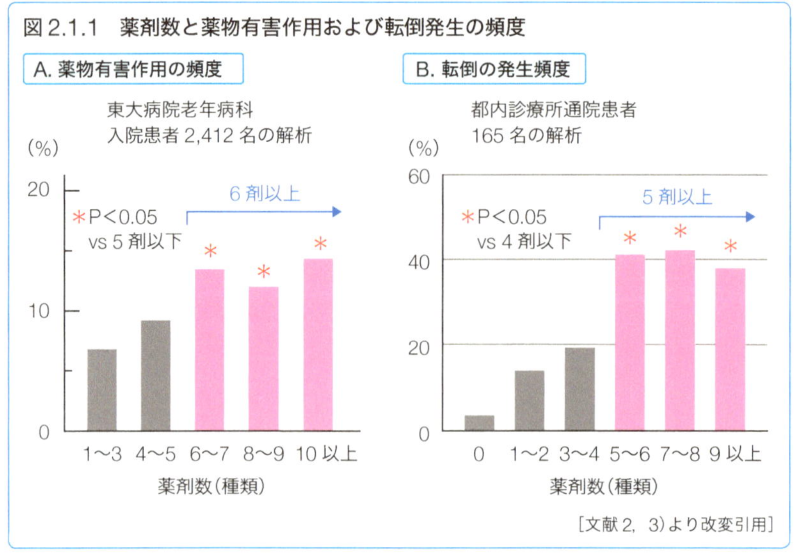

［文献 2，3）より改変引用］

2.1.1B)、5 剤ないし 6 剤以上を多剤併用の目安とするのが妥当とみられます。多剤併用に起因する処方過誤や服薬過誤は、有害事象に直接つながらなくてもリスクマネジメント上問題であり、対策を講じるべきでしょう。

多病が高齢者における多剤併用の原因であるならば、特別な配慮をしなければ多剤併用を回避することは難しくなります。例えば、若年成人や前期高齢者で示されたエビデンスを目の前の後期高齢者や要介護高齢者に当てはめることは妥当なのか？、他に良い薬がないという理由で、症状の改善が見られないのに漫然と継続されていないか？、患者の訴えに耳を傾けるのではなく、それほど効果が期待できない薬を処方することで対処されていないか？など、処方について見直す点はいくつかあります。特に、個々の病態や日常生活機能に基づいて処方薬の優先順位を考えることが重要です。

B. 特に慎重な投与を要する薬物のリストの意味

高齢者では、ほとんどの薬物有害事象が若年者より起きやすいと考えてよいのですが、特に高齢者特有の症候（老年症候群）の原因となる薬剤が多いことに注意が必要です。**表 2.1.2** に主な症候と原因薬剤をまとめましたが、特に向精神薬と抗コリン作用のある薬剤に留意する必要があります。

表 2.1.2 薬剤起因性老年症候群と主な原因薬剤

症 候	薬 剤
ふらつき・転倒	降圧薬(特に中枢性降圧薬、α遮断薬[a]、β遮断薬[b])、睡眠薬、抗不安薬、抗うつ薬(三環系)、抗てんかん薬、抗精神病薬(フェノチアジン系)、パーキンソン病治療薬(トリヘキシフェニジル)、抗ヒスタミン薬
抑うつ	降圧薬(中枢性降圧薬、β遮断薬)、H_2受容体拮抗薬、抗不安薬、抗精神病薬、抗甲状腺薬
記憶障害	降圧薬(中枢性降圧薬、α遮断薬、β遮断薬)、睡眠薬・抗不安薬(ベンゾジアゼピン)、抗うつ薬(三環系)、抗てんかん薬、抗精神病薬(フェノチアジン系)、パーキンソン病治療薬、抗ヒスタミン薬(H_2受容体拮抗薬含む)
せん妄	パーキンソン病治療薬、睡眠薬、抗不安薬、抗うつ薬(三環系)、抗ヒスタミン薬(H_2受容体拮抗薬含む)、副腎皮質ステロイド、降圧薬(中枢性降圧薬、β遮断薬)、ジギタリス、抗不整脈薬(リドカイン、メキシレチン)、気管支拡張薬(テオフィリン、アミノフィリン)、副腎皮質ステロイド
食欲低下	非ステロイド性抗炎症薬(NSAIDs)、アスピリン、緩下剤、抗菌薬、ビスホスホネート、抗不安薬、抗精神病薬、パーキンソン病治療薬(トリヘキシフェニジル)
便秘	睡眠薬・抗不安薬(ベンゾジアゼピン)、抗うつ薬(三環系)、膀胱鎮痙薬、腸管鎮痙薬(ブチルスコポラミン、プロパンテリン)、H_2受容体拮抗薬、αグルコシダーゼ阻害薬、抗精神病薬(フェノチアジン系)、パーキンソン病治療薬(トリヘキシフェニジル)
排尿障害・尿失禁	抗うつ薬(三環系)、腸管鎮痙薬(ブチルスコポラミン、プロパンテリン)、膀胱鎮痙薬、H_2受容体拮抗薬、睡眠薬・抗不安薬(ベンゾジアゼピン)、抗精神病薬(フェノチアジン系)、パーキンソン病治療薬(トリヘキシフェニジル)、α遮断薬、利尿薬

a 前立腺肥大症に用いる受容体サブタイプ選択的α_1受容体遮断薬は含まない。
b 心不全や不整脈薬に対して用いる選択的β遮断薬は含まない。

このように高齢者で有害事象を起こしやすい薬剤、効果に比べて有害事象の危険性が高い薬剤は高齢者にふさわしい薬剤とはいえず、potentially inappropriate medications (PIM) と呼ばれ、米国の Beers 基準[4] や欧州の STOPP (Screening Tool of Older person's Prescriptions)[5]、日本では日本老年医学会による「特に慎重な投与を要する薬物のリスト」[6] が作成されています。誌面の都合で、**表 2.1.3** に認知機能低下を理由とした代表的薬剤のみを示します。そのほかの薬剤と注意点などの詳細は、ガイドライン冊子あるいは日本老年医学会ホームページを参照いただくとして、「特に慎重な投与を要する薬物のリスト」の基本的な考え方を以下に記します。

対象は、高齢者でも特に薬物有害事象のハイリスク群である 75 歳以上の高齢者、および 75 歳未満でもフレイルあるいは要介護状態の高齢者を主な

表 2.1.3　認知機能低下を理由とした「特に慎重な投与を要する薬物のリスト」の代表的薬物

薬　　剤 （クラスまたは一般名）	主な副作用・理由	エビデンスの質と推奨度
抗精神病薬	錐体外路症状、過鎮静、認知機能低下、脳血管障害と死亡率の上昇 非定型抗精神病薬には血糖値上昇のリスク	エビデンスの質：中 推奨度：強
ベンゾジアゼピン系睡眠薬・抗不安薬	過鎮静、認知機能低下、せん妄、転倒・骨折、運動機能低下	エビデンスの質：高 推奨度：強
三環系抗うつ薬	認知機能低下、便秘、口腔乾燥、誤嚥性肺炎、排尿症状悪化、尿閉	エビデンスの質：高 推奨度：強
パーキンソン病治療薬 （抗コリン薬）	認知機能低下、せん妄、過鎮静、便秘、口腔乾燥、排尿症状悪化、尿閉	エビデンスの質：中 推奨度：強
オキシブチニン （経口）	尿閉、認知機能低下、せん妄のリスクあり 口腔乾燥、便秘の頻度高い	エビデンスの質：高 推奨度：強
H_1 受容体拮抗薬 （第一世代）	認知機能低下、せん妄のリスク、口腔乾燥、便秘	エビデンスの質：中 推奨度：強
H_2 受容体拮抗薬	認知機能低下、せん妄のリスク	エビデンスの質：中 推奨度：強

［文献 6）より改変引用］

対象としました。また、急性期～亜急性期は専門治療が必要な場合が多く、薬物療法にも裁量の余地が大きいため、慢性期、特に 1 か月以上の長期投与を基本的な適用対象としました。ただし、前期高齢者に対する投与や短期投与であっても、リストの薬物により有害事象の危険が高まることは確かであり十分に注意する必要があります。リストおよび本ガイドラインは実地医家向けに作成されており、主たる利用対象は実地医家です。特に、非専門領域の薬物療法に利用することを対象としています。また、医師とともに薬物療法に携わる薬剤師、服薬管理の点で看護師も利用対象となります。

C. 特に慎重な投与を要する薬物のリストの使い方

薬物有害事象の疑いがある場合、薬物有害事象の予防や服薬管理を目的に処方薬を整理したい場合、また新規処方を検討している場合にリストを利用できます。ただし、リストはあくまでスクリーニングツールであることに注意する必要があります。実際に処方薬物を変更する場合には図 2.1.2 のフローチャートに従って、慎重に検討を行います。薬物の中止に際しては、突

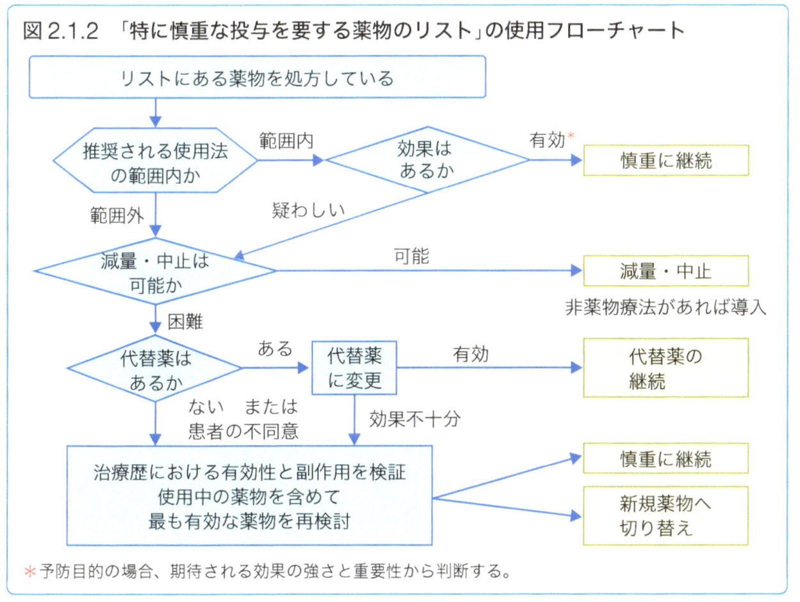

図 2.1.2 「特に慎重な投与を要する薬物のリスト」の使用フローチャート

*予防目的の場合、期待される効果の強さと重要性から判断する。

然中止すると病状の急激な悪化を招く場合があることに留意し、必要に応じて徐々に減量してから中止するようにします。

以上のように、本リストは基本的に医師が処方とその見直しに利用することを念頭に置いて作成されましたが、高齢者医療に関わる他の職種も使うことが可能です。特に、高齢者の薬物療法における薬剤師の役割は今後ますます大きくなると考えられ、処方提案を含めた薬学的管理にぜひとも活かしていただきたいと思います。看護師についても、服薬管理のチェックに際してリストを参照することは、医師や薬剤師に相談するうえで有用な情報を提供してくれるでしょう。

本来の対象ではありませんが、一般の方も、自分や家族の処方薬について確認したい場合にリストを参照することができます。ただし、処方薬が「特に慎重な投与を要する薬物のリスト」に該当するのを目にした場合には、自己中断してしまう危険性があります。薬を中止すると病状が悪化して危険な場合があるため、自身や家族が服用中の薬に不安があっても、自己中断はせずに必ず医師や薬剤師に相談していただく必要があります。特に専門的治療を受けている場合、リストに載っている薬剤の使用も専門的見地に基づくことが多いことに留意してください。リストを仲立ちに担当医と適切なコミュニケーションを取ることが、良好な患者・医師関係の構築に役立つと期待します。ケアマネジャーなどの介護職も介護利用者の服薬内容とリストを照合することは可能ですが、気になる点がある場合は必ず医師か薬剤師に相談していただきたいと思います。

D. おわりに

これまで述べてきた問題点に基づいて、薬物有害事象を避けるための具体的注意点（**表 2.1.4**）を示します。高齢者医療に薬物療法は必須ですが、「(飲むと）体調が悪い」、「本当は飲みたくない」、「実際には飲んでいない」といった訴えは、医師以外の職種に伝えられることが多いのです。したがって、職種にかかわらず、加齢に伴う生理変化と薬物療法の原則、常識を身につけておくことが大切であるといえます。

高齢者医療全般にいえることですが、本ガイドラインとリストの利用にあ

表 2.1.4　薬物有害事象の予防・診断のための注意点

1. 危険因子
・多剤併用(6 剤以上)、他科・他院からの処方 ・認知症、視力低下、難聴などコミュニケーション障害 ・抑うつ、意欲低下、低栄養 ・腎障害(慢性腎不全)、肝障害(慢性肝炎、肝硬変)
2. 定期チェック
・薬剤服用(アドヒアランス)、薬効の確認 ・一般血液検査：肝障害、腎障害、白血球減少など ・薬物血中濃度(必要なもの)
3. 診断
・意識障害、食欲低下、低血圧など、すべての新規症状についてまず薬物有害作用を疑う ・新規薬剤服用に伴う皮疹、呼吸困難では薬物アレルギーを疑う
4. 治療
・原因薬剤の中止・減量：場合によってはすべての薬剤を中止して経過を観察。中止により原病が悪化することもあり注意 ・薬物療法：症候が重篤な場合、対症療法として行う。薬剤性胃炎に対しては、予防的投薬も考慮

たっては、個々の患者の病態と生活機能、生活環境、意思・嗜好などを考慮して、患者・家族への十分な説明と同意のもと、最終的には直接の担当医が判断するべきものであることを申し添えておきます。

東京大学医学部附属病院老年病科
秋下　雅弘

引用・参考文献

1）鳥羽研二，秋下雅弘，水野有三ほか：薬剤起因性疾患．日老医誌 36：181-185, 1999
2）Kojima T, Akishita M, Kameyama Y, et al. : High risk of adverse drug reactions in elderly patients taking six or more drugs : analysis of inpatient database. Geriatr Gerontol Int 12 : 761-762, 2012
3）Kojima T, Akishita M, Nakamura T, et al. : Polypharmacy as a risk for fall occurrence in geriatric outpatients. Geriatr Gerontol Int 12 : 425-430, 2012
4）American Geriatrics Society 2015 Beers Criteria Update Expert Panel : American Geriatrics Society updated Beers Criteria for potentially inappropriate medication use in older adults. J Am Geriatr Soc 63 : 2227-2246, 2015
5）O'Mahony D, O'Sullivan D, Byrne S, et al. : STOPP/START criteria for potentially inappropriate prescribing in older people : version 2. Age Ageing 44 : 213-218, 2015
6）日本老年医学会/日本医療研究開発機構研究費「高齢者の薬物治療の安全性に関する研究」研究班編：高齢者の安全な薬物療法ガイドライン 2015，日本老年医学会，2015

2.2 服薬支援のポイント

はじめに

服薬支援とは

薬を正しく服用してもらうために、薬剤師が患者さんに説明することを「服薬指導」といいます。しかし、服薬指導をしても運動障害，嚥下障害や患者さんそれぞれの状況できちんと服薬できないことはよくあることです。たくさんの患者さんと接するうちに、薬が患者さんの体の中に入るまでをしっかりと確認することの重要性を感じ、そのことを一言で表せるようにしたいと思いました。そこで、「薬が体の中に入るまでを確認すること」を「服薬支援」ということにしました。現在では服薬支援という言葉がなんとなく使われていますが、その定義は明らかではありません。そこで、「薬が患者さんの体の中に入るまでを確認し、支援すること」を「服薬支援」と定義します。

高齢者に対する服薬支援

慢性期疾患の症状をコントロールする目的で高齢者の多くが何かしらの薬を服用（使用）しています。薬の効果が不十分であれば症状のコントロールに影響を及ぼすだけでなく、患者さんの日常生活の質を下げます。高齢者に対する服薬支援は、留意すべき必須項目の一つです。本節では、薬の管理、高齢者にやさしい剤形選択、外用薬における服薬支援のポイントについて解説します。

A. 薬の管理

(1) コンプライアンス向上のために

薬の効果が不十分になる理由として、原疾患の症状変化もあげられますが、慢性疾患においてはある程度症状が落ち着いていることから、薬が十分に体の中に入っていないことによる影響も考える必要があります。

体の中に入っていない原因としては、コンプライアンス（指示どおりに薬を飲むこと）の不良が考えられます。認知症などの疾患の影響によってコンプライアンスが不良になることもありますが、患者自身の気持ちが納得できておらずきちんと服薬できないこともあります。これは、患者のアドヒアランス（積極的に治療しようとする気持ち）の不良によるもので、薬の管理不良や飲み忘れなどの原因の一つとなります。このような場合には薬の必要性を十分に説明して、服薬意義について理解してもらう必要があります。認知機能の低下などによる管理不良に対しては、患者の認知機能に合わせてお薬カレンダーや日めくりカレンダーなどの、管理ツールを選択して用いることで対応することも一つの手段です。最近では、時計が内蔵されたお薬カレンダーの開発も行われており、これは服用すべき時間が近づくと、その服用すべき薬剤が入っているポケットのランプが点滅するとともに目覚まし時計のように音で知らせます。違うポケットから薬を取ろうとした際にはアラート音が鳴り、視覚的・聴覚的に補助するしくみになっています。

また、薬の袋を開けることができず内服に苦慮する患者、嚥下機能に問題がありうまく内服できない患者など、患者のアドヒアランスが仮に良好であっても、コンプライアンス不良となっている場合もあります。このような患者に対しては、薬を服用・使用できるように患者背景や生活環境を考慮したツールをうまく用いることで、コンプライアンス向上につながる服薬支援をすることができます。

なお、この服薬支援における薬の管理とは、服薬や使用するまでの薬を適切に管理するだけでなく、しっかりと服薬・使用が完了するところまでを含めて確認する必要があります。

① PTP シートから薬を取り出せない[1)]

PTP（press through pack）シートは、薬をアルミなどの薄い金属とプラスチックで 1 錠ずつ分けて包装したもので、錠剤やカプセル剤の包装としては最もよく使われています。PTP シートから薬剤を取り出すには、プラスチック部分を親指で押し、薬で薄い金属部分を破ることにより、薬が出てきます。

パーキンソン病や脳梗塞後遺症などによる運動機能障害のある患者では、その障害の程度によってはPTP シートのプラスチック部分をうまく押すことができず、薬剤をPTP シートから取り出せないことがあります。そのような場合には、あらかじめ薬剤をPTP シートから取り出して服用時間ごとにパッキングする一包化調剤を検討しますが、患者の身体機能を最大限活かすことを考慮すると、PTP シートから薬剤を取り出す錠剤用自助具をうまく用いることで、患者自身の手でPTP シートから取り出すことができるようになります。

その際に使用される錠剤用自助具として「プッチン錠」（アプライ）や「トリダス」（大同化工）などが市販されています[2)]。いずれもPTP シートを錠剤用自助具にセットし、上部から力を加えることにより、薬剤をPTP シートから取り出すしくみになっています。特に「トリダス」（図 2.2.1）は力を加える箇所が大きく、セットしたPTP シートが固定されること、シートから取り出した薬剤がそのまま服用に使用できるカップ内に入ること、どのような大きさの錠剤・カプセル剤に

図 2.2.1　「トリダス」（大同化工）

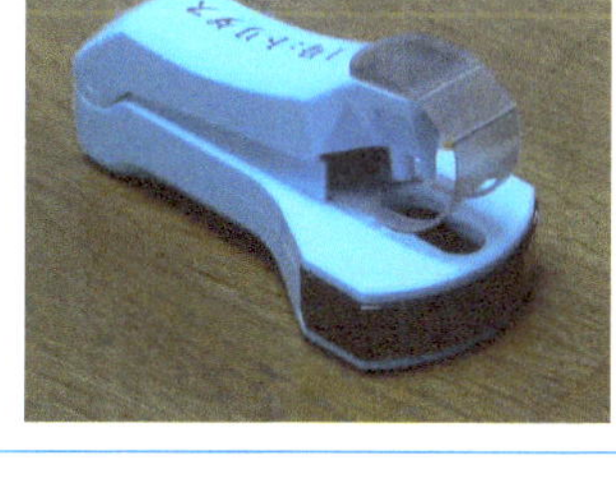

も適用できること、卓上に置いて片手で使用可能であることなど、非常に有用性が高いデバイスです。テーブルに接する底面には、滑り止めのゴムが設置されているので「トリダス」が動いて薬剤が取り出しにくくなることがありません。「プッチン錠」は安価ですが両手が使えないと使用できないため、患者ごとに使用が可能かどうかの確認が必要です。1 回の服用薬剤数が多い場合や錠剤用自助具をうまく使いこなせない場合もあるので、一包化調剤にすることも常に念頭に置いておくべきです。

②一包化調剤の袋が開けられない

PTP シートでの内服管理が困難な場合には、一包化調剤することで、一見問題が解決したようですが、患者によってはさまざまな理由により一包化調剤の袋（分包紙）が開けられない場合があります。分包紙を開けるためには、片手で袋を持ち、もう片方の手でハサミを持って開封するか、ハサミを使わず両手で袋を破る方法があります。いずれの開け方も両手を必要とするため、袋をつまめても、もう片方の手が不自由なために開けることができない患者がいます。このような場合は、片手で袋を持ち、レターオープナー（図 2.2.2）などを使うことにより、片手でも袋を容易に開けて服用することができます。その際、レターオープナーが動かないように、下に 100 円ショップ等で購入できる滑り止めのゴムを敷いておきます。しかしながら、高次脳機能障害などにより、袋を上手にレターオープナーに差し込むことができない患者もいますので、最初に一緒に練習することが必要です。また、利き手が使える場合には、ダンボールなどで作製したスタンドに袋を固定して、ハサミで開封する方法もあります（図 2.2.3）。

図 2.2.2　レターオープナー

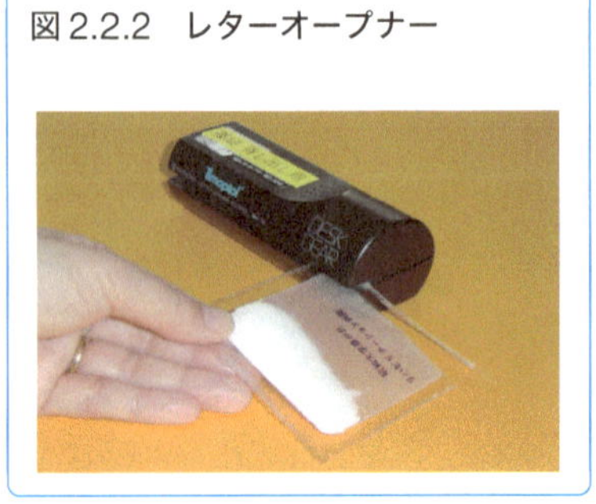

図 2.2.3　分包紙用スタンド（看護師作製）

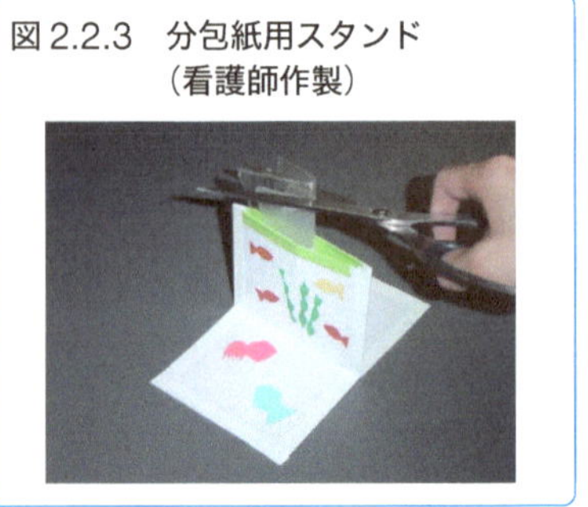

③服薬時に水がうまく飲み込めない[3)]

内服する際には、水を飲むことが必要不可欠です。しかしながら、運動機能障害のある患者においては困難なこともあります。水を飲む際の動作は、①首を正面にし、②水の入った容器を口元に運ぶ、③容器を傾けるのと同時に頭部をやや後ろに傾け、口腔内に水を入れる、④頭部を少し前に傾けて飲み込むといった一連の動作が必要です。これらのいずれの動作が欠けても水をうまく飲み込めなくなります。

多くの高齢者にみられる身体的な変化の一つに、老人性円背があります。老人性円背とは、脊椎の椎間板の変形や、骨粗鬆症でもろくなった胸椎や腰椎に力が加わり、圧迫骨折が起きたことが原因で腰や背中が曲がって丸くなります。女性に多くみられる症状で、円背になると上体を反らすことが困難になり、内服時のコップが鼻に当たり、うまく水が飲めない原因になります(図 2.2.4)。さらに、運動機能障害がある患者においては①～④の一連の動

図 2.2.4 円背により上体が反らせなくなる

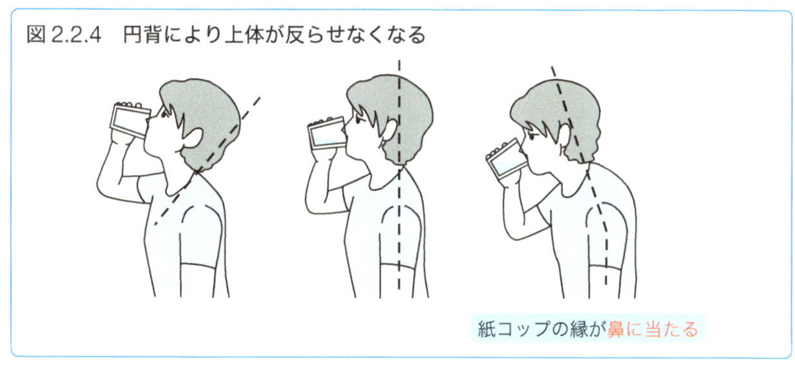
紙コップの縁が鼻に当たる

図 2.2.5 水の飲み込みを可能にする工夫

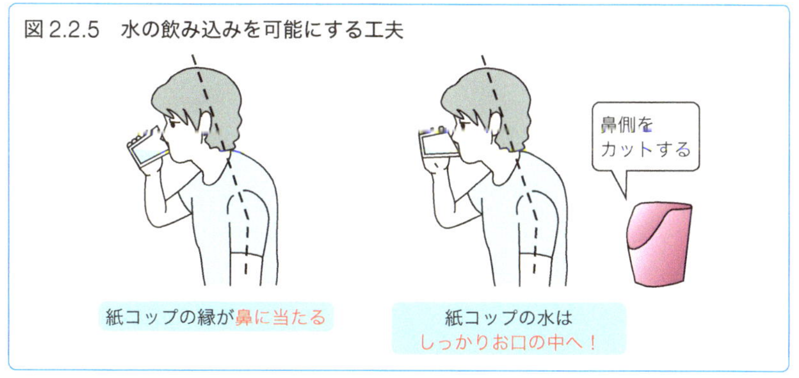
鼻側を
カットする
紙コップの縁が鼻に当たる
紙コップの水は
しっかりお口の中へ！

作のうちの一部が困難になる場合があり、③の際に頭部を後ろに傾けることが困難な患者においては、コップの口に当てる部分とは逆側が鼻に当たってしまい口腔内に水を入れられないことがあります。このような場合には、紙製やシリコン製のカップの鼻に当たる部分をカットすると簡単に解決できます（図 2.2.5）。

(2) 高齢者に適した剤形の選択

嚥下障害の最も多い原因は脳血管障害ですが、無症候性の脳血管障害を有する高齢者では、その他の疾患（外傷、内臓疾患、手術など）により全身状態が悪化すると、嚥下障害が顕在化することがあります[4)]。高齢者は、潜在的な嚥下障害患者ないし嚥下障害予備軍と考える必要があります[5)]。

栄養療法は可能なかぎり経腸栄養を行うことが推奨されています[6)]。経腸栄養の場合、嚥下障害があってもできるだけ経管栄養チューブや胃瘻は使わずに食事形態を工夫し、口から摂食するため、薬も同様に経口投与となります。しかし嚥下障害があると、薬を水で飲み込むことが困難になるため、①ゼリーやオブラートで薬を包み込む（水オブラート法）、②水に入れてとろみをつけて食べる、③お粥と一緒に食べる、などの服薬上の工夫が必要となります。この①～③の服薬方法に適する薬の剤形は、ゼリーやオブラートを使って薬を飲む場合、患者の嚥下能力によって異なりますが、錠剤のままでもうまく飲み込めることがあります。

とろみをつけて食べる場合、粉砕法で錠剤を粉状にしますが、簡易懸濁法を用いて錠剤、カプセル剤を崩壊・懸濁したほうが粉砕法により生じる投与量のロス等のデメリットが回避できます[7)]。お粥にかける場合には、つぶして粉状にしたものを用います。この場合、最も注意すべき点は薬の「味」、「におい」、「刺激性」です。それらがマスキングされている薬剤を選択することを最優先に考え、散剤や錠剤を粉砕したときの味、においなどには十分に注意する必要があります。細粒剤は、口に含んだときに味やにおいが出ないように製剤設計されているため安心して使用できます。口腔内崩壊錠は口腔内で崩壊するように製造されているため、味、におい、刺激などで不快にならないような製剤設計がされています。また、口腔内崩壊錠は嚥下障害のない高齢者においても服用しやすい剤形であり、すべての高齢者にやさしい剤形であることが示されています[8)]。したがって、嚥下障害時や嚥下障害予備軍である高齢者には、粉砕法を考える前に、口腔内崩壊錠を選択すべきです。

口腔内崩壊錠の特徴は、水なしや唾液で服用できることが強調されていますが、実際には他の薬と一緒に水で服用している患者が多くいます[9,10)]。口腔内崩壊錠を水で服用した場合と口腔内で崩壊した場合の両方の崩壊時間を比較したところ、水で服用することを想定した場合のほうが崩壊時間は早くなり、服用性が向上することが想定できました[11)]。

スイカの種と錠剤はどちらも同じような固い粒ですが、認知できればスイカの種は吐き出し、錠剤は飲み込みます。薬であることが認知できなければ、口に入れて飲み込むように促しても何度でも吐き出してしまいます。口腔内崩壊錠はその製法により崩壊パターンが異なり、一般錠型に比べ湿製錠型は、唾液量や舌圧などの影響を受けにくいと考えられ、どのような条件でも崩壊開始時間が早く、崩壊に要する時間も短くなります[11)]。早く崩壊する湿製錠型の口腔内崩壊錠であれば、口に入れるとすぐに錠剤が崩壊するため、吐き出されることがなくなり介護の負担が軽減されます[12)]。

注意点として、口腔内崩壊錠は「水なしで服用できる」と強調されますが、口腔内崩壊錠の多くの添付文書には、「唾液または水で飲み込むこと」と記載されており、「水なしで服用」とは記載されていません。口腔内崩壊錠の吸収部位は消化管で口腔粘膜からは吸収されないため、最後に水を飲んで薬を消化管にしっかりと落とし込むことが重要です。

(3) 外用剤におけるポイント

①点 眼 薬

点眼にはさまざまな方法がありますが、正しい手技で行わないと効果を十分に発揮することができません。また、清潔手技を心がけていないと点眼液が汚染され眼に雑菌が入る可能性もあります。点眼の手技はStep 1～Step 11までの手順に分けることができます[13)] (図2.2.6)。点眼が困難になる状況として、これらの手順のいずれかが困難な場合に発生します。例えば、点眼手技そのものは点眼液を浮かせた状態で行うため、加齢や疾患に伴う運動機能障害のある患者では、眼まで指が届かないことにより手技Step 4とStep 6が困難となり点眼がうまくできないことや、目標を定めることができないことによりStep 5が困難となり点眼がうまくできないことがあります。

このような運動機能障害のある患者には、それぞれの症状に合わせた点眼自助具を用いた服薬支援が有効です[14)]。例えば眼まで指が届かないことや

図 2.2.6　点眼の主な手順

Step 1：
手を洗う

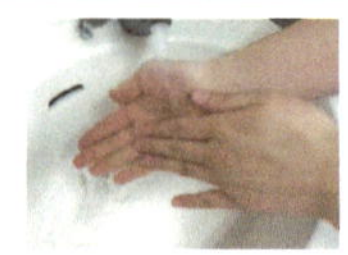

Step 2：
点眼容器の蓋を外す

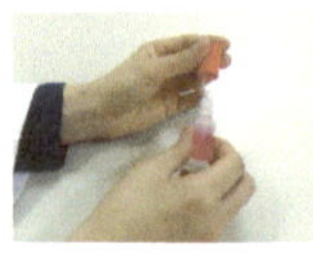

Step 3：
頭を後方に傾ける

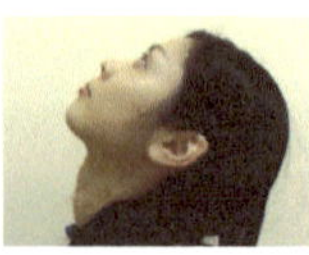

Step 4：
点眼容器を眼の位置まで持ち上げる

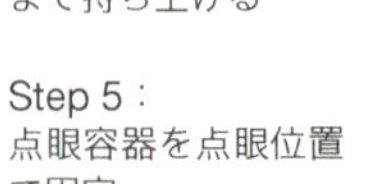

Step 5：
点眼容器を点眼位置で固定

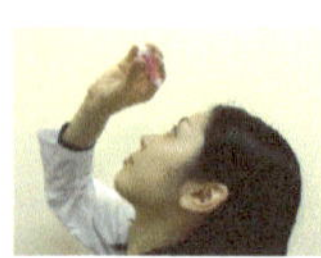

Step 6：
指で下まぶたを軽く引く

Step 7：
容器から薬液を滴下する

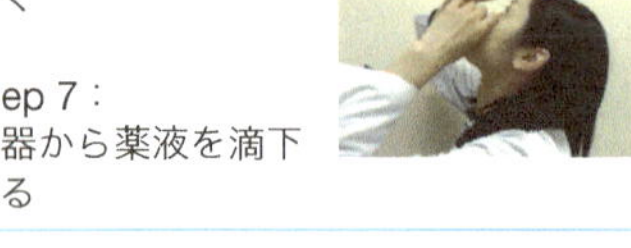

Step 8：
眼を閉じる

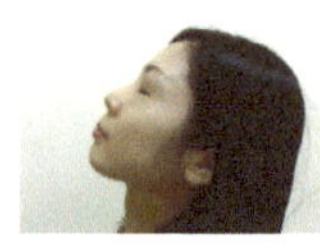

Step 9：
目頭を軽く押さえる

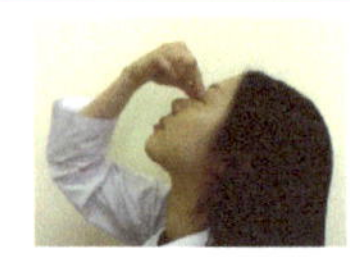

Step 10：
余分な薬液を拭き取る

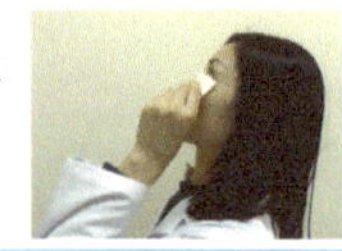

Step 11：
点眼容器の蓋をする

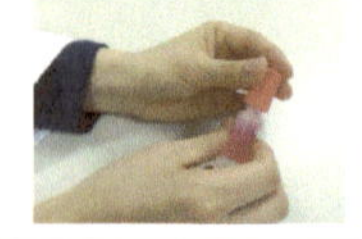

目標を定めることができないことがあげられます。逆に原因がはっきりしているのであれば、その原因を解決することで点眼できるようになります。点眼位置を延長する自助具や、浮かせて行う点眼手技を安定化させる自助具を提供することで、自身で点眼することができるようになります。したがって、点眼に関する服薬支援のポイントの一つとして、患者の身体機能を把握し、できることとできないことを明確にし、それに合わせた自助具を選択し提供することにあります。もちろん、提供した自助具で実際に点眼手技が可能かどうかを確認する必要があり、うまく点眼手技ができない際にはその原因を検討し、別の自助具を選択するか、既存の自助具に手を加えることも重要です。あくまでも患者個人に合わせて自助具を選択する必要があります。

点眼位置を延長させる自助具としては、割り箸自助具（割り箸や消しゴム、

図 2.2.7　点眼位置を延長させる自助具

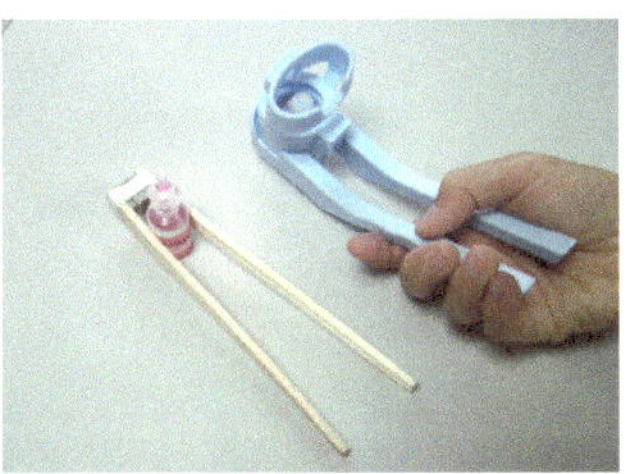

割り箸自助具（左）と
OPTICARE（海外の自助具）（右）

図 2.2.8　点眼手技安定化のための自助具

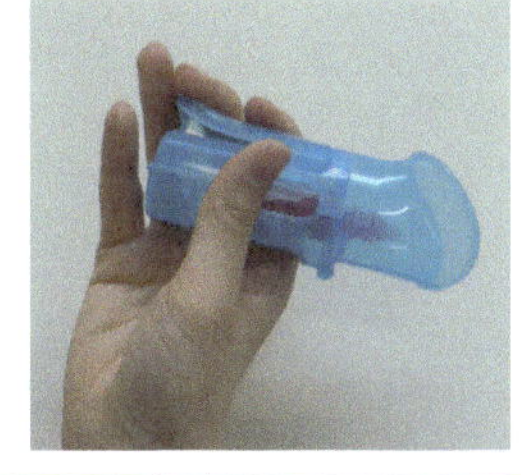

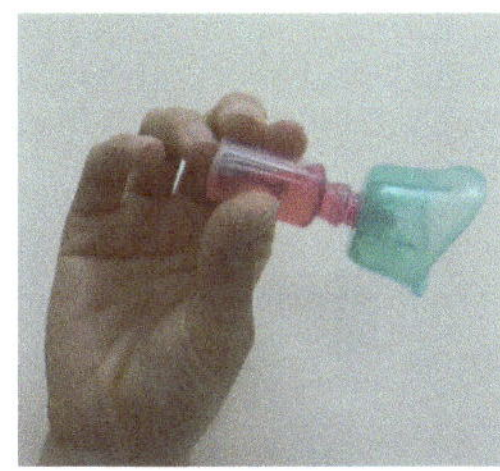

らくらく点眼Ⅲ（左）と
ニューらくらく点眼（右）

輪ゴムで簡単に作製できる）[15)] などがあります（図 2.2.7）。

安定化のための自助具としては、「らくらく点眼Ⅲ」（川本産業）、「ニューらくらく点眼」（川本産業）*1 があります（図 2.2.8）。らくらく点眼Ⅲは点眼位置を固定できるだけでなく、手で握るだけで薬液を滴下することができるため、指先で細かい動作ができない場合にも扱いやすくなっています。また、ニューらくらく点眼は点眼容器の先に取り付けるだけの簡単な構造です。

主な点眼自助具の選択のポイントと特徴を表 2.2.1 に示します。

点眼手技で特に問題になりやすい Step と、その Step を患者自身で行うのに必要な条件をあげると、まず Step 4（点眼容器を眼の位置まで持ち上げる）では、点眼位置まで腕を上げることができる身体機能が必要です。次に Step 5（点眼容器を点眼位置で固定する）では、点眼位置で点眼容器を浮かせた状態で固定できる腕の力が必要となります。さらに Step 7（点眼容器を持っている指で押さえ容器から薬液を滴下する）では、指で点眼容器を押すことができなければなりません。したがって、この 3 つの必要条件が、

---

*1　現在は製造・販売中止。後継品として「らくらく点眼」がある。

表 2.2.1　主な点眼自助具選択の際のポイントと特徴

点眼自助具	点眼位置延長	点眼位置安定化	滴下動作補助	特　徴
割り箸自助具	○	×	○	安価 材料の長さや大きさを自在に変えることができるため調整しやすい 細い物がつかみにくい患者にはつかみの部分を変えることで対応可能
らくらく点眼Ⅲ	×	○	◎	腕を点眼位置まで上げられる患者に対して有効
ニューらくらく点眼	×	○	×	点眼位置安定化に機能が特化

図 2.2.9　自助具の選択法（腕を上げられるかどうか）

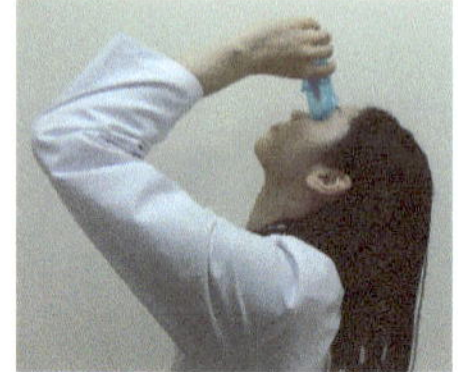

らくらく点眼Ⅲ

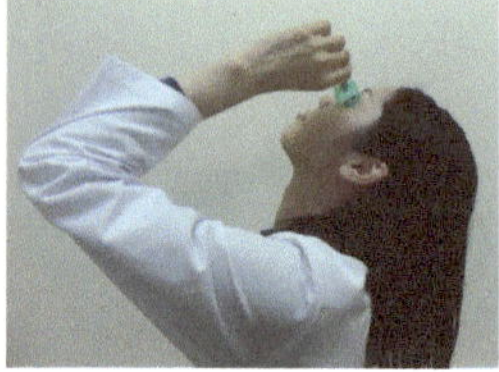

ニューらくらく点眼

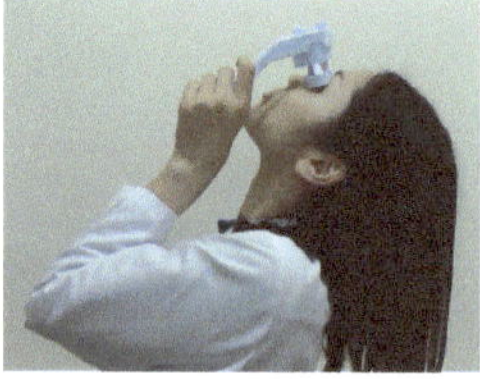

OPTICARE（海外の自助具）

OPTICARE はニューらくらく点眼とらくらく点眼Ⅲと比較して、腕を上げられなくても点眼が可能。割り箸自助具についても OPTICARE と同じ効果が得られる。

すなわち患者の身体機能をみるポイントでもあります。

自助具の選択法を３つの必要条件別に示すと、点眼位置まで腕を上げることができない患者には、らくらく点眼Ⅲやニューらくらく点眼では点眼位置に届かないため不向きです。この場合有用なのは割り箸自助具です（図 2.2.9）。点眼位置で固定できない患者には、割り箸自助具では点眼位置固定を補助する部分がないため不向きです。それに対して、らくらく点眼Ⅲ、ニューらくらく点眼は点眼位置を固定するガイド部品がついているため有用です。指で点眼容器を押して薬液を滴下できない患者については、物をつかむ動作やつまむ動作ができないような患者であれば、いずれの自助具も扱うことは困難であり、そのような場合には介助者に点眼してもらうことが有用です。こまかい物を握ることが困難でもある程度の太さの物であれば握ることができる患者に対しては、自助具そのものを握ることで薬液を滴下することのできる、らくらく点眼Ⅲが有用です。こまかい作業が困難でも細い物を持つことが可能であれば割り箸自助具を使用することが可能です。ニューらくらく点眼については点眼位置を安定化することに特化しており、滴下に関しての補助を行う器具ではないため、滴下の際には健常人に近い指の動きが必要となります。しかしながら、軽度の障害の患者で、指先の力加減の調整が困難で、指で点眼容器を押す際の力によって点眼位置がぶれるようなケースに対しては有効です。片手で点眼容器を握ることはできても、その状態から微妙な力入れが難しく、Step 7 が困難であったり、位置がぶれてしまうような患者に対しては、点眼容器を親指と中指で持ち、人差し指で点眼容器の底を軽くたたくことでも滴下することができます。

②点眼薬や軟膏剤の蓋の開封

点眼薬の容器や軟膏剤のチューブの蓋の多くがねじ込み式になっているため、使用するためには片手で点眼容器またはチューブを固定し、もう片方の手で蓋を回して開ける必要があります。したがって、片手で固定できても、もう片方の手で蓋を回すことができなければ蓋を開けることができません。また、手指の運動機能の低下に伴い、点眼剤や軟膏剤の小さな点眼容器やチューブや蓋を握ることが困難な患者もいます。その際には、ボトルやチューブを固定できる自助具を用いることで、手で握ることなく固定できます。また、蓋を固定する自助具を用いて蓋を固定し、点眼容器やチューブを回すことでも蓋を開けることができます。これら自助具は多くのバリエーションが市販されていますが、蓋を固定する自助具は割り箸や消しゴム、輪ゴムなどで簡単に手作りすることもできます。また、軟膏剤の一部は密封包装となっているため、蓋を外した後に、その蓋についている角の部分でチューブ先端を押して穴を開けなければならない薬剤もあり、蓋を開けるのも困難な患者には非常に難しい手順となるため、そのような薬剤については、交付時に薬剤師が事前に穴を開けておくことも考慮しておく必要があります。

③湿 布 薬

一人で腰や背中に湿布薬を貼付するのは、健常人でも失敗することがあります。高齢者においてはさらに困難となるため、可能であれば介助者に貼付してもらうのが望ましいのです。しかしながら、介助者がおらず、一人で貼付する必要がある際には、自助具の活用を考える必要があります。

湿布薬の貼付のための自助具には2つのタイプがあります。1つ目はフライ返しのような構造をしており、湿布薬の粘着面の保護シートを剥がし、粘着面を上にして自助具の返しの部分にのせて（引っかかるような構造になっている)、そのまま孫の手で背中を掻くようにして湿布薬を貼り付けるものであり、リーチを伸ばすような構造です。この自助具では肩の可動域がある程度確保されている場合には使用できますが、確保できていない場合にはうまく扱うことができません。もう１つのタイプは、自助具に湿布薬の粘着面の保護シートを剥がし、粘着面を上にして取り付け、準備した自助具を壁などに固定し、背中を自助具に押し当てるようにして湿布薬を貼付します。この自助具は腕を使わずに貼付できるため、肩の可動域が確保できていない場合でも貼付できます。しかしながら、背中や腰に貼付するには、見えない自助具を患部に当てる必要があるため、空間認識能力が必要となります。

いずれの自助具も準備するには両手での操作が必要となるため、扱えるかどうかの確認が重要となります。また、剥がすことができるかについても確認しておく必要があります。剥がす方法としては、肩の可動域が確保できている患者においては、孫の手を活用することで剥がせますが、可動域が確保できていない患者の場合には、一人での貼り換えが難しく、介助が必要となってきます。したがって、湿布薬に関しては「貼る・剥がす」をセットにして考えておく必要があります。

昭和大学薬学部社会健康薬学講座地域医療薬学部門
倉田なおみ
霧島市立医師会医療センター薬剤部
岸本　　真

引用・参考文献
1) 筒井廣明，倉田なおみ：リハビリテーション領域の薬学ケア―薬剤師が実践する服薬支援―，月刊薬事３月臨時増刊号，じほう，2004
2) 倉田なおみ，金井秀樹：服薬支援とアドヒアランスＱ＆Ａ―障害をもつ患者の薬物療法向上のために―，pp24-26，じほう，2011
3) 倉田なおみ，金井秀樹：服薬支援とアドヒアランスＱ＆Ａ―障害をもつ患者の薬物療法向上のために―，pp89-93，じほう，2011
4) 藤島一郎ほか：動画でわかる摂食・嚥下リハビリテーション(藤島一郎，柴本　勇 監修)，p10，中山書店，2007
5) 倉田なおみ：摂食障害の機序と治療，リハビリテーション．内服薬経管投与ハンドブック第２版(藤島一郎 監修)，p54，じほう，2006
6) ASPEN Board of Directors and the Clinical Guidelines Task Force：Guidelines for the use of parenteral and enteral nutrition in adult and pediatric patients. JPEN J Parenter Enteral Nutr 26 (1 Suppl)：ISA-138SA, 2002

7) 倉田なおみ，小松千絵，平藤 彰ほか：経管投与可能な固形製剤の検討と一覧表の作成．医療薬学 27：461-472，2001
8) 倉田なおみ，榎本 愛，加藤 肇ほか：高齢者が服用しやすい医薬品の研究―服用可能な口腔内崩壊錠の大きさに関する評価―．医療薬学 36：397-405，2010
9) 上杉章紀，阿久津廉，滝沢 収ほか：口腔内崩壊錠のコンプライアンスに与える影響について．日病薬師会誌 43：958-961，2007
10) 弓削吏司：口腔内崩壊錠の服薬指導の検討―実態調査を踏まえて．Therapeutic Research 27：1865-1870，2006
11) 村山信浩，舟田詩歩子，吉田憲和ほか：ファモチジン含有速崩壊性錠剤の崩壊性の比較．昭和大薬誌 2：149-158，2011
12) 倉田なおみ：痴呆性疾患と服薬―ドネペジル口腔内崩壊錠の意義を中心に―薬剤師の立場から．クリニシアン 537：222-225，2005
13) 倉田なおみ，金井秀樹：服薬支援とアドヒアランスＱ＆Ａ―障害をもつ患者の薬物療法向上のために―，pp41-43，じほう，2011
14) 岸本 真，倉田なおみ：患者背景と生活環境を考慮した在宅での薬学管理―2) 身体機能．薬局 63：104-115，2012
15) うおぬま調剤薬局グループホームページ：服薬支援（http://www.uonuma-ph.jp/）

B．吸入薬の服薬アドヒアランスの低下について

(1) 吸入薬の服薬アドヒアランス

服薬アドヒアランスとは、患者自身が医療者側から示された治療計画の内容をよく理解し納得し、自らの意思で、その維持を行おうとする双方向性のものです。高齢者の場合、いかに有効な治療計画を立て、それを示しても、十分に理解できていない場合があります。医療者側の立場からみて患者コンプライアンスの向上維持を目指す従来の視点は、十分な治療効果が得られていないことがあります。患者自らが治療計画を立てる際に参加し、患者自身から得られる、さまざまな情報や想いを織り込んでいくことから始めることが重要となります。

吸入療法の場合、特にこの過程をおろそかにし一方的な治療の導入をすると、急激な服薬アドヒアランスの低下を招くことになります。内服薬と比較し、一般的に吸入薬の服薬アドヒアランスの低下は著しいといわれています[1)]。また、吸入手技は時間経過とともに劣化し、我流になっていくことが指摘されています[2)]。実際の臨床現場においても、患者自身が主治医の気づかないうちに吸入薬の減量や休薬をし、併用する内服薬や貼付剤のみを継続している場合がしばしば起きています。特に、喘息予防・管理ガイドラインに明記されているように、吸入ステロイド薬は主軸となる第一選択薬であり[3)]、治療上必須であり、自己判断で減量や休薬してはいけません。患者の自己判断で、内服薬や貼付剤の気管支拡張薬のみを使用し続けた場合、症状が一見安定し緩和していても、気道リモデリングがじわじわ確実に進行する

場合があり、喘息の炎症状態のさらなる悪化と、将来の喘息死の可能性に直結する危険性があります。

また、筆者自身の経験として、体動時の呼吸困難で前医に初診受診し、慢性閉塞性肺疾患（COPD）と診断治療された高齢患者で、このような例がありました。その患者は前主治医により長時間作用性抗コリン薬（LAMA）の吸入薬が処方され、初回の導入後から便秘症状が生じ、再診時に緩下剤の内服薬が処方されていました。その頃より、LAMA による呼吸器症状の改善効果を認め、同時に便秘症状も改善したため、患者はその便秘薬が最も有効と思い込み、自己判断で LAMA を中断し、便秘薬のみ内服を続けたそうです。その結果、再び呼吸器症状の著しい悪化をきたし当院に受診しました。その際の問診で、患者はなぜ吸入薬が処方されていたのか全く理解しておらず、さらに、吸入手技操作も正しく行われていなかったため、吸入ごとに有効な同じ吸入量が確保できていなかった可能性もありました。服薬アドヒアランスの低下が、吸入療法そのものの根幹を揺るがした典型例といえます。

(2) なぜ、吸入薬では服薬アドヒアランス低下が著しいのか

内服薬と比較し、なぜ吸入薬ではアドヒアランスの維持が難しく、その低下が著しいのでしょうか？　吸入薬と内服薬との違いは、単に投与経路の違いのみではありません。内服薬の場合、毎日食事の摂取ができていれば、その飲む行為自体について説明する必要はありません。内服薬の服薬指導では、その内服薬を服用する意義や理由、期待できる臨床効果や副作用などの情報を患者が理解できるように説明することで、アドヒアランスの向上維持が期待できます。しかし、吸入薬の場合はそれのみでは不十分です。吸入薬と内服薬のより大きな違いは、薬剤を吸入するための専用器具（吸入デバイス）の存在です。そのため、吸入薬の場合の服薬アドヒアランスには、内服薬と同様に薬剤自体に対するアドヒアランスと、吸入デバイスに対するアドヒアランスの２つがあります。吸入療法において、この２つのアドヒアランスは互いに影響し合い、補い合う一方、仮に片方のアドヒアランスの維持がおろそかになると、もう片方の足を引っぱり、吸入療法の根幹を揺るがす関係になります。吸入薬では服薬アドヒアランスの維持向上を目指すために、私たちは、吸入デバイスに対するアドヒアランスにも十分に留意する必要があります。

私たちは吸入デバイスに対し、吸入するための単なる補助器具的な扱いを

していないでしょうか？ すでに、エビデンスに裏づけされて、その有効性などが確立されている薬剤は、診断と使用方法が正しければ、通常期待する効果が得られます。しかし、いかに有効な薬剤であっても、炎症部位に効果的に送達されなければ、期待する効果は得られません。吸入療法の成否は、ある意味、吸入デバイスが握っているといっても過言ではありません。そのために、薬剤のみではなく、吸入デバイスに対する服薬アドヒアランスの向上と維持を目指し、それを意識した服薬指導と服薬支援が重要となります。

内服薬と比較し、吸入薬の場合には、患者とマッチングさせなければならない要因が非常に多くあります。筆者は、日常臨床現場で患者に生じるさまざまな吸入デバイスの誤操作（ピットホール）を経験しています[4,5]。致命的なピットホールのために、患者自身は決められた処方どおりに毎日吸入を繰り返しているにもかかわらず、治療の主軸になっている吸入薬を有効に吸うことができず、期待する治療目標に達せず、そして主治医により、さらなる増量や吸入薬の変更や併用薬の上乗せ処方があり、結果的にアドヒアランスの低下を招いている、という例に筆者は多く遭遇してきました[6,7]。

ピットホールを生じる原因の多くは、吸入デバイス側にあるのではなく、患者側にもあることを十分に認識しなければなりません。患者自身の加齢現象、性格、癖や個性、考え方、生活スタイルなど、その患者固有のさまざまな要因が反映され、吸入操作におけるピットホールの発生を招いています。また、ピットホールを生じる原因は、吸入薬の処方選択の過程にもあります。多くの医師は、吸入薬を処方する際に、薬剤の効果や薬効などのエビデンスを念頭に処方選択しますが、その際にデバイスと患者のマッチングまでは考慮していない場合があります。関節リウマチで手指がスワンネック変形している患者に補助器具もないまま、ボンベ底を力強く押さなければならない定量噴霧式エアゾール製剤が処方されていたケース、難聴患者に薬剤装填を「カチッ音」で知らせるデバイスが処方されていたケースなどがその例です。そのため、筆者は患者が最も使いやすく馴染むデバイスをまず選び、次にそのなかで治療上必要な薬剤が入っているものを選ぶ処方過程、つまり、デバイスと患者のマッチングから始めることをしばしば行っています。

(3) 吸入薬における、服薬指導・服薬支援のポイント

患者とデバイスを有効にマッチングさせるために、さまざまなポイントがありますが、本稿では特に、重要な３つを述べます。

まず第一に、処方する側が吸入デバイスの特徴を熟知していることが当然の前提になります。そのデバイス特有の操作方法やメカニズムを十分に知っていなければなりません。そして、どのようなピットホールが生じやすいのか、そのパターンも知っておくべきです。

次に、患者の状態を把握して、なるべく多くの患者情報を取得しておく必要があります。老眼や難聴、入れ歯の有無、認知症の有無や程度、手指の状態などの加齢現象とともに、頑固なのか神経質かなどの本人の性格や性質、癖や個性、さらに考え方や生活スタイル、吸入支援ができる家族環境など、さまざまな患者情報の取得が必要です。そのために、主治医との密な連携が必要となり、可能な範囲で患者情報の共有を図るべきと考えます。

さらに、第三として、より効果的な吸入指導を行うために、吸入指導時の患者とのポジショニングの取り方が重要となります。薬局などで患者に吸入指導を行う際に、指導する医療者側と患者がカウンター越しの対面指導になっていないでしょうか。一見、正当な正しい患者とのポジショニングにみえますが、これは内服薬の服薬指導の場合です。内服薬の服薬指導の場合は、飲む動作には説明は必要なく、薬剤の内容などの説明が主となり、患者の顔を対面で見て、しっかりと理解できたか把握する必要があります。しかし、吸入指導における吸入デバイスの手技操作を指導する場合、この対面のポジショニングはあまり良いとはいえません。

その理由は４つあります。①カウンター越しに対面指導すると、指導者の右は患者にとって左となり、特に高齢者の場合、図 2.2.10 のように左右を混同し、反対に操作してしまう可能性があります。②対面指導の場合、デ

図 2.2.10　対面指導中、患者が左右逆に誤操作した瞬間（再現）

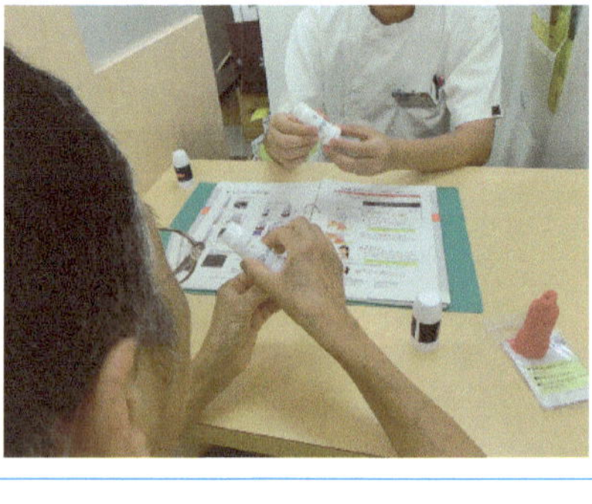

図 2.2.11　対面指導の死角で気づかれないピットホール(再現)

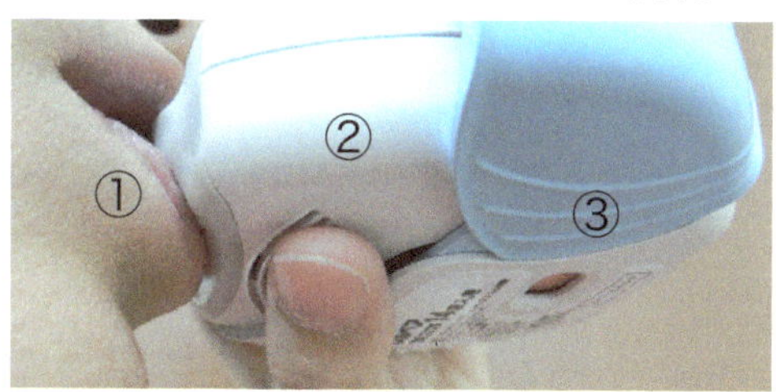

①口角が開くピットホール
②通気口を手指で塞ぐピットホール
③薬剤残量ゼロの赤色サインに気がつかないピットホール

バイスの下部と側面に死角ができ、図 2.2.11 のように、口角が開く、通気口を指で塞いでいる、カウンターゼロになっている場合などの重要なピットホールが生じていても、指導者が気づかずにそのまますり抜けてしまう可能性があります。特に高齢者の場合には、これらのピットホールが生じやすく、思わぬ死角に落とし穴があり、要注意です。③指導者側も、吸入操作手順説明書を逆さまに見ることになり、慣れていないと説明内容を見間違う可能性もあります。そして、④吸入指導の場合は、患者自身がデバイスの操作を行い練習しますので、対面指導は無駄な緊張を生じ、決して好ましくありません。吸入指導はリラックスして行うべきなのです。

(4) より効果的な服薬指導・服薬支援を目指した医療連携

吸入薬における服薬アドヒアランスの向上と維持を目指し、より効果的な服薬指導・服薬支援を行うためには、より密な医療連携が必要です[8)]。医薬連携や薬薬連携を含め、介護職など、高齢患者を取り巻くあらゆる医療職種の総合力での連携が理想といえます。従来のチェックシートを用いた吸入操作手順の確認など、双方向性の医薬連携を目指した試みはその継続性も含め、まだ十分とはいえない現状です。さらに、吸入指導を行う薬剤師の格差の是正と吸入指導内容の統一化など、多くの山積する問題があります。

東濃中央クリニック／一般社団法人吸入療法アカデミー
大林　浩幸

引用・参考文献

1) Cramer JA, Bradley-Kennedy C, Scalera A：Treatment persistence and compliance with medications for chronic obstructive pulmonary disease. Can Respir J 14：25-29, 2007
2) Basheti IA, Reddel HK, Armour CL, et al.：Improved asthma outcomes with a simple inhaler technique intervention by community pharmacists. J Allergy Clin Immunol 119：1537-1538, 2007
3) 一般社団法人日本アレルギー学会喘息ガイドライン専門部会：喘息予防・管理ガイドライン 2015, 協和企画, 2015
4) 大林浩幸：ピットホール実例から見た、喘息・COPD における継続的な吸入指導の重要性. Clinical Respiration 1：20-23, 2015
5) 大林浩幸：成人喘息治療とアドヒアランス. 喘息 28：31-37, 2015
6) 大林浩幸：喘息の難治化要因とその対策. 患者側の要因：服薬アドヒアランスと吸入手技（難治性喘息とみなされる吸入デバイス誤操作）. 呼吸器内科 23：139-145, 2013
7) 大林浩幸：成人気管支喘息の難治化要因とその対策Ⅱ. 各論 2. 治療に対する理解やアドヒアランスの低さ. ―吸入指導はなぜ必要か？、どのような指導が最も効果的か？―. アレルギー免疫 20：503-512, 2013
8) 大林浩幸：認定吸入指導薬剤師による患者吸入指導システムの構築. 吸入療法 6：62-70, 2014

COLUMN

服薬支援に必要なコミュニケーション

1. はじめに

最近、エビデンス・ベイスト・メディスン（EBM）と同様に、ナラティブ・ベイスト・メディスン（NBM）の重要性がクローズアップされてきました。薬剤師には、ナラティブ（語り）アプローチにより、患者さんや家族がつらい現実を受け入れていくプロセスをサポートすることが求められます。服薬指導と同時に、まさに傾聴力・共感力が重要になってきました。

本コラムでは臨床心理士の視点で、患者さんの人生がより良いものになるように、服薬管理に必要なコミュニケーションのポイントをお伝えしたいと思います。

2. 心理的側面のサポート

アーサー・クラインマン（Arthur Kleinman）は『病いの語り』という本[1]のなかで、「疾病」と「病」の違いを紹介しました。そして、生物学的な疾病に対する「治療」だけでなく、患者さんの個人的な認知・心理的側面である病に対する「癒し」が重要であると指摘しています。これからの薬剤師の仕事として、生物学的に治療するための服薬指導だけではなく、癒しの側面、つまり患者さんの苦悩や不安などの心理的な側面へのカウンセリング的アプローチ（傾聴など）が重要になってくるでしょう。

「治療」では、医療従事者が中心であり、病気を治す行為に焦点を当てます。一方、「癒し」では、患者さんが中心で、自然治癒力を高めることに焦点を当てます。患者さんが病気を受容し、患者さんの心の成長を促すことが重視されるのです。このことは、日々できないことが増えてくる高齢者の患者さんには、とても大切な視点と思われます。

3. 死を受容するプロセス

特に高齢者の服薬指導の場合、通常の服薬指導のほかに、年齢に伴う認知機能の低下や視覚、聴覚など身体機能の低下を想定したコミュニケーションが求められます。また、死への恐怖やもろもろの機能低下による不安など、メンタル的なサポートも重要になってきます。

ここで、エリザベス・キュブラー・ロス（Elisabeth Kübler-Ross）による、死を受容するプロセスを**表1**で紹介します[2]。このプロセスは、死を受容するプロセスだけでなく、喪失体験、例えば乳房の切除や失明など、さらに広義では健康状態の喪失も含まれます。大きな喪失体験は、通常、うつ病の発病契機となります。うつ病等の二次障害を防ぐ観点からも、患者さんの気持ちに寄り添い、傾聴することによって喪失の事実を受容し、それを自分の人生のなかでプラスに意味づけするサポートが必要です。PTSDなど重篤なケースに移行しないためにも、薬剤師として傾聴、共感を示すことで、チーム医療を友好的なものに

表１　死を受容するプロセス[a]

段階		内容
第１段階	「否　認」	患者は大きな衝撃を受け、自分が死ぬということはないはずだと否認する段階。「仮にそうだとしても、特効薬が発明されて自分は助かるのではないか」といった部分的否認の形をとる場合もある
第２段階	「怒　り」	なぜ自分がこんな目に遭うのか、死ななければならないのかという怒りを周囲に向ける段階
第３段階	「取　引」	延命への取引である。「悪いところはすべて改めるので何とか命だけは助けてほしい」あるいは「もう数か月生かしてくれればどんなことでもする」などと死なずにすむように取引を試みる。神（絶対的なもの）にすがろうとする状態
第４段階	「抑うつ」	取引が無駄と認識し、運命に対し無力さを感じ、失望し、ひどい抑うつに襲われ何もできなくなる段階。すべてに絶望を感じ、間欠的に「部分的悲嘆」[b]のプロセスへと移行する
第５段階	「受　容」	部分的悲嘆のプロセスと並行し、最終的に自分が死にゆくことを受け入れる。受容段階の後半にはすべてを悟った解脱の境地が現れ、安らかに死を受け入れる

a　実際の臨床ではこのように段階的ではなく、スパイラルのように繰り返すケースや受容までいかないケースもある。

b　部分的悲嘆：抑うつから徐々に悲嘆の感情に移行すること。

していただきたいと思います。

4．傾聴と共感

服薬指導としては、「教える」ということが基本ですが、そのためには患者さんとの信頼関係の構築が前提となるでしょう。そのために必要な傾聴のポイントをお伝えします。

まず、患者さんが本当の気持ちや思いを話しやすい場づくりが大切でしょう。傾聴のときは、あくまでも相手が主役です。相手の話をさえぎらず、否定しないことで、患者さんが自己開示しやすくなります。そのためには、「評価しないであなたの話をじっくり聞いています」というサインとして相槌をうち、相手の言ったことを繰り返したり、内容を明確化するとよいでしょう。また、沈黙も大切な自己表現ですので、尊重していただきたいと思います。薬剤師に対する理不尽なクレームや批判が、死や喪失体験の受容のプロセスである、第２段階の「怒り」の場合があります。相手の感情に巻き込まれることなく、このときこそ、傾聴が重要になってきます。

闘病体験や事故、手術等による喪失体験は、確かにつらいものです。しかし、その思いを、評価やアドバイスをせず、ひたすら聞いてくれる人がそばにいるだけで、患者さんの幸福感には大きな差が出ることでしょう。丁寧に相手の気持ちを受け取ったあとは、そのつらい体験の意味づけを変えるということをサポートできるとよいでしょう。具体的には、「がんになって昇進できなかったけれども、看病してくれる家族のありがたみがわかった」とか、「仕事よりも大切なものがあるということに気がついた」といったことです。

ただし、このリフレーミング（マイナスの思考をプラスの思考にする）は、ある程度患者さんの気持ちに寄り添い、信頼を得られたのちに効果を発揮します。平常心が得られないうちにリフレーミングしようとすると逆効果なので、注意が必要です。癒しの基本は、傾聴・共感ということです。

5. 高齢者の認知力低下に伴うサポート

高齢者になると、認知力の低下により、服薬指導にも注意が必要になります。認知機能のなかで、ここでは特に「実行機能」というところを丁寧に紹介し、その具体的な対応法をお伝えしたいと思います。

認知症はもちろん、軽度の認知症の患者さんは実行機能障害があります。それを踏まえた服薬指導が重要になってきます。レザック（Muriel Deutsch Lezak）によると、実行機能には下記の①～④があるといわれています。

①意思：目的の明確化、動機づけ、自己や環境の認識
②計画立案：必要な情報や方法の評価・選択、スケジュール作成
③目的遂行：計画を実際に開始し、維持し、変換し、中止する
④効果的行動：自己の行動の監視、修正、調整

①は、動機づけです。医療従事者として、「薬を飲ませる」ということを最終目的にしないということは、大変重要な視点です。「薬を飲んで健康になったら何をしたいですか」など、服薬に対する動機づけを強化するような言葉かけができるとよいでしょう。「孫と一緒に遊びたい」とか「夫婦で海外旅行に行きたい」など、何か人生においてやりたいことをみつけ、そのために健康が重要であり、そのために治療、服薬が重要であるというプロセスを明確化するとよいでしょう。生きる意欲を、会話で強化することができるのです。

②について。いわゆる「段取り」というものが、加齢とともに１人ではできなくなります。薬の管理など、特に注意が必要です。場合によっては、家族との連携が必要になるでしょう。家族が仕事などで忙しく、高齢者の患者さんの状況を把握していないこともあります。

③について。やる気があっても、計画をきちんと立てても、それを忘れてしまっては元も子もありません。すべきことを忘れてしまうというのは、高齢者に共通の認知機能の低下です。忘れるということを前提に、サポートする必要があります。主訴の病気、けが以外にも、認知機能の低下のチェックも必要になってきます。

④はメタ認知と呼ばれるもので、自分を客観的にみる力です。メタ認知力が弱いと、「薬の飲み忘れが多い、最近物忘れがひどい」ということに本人が気づいていないケースがあります。服薬指導しながら認知症の合併があるかどうか、簡単なアセスメントをする必要があるでしょう。メタ認知力が低下すると病識欠如の状態になります。精神疾患でも実行機能は下がるケースがあるので、二次障害としての「うつ」など精神疾患系か、認知症系かの見極めも重要です。

薬を飲まずにためてしまうケースもありますが、この実行機能の①〜④のどれにあたるのか、話を聞きながら具体的なサポートをすると効果的でしょう。①の場合は、薬を飲む気がないということが主な原因になります。②、③では、飲みたいと思っているのに忘れてしまったり、どこに置いたかわからないなど、管理が不十分であるということです。④は薬を飲んだか飲まなかったかということを自分ではチェックできないため、工夫して忘れないようにしようという取り組みができません。家族と一緒に確認することなどが大切になってくるでしょう。

6. 将来の展望

以上、臨床心理士の視点でお話をさせていただきました。薬剤師の方々のなかには、こんなことまで薬剤師がやらなければいけないのか、と思われる方もいらっしゃるかもしれません。

薬学部が6年制になり、薬学教育のなかに傾聴のトレーニングや心理的なサポートの部分が加味されるようになりました。これは、在宅での服薬指導やターミナルケアでの患者さんへの服薬指導などが、薬剤師の仕事として重視されるようになったからともいえます。時代の変化により、薬剤師の仕事も変化していくようです。国立社会保障・人口問題研究所が公表した「日本の将来推計人口」によれば、2035年には3人に1人が65歳以上になると推計されています。このような急速な高齢化社会のなかで、高齢者の患者さんの生活の質（QOL）を高めるためにも、薬剤師さんの癒しのサポートがますます重要になってくるものと思われます。

昭和大学薬学部　高山恵子

参考文献

1) アーサー・クラインマン：病いの語り―慢性の病いをめぐる臨床人類学(江口重幸，上野豪志，五木田紳 訳)，誠心書房，1996
2) エリザベス・キュブラー・ロス：死ぬ瞬間―死にゆく人々との対話(川口正吉 訳)，読売新聞社，1971

第3章

高齢者の〈疾患別〉薬物療法

3.1 高血圧症

A. 病態と治療方針

高齢者は多病で病態が非定型であることが多く、同じ年齢であっても個人差が大きいことが特徴です。特に後期高齢者では、非高齢者とは違った生理機能や病態を示すようになります。血圧に関連した加齢による生理的変化として、①循環器：動脈硬化と血管の弾性低下、左室壁肥大と拡張能低下、②神経：圧受容器反射の障害、β受容体機能の低下、③水・電解質代謝：腎機能低下による体液量調節の障害、低ナトリウム（Na）血症や高カリウム（K）血症などの電解質異常、④糖代謝：インスリン抵抗性の増大、耐糖能障害の増加、⑤内分泌：レニン・アンジオテンシン系の低下、カリクレイン・キニン系とプロスタグランジン系の障害、などがあげられます。これらの加齢による変化や動脈硬化の進展と関連して、高齢者では血圧の動揺性が大きくなります。

これらの加齢に伴う生理的変化に、多病による服用薬剤数の増加などが加わって、高齢者では若年成人と異なる多様な病態を示します。しかし、高齢者高血圧に対する適切な薬物治療についてはいまだ不明な点が多く、実際の高齢者医療の現場では、若年成人を対象とした臨床試験の結果や使用経験をもとに治療が行われていることも多いようです。高齢者高血圧の治療では、患者のQOLに配慮しながら個別に治療方針を決定し、薬剤師は高齢者に対する多様な処方例を理解する必要があります。

高血圧治療ガイドライン2014（JSH2014）[*1]では、高齢者における降圧目標は、65～74歳では140/90 mmHg未満、75歳以上では150/90 mmHg未満としています[1,2)]。

---

*1　**高血圧治療ガイドライン2019（JSH2019）では、降圧目標として65～74歳では130/80 mmHg未満、75歳以上では140/90 mmHg未満としている。なお、自力で外来通院できないほど身体能力が低下した患者や認知症を有する患者では，降圧薬開始基準や管理目標は設定できず個別に判断することを推奨している（編集部注）。**

(1) 非薬物療法

高齢者高血圧に対して生活習慣の改善は有用であり、積極的に行うよう指導します。減塩、食事パターンの改善、減量、運動、節酒、禁煙などは有用で[3)]、これらを積極的に行うことで薬物を減薬、あるいは中止できる可能性があります。ただし、高齢者において極端な生活習慣の変更はQOLを低下させることがあり、高齢者の特殊性や併存合併症を考慮して、非高齢高血圧で推奨されている目標値を参考に個別に対応する必要があります。

(2) 薬物療法

高齢者高血圧の第一選択薬は、高齢者を対象にプラセボ対照比較試験で有用性が示されている薬剤であること、その薬剤との比較対照試験で心血管病抑制効果に差を認めないか、より有用であることが示された薬剤であることを根拠に、その推奨が決定されています。

サイアザイド系利尿薬（サイアザイド類似利尿薬を含む）、β遮断薬、カルシウム（Ca）拮抗薬については、プラセボとの比較試験でそれらの有用性が確認されています。ただし、β遮断薬については、高齢者において禁忌となる場合や使用上の注意が必要な場合が多く、高齢者高血圧の第一選択薬とはなりにくく、利尿薬についても、耐糖能障害、高尿酸血症、脂質異常症などへの影響に注意し、これらの副作用を軽減する観点から少量の使用にとどめることが推奨されています。現行のガイドラインでは、そのほかの試験の成績や海外のガイドラインを考慮して、Ca拮抗薬、ARB・ACE阻害薬、および少量のサイアザイド系利尿薬の3系統を高齢者高血圧の第一選択薬としています（図3.1.1）。

高齢者高血圧を対象として併用療法の組み合わせを前向きに比較検討した臨床試験は多くありませんが、現段階での併用療法は第一選択薬である3系統の間で行うことが推奨されています。また、わが国では現在、ARBとCa拮抗薬、ARBと利尿薬の配合剤が使用可能であり、スタチンとの配合剤なども発売され選択の幅が広がっています。配合剤はアドヒアランスを高めることによって、それぞれの単剤の併用よりも降圧効果にすぐれ[4)]、多剤併用の高齢者にとって有用性が高いと考えられます。一方で配合剤は用量を細かく変更することができず過度な血圧低下のおそれがあり、初期投与には用いません。配合剤の薬価はそれぞれの単剤の合計よりも安価に設定されており、医療経済的にもメリットがあります。

図3.1.1　高齢者高血圧の薬物治療指針

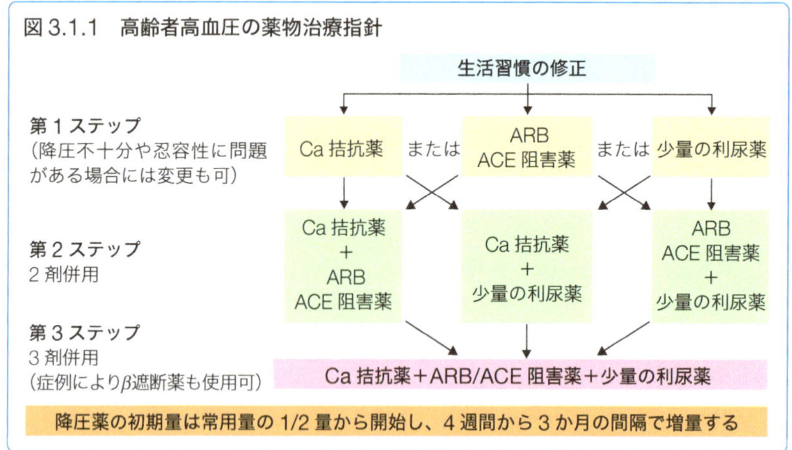

B. よく処方される薬物

(1) Ca拮抗薬

細胞外Caイオンの流入に関わる膜電位依存性L型Caチャネルを阻害することにより、血管平滑筋を弛緩させ、末梢血管抵抗を減少させます。アムロジピン、ニフェジピン、アゼルニジピン、シルニジピンなど。

(2) ARB

アンジオテンシンⅡ（AT）タイプ1（AT_1）受容体に特異的に結合し、AⅡによる強力な血管収縮、体液貯留、交感神経活性を抑制します。オルメサルタン、テルミサルタン、アジルサルタン、カンデサルタン、イルベサルタンなど。

(3) ACE阻害薬

強力な昇圧系である血中および組織中のレニン・アンジオテンシン系を抑制するだけでなく、カリクレイン・キニン・プロスタグランジン系を増強します。エナラプリル、テモカプリル、トランドラプリル、リシノプリルなど。

(4) 利尿薬

降圧薬としては一般的にサイアザイド系利尿薬が使用されます。サイアザイド系利尿薬は、遠位尿細管でのNa再吸収を抑制することにより腎間血液量を減少させ、また長期的には末梢血管抵抗を低下させます。ループ利尿薬はヘンレ上行脚でのNaClの再吸収を抑制して利尿効果を発揮します。トリクロルメチアジド、インダパミド、フロセミド、アテノロールなど。

表 3.1.1　主要降圧薬の積極的適応

	カルシウム拮抗薬	ARB/ACE阻害薬	利尿薬	β遮断薬
左室肥大	●	●		
心不全		●	●	●
頻脈	●			●
狭心症	●			●
心筋梗塞後		●		●
蛋白尿		●		
腎不全		●	●	
脳血管障害慢性期	●	●	●	
糖尿病		●		
高齢者	●	●	●	

［文献 1）より改変引用］

(5) β 遮断薬

心拍出量の低下、レニン産生の抑制、中枢での交感神経抑制作用などがあります。カルベジロール、ビソプロロール、メトプロロールなど。

(6) そのほかの降圧薬

α 遮断薬、直接的レニン阻害薬、アルドステロン拮抗薬など。

表 3.1.1 に主要降圧薬の積極的適応を示します。降圧薬の選択にあたっては、降圧目標の達成を主目的に、背景因子、副作用、医療費などに配慮して個別に判断します。

C. 薬物療法における注意点と有害事象

高齢者で有害作用が生じやすく、効果に比べて安全性が劣るといった理由で、処方の優先順位が低いと考えられる薬物があります。そのような薬剤のリストとして、米国の Beers criteria[5) や欧州の STOPP criteria[6)、わが国の、高齢者の安全な薬物療法ガイドライン 2015[7) があります。これらを参考にしながら高齢者ならではの有害事象に注意するのも有用です。

新規に降圧薬を開始された高齢者では、治療開始早期に転倒リスクが増加することが報告されています[8)。高齢者に対しては、新規降圧薬開始時のみならず、降圧薬増量時にも転倒リスクについて注意すべきです。特に起立性低血圧を認める症例では、受容体サブタイプ非選択的 α_1 受容体遮断薬とループ利尿薬は中止を考慮するか低用量の使用にとどめるようにします。また、β 遮断薬は、高齢者において禁忌や使用上の注意が必要な場合が多く、徐脈や心不全の発症に注意しながら少量より慎重に投与します。特に気管支喘息やCOPD合併症例では β_1 選択的 β 遮断薬に限りますが、その場合でも適応自体を慎重に検討する必要があります（表3.1.2）。

表3.1.2　特に慎重な投与を要する薬物リスト：β 遮断薬・α 遮断薬

分類	薬物（クラスまたは一般名）	代表的な一般名	対象となる患者群	主な副作用・理由
β 遮断薬	非選択的 β 遮断薬	プロプラノロール、カルテオロール	気管支喘息、COPD	呼吸器疾患の悪化や喘息発作誘発
α 遮断薬	受容体サブタイプ非選択的 α_1 受容体遮断薬	テラゾシン、プラゾシン、ウラピジル、ドキサゾシンなど		起立性低血圧、転倒

分類	推奨される使用法	エビデンスの質と推奨度
β 遮断薬	気管支喘息やCOPDでは β_1 選択的 β 遮断薬に限るが、その場合でも適応自体を慎重に検討する。カルベジロールは、心不全合併COPD例で使用可（COPD増悪の報告が少なく心不全への有用性が上回る。気管支喘息では禁忌）	エビデンスの質：高 推奨度：強
α 遮断薬	可能なかぎり使用を控える代替薬： （高血圧）その他の降圧薬（前立腺肥大症）シロドシン、タムスロシン、ナフトピジル、植物製剤など	エビデンスの質：中 推奨度：強

［文献7）より抜粋引用］

表3.1.3　強く推奨される薬物もしくは使用法のリスト：ACE阻害薬

分類	薬物（クラスまたは一般名）	推奨される使用法	注意事項
心不全・高血圧	ACE阻害薬	心不全 誤嚥性肺炎ハイリスクの高血圧（脳血管障害と肺炎の既往を有する高血圧）	高カリウム血症（ARBとは併用しない。アリスキレン、K保持性利尿薬との併用に注意） 空咳

分類	推奨される使用法	エビデンスの質と推奨度
心不全・高血圧	必要最小限の使用にとどめ、循環血漿量の減少が疑われる場合、中止または減量を考慮する 適宜電解質、腎機能のモニタリングを行う	エビデンスの質：中 推奨度：強

［文献7）より抜粋引用］

一方、高齢者の降圧薬選択に影響を与える病態として、誤嚥性肺炎と骨粗鬆症が注目されています。ACE 阻害薬は高齢者の誤嚥性肺炎を減らすことが報告されており[9)]、脳血管障害や肺炎の既往を有する誤嚥性肺炎ハイリスクの高血圧に対して推奨されています。また、骨粗鬆症患者では、ほかに積極的適応となる降圧薬がない場合、腎での Ca 再吸収を亢進させるサイアザイド系利尿薬が推奨されています（表 3.1.3）。

D. 症　例

84 歳、女性、独居。半年前に配偶者を亡くしてから血圧の動揺性が強くなり、発作性の血圧上昇によりしばしば救急外来を受診することがありました。高血圧に対しては、もともと ARB と利尿薬が処方されており、血圧上昇時に長時間作用型のカルシウム拮抗薬を服用するように指示されていました。数年前より、過活動膀胱に対してオキシブチニンが処方され、排尿コントロールは良好でした。また、3 か月ほど前より、物忘れが目立つようになったと近くに住む長女より相談があり、専門医を紹介し、軽度認知機能障害とのことで経過観察となっていました。詳細な問診を行ったところ、配偶者の死後、外食やスーパーで惣菜を購入することが増え、また、数か月前に一度夜間尿を認め眠れないことがあったため、それ以降利尿薬を服用していないとのことでした。栄養指導を行い、かかりつけ薬局と協力して、患者に対しては「塩分を体外に排出する薬に変更し、配合剤で一つにまとめましょう。服薬カレンダーも使ってください。残ったお薬は数を調整しますので、診察の際に持ってきてください」と説明をしました。また軽度認知機能障害を認めたことから、心血管系の副作用に注意しながら抗コリン作用のあるオキシブチニンをミラベグロンに変更し、睡眠衛生についての指導も行いました。以降発作性の血圧上昇は消失しました。

この症例は配偶者の死後、①生活習慣が変化したこと、②たった一度の夜間尿に対する思い込みから服薬アドヒアランスが悪化したこと、③抑うつ傾向や不安の増大と認知機能障害が進行したこと、などの複合的な要因から血圧コントロールの悪化をきたした一例です。このような症例に対しては、まず詳細な問診を繰り返し、安易に薬剤を追加するのではなく多職種連携による非薬物療法の再考を試みることが大切です。認知機能に配慮しながら、薬識確認の説明にも工夫を行い、配合剤や服薬カレンダー/ボックス、一包化なども考慮します。残薬確認によるアドヒアランスの確認も有用です。

大阪大学大学院医学系研究科老年・総合内科学
竹屋　　泰

引用・参考文献
1) 日本高血圧学会高血圧治療ガイドライン作成委員会編：高血圧治療ガイドライン2014, ライフ・サイエンス出版, 2014
2) Odden MC, Peralta CA, Haan MN, et al.：Rethinking the association of high blood pressure with mortality in elderly adults：the impact of frailty. Arch Intern Med 172：1162-1168, 2012
3) Whelton PK, Appel LJ, Espeland MJ, et al.：Sodium reduction and weight loss in the treatment of hypertension in older persons：a randomized controlled trial of nonpharmacologic interventions in the elderly (TONE). TONE Collaborative Research Group. JAMA 279：839-846,1998
4) Gupta AL, Alshad S, Poulter NR, et al.：Compliance, safety, and effectiveness of fixed-dose combinations of antihypertensive agents：a meta-analysis. Hypertension 55：399-407, 2010
5) American Geriatrics Society 2015 updated Beers Criteria for potentially inappropriate medication use in older adults. J Am Geriatr Soc 63：2227-2246, 2015
6) STOPP/START criteria for potentially inappropriate prescribing in older people：version 2. Age Ageing 44：213-218, 2015
7) 日本老年医学会編：高齢者の安全な薬物療法ガイドライン2015, メジカルビュー社, 2015
8) Butt DA, Mamdani M, Austin PC, et al.：The risk of falls on initiation of antihypertensive drugs in the elderly. Osteoporos Int 24：2649-2657, 2013
9) Arai T, Yasuda Y, Takaya T, et al.：ACE inhibitors and pneumonia in elderly people. Lancet 352：1937-1938, 1998

3.2 糖尿病

A. 病態と治療方針

・加齢に伴う耐糖能低下のメカニズム

加齢に伴い耐糖能は低下し、糖尿病患者の2/3は65歳以上、さらにその半数は75歳以上です。加齢に伴う生理的な耐糖能低下は、主に次の要因によります。①体組成の変化：骨格筋の減少と脂肪組織の増加（進行すればサルコペニア、サルコペニア肥満に至ることがあります）、②運動量の低下、③糖質の過剰摂取、④インスリン初期分泌の遅延・低下（→食後過血糖）、⑤ミトコンドリア機能の低下。

表 3.2.1 高齢者糖尿病の特徴

1) 口渇、多飲、多尿など高血糖に伴う典型的自覚症状が出にくい
2) 低血糖症状をきたしやすく、低血糖症状も非典型的である
3) 罹病期間が長期にわたる場合、細小血管障害も大血管障害(動脈硬化性疾患)ともに合併頻度が増加する。脳梗塞、虚血性心疾患はしばしば無症候性である
4) ADL の低下、認知症、尿失禁、低栄養など老年症候群を呈することが多く、サルコペニア・フレイル状態に陥りやすい
5) 糖尿病以外の疾患の合併頻度も増加する
6) 生理機能、特に腎機能の低下から、薬剤有害事象(特に低血糖)が出やすい
7) シックデイ(発熱、下痢などにより体調不良になり、食事や水分摂取ができない状態)に際し、急激な病状の変化をきたすことが多い(高血糖高浸透圧症候群に陥りやすい)
8) 身体的、精神的、社会的に個人差が大きく、多様性があり、個々の病態にあわせて治療法、治療目標の設定を行う必要がある
9) 余命が短く、そのことを考慮した治療方針が必要となる
10) 多彩な職種によるチーム医療や介護を要する例が少なくない

・高齢者糖尿病の特徴と治療方針

高齢者は、加齢に伴う生理機能の低下、ホメオスターシス維持能力の低下があり、多くの場合、併存症や合併症を多数有しています。高齢者糖尿病の特徴を表 3.2.1 にまとめます。これらを踏まえ、75 歳以上の高齢者および 75 歳未満であってもフレイル～要介護状態の高齢者では、治療に際し特別な配慮を必要とします。

基本的な治療方針は、成人糖尿病の治療方針に準じますが、上記の高齢者の特徴を踏まえた配慮が必要となってきます。食事療法、運動療法、生活習慣の改善に向けての患者教育から、必要に応じて経口血糖降下薬あるいは注射薬を追加します。1 型糖尿病などインスリン依存状態では高齢者でもインスリン療法が必須ですが、本稿では、内服薬の服薬支援を主に解説します。

(1) 非薬物療法

①食事療法

高齢者でも肥満の是正は有用ですが、低栄養にも十分注意が必要です。一般的には指示エネルギー量の 50～60％を炭水化物から摂取し、さらに緑黄色野菜や、食物繊維が豊富な食物を選択し蛋白質は 20％までとして残りを脂質とするとされています。炭水化物は摂取不足や過剰にならないように注意し、重度の腎障害がなければ、良質な蛋白質を十分摂取することが推奨されます。エネルギー摂取指示量は、最近のガイドラインによれば、以下のよ

うに要約されます[1)]。

・標準体重 1 kg あたり摂取エネルギーは、軽労作の場合 25～30 kcal が目安

・サルコペニア・フレイルがあり、低栄養が懸念される場合は、栄養バランスに配慮した比較的多めのエネルギー摂取が望ましい（ESPEN expert group は、蛋白質摂取量は、1.0～1.2 g/kg 体重/日、低栄養のリスクがある場合は、1.2～1.5 g/kg 体重/日を推奨している）。

・体重、BMI、筋肉量、筋力、精神・心理検査などの推移を観察し、適宜変更する。

②運動療法

高齢者でも運動療法は代謝異常の是正だけでなく、生命予後、ADL の維持、認知機能低下の抑制にも有効です。一般に指導される歩行などの有酸素運動に加えて、筋肉量の維持のためのレジスタンス運動（例：ハーフスクワット）や転倒予防のためのバランストレーニング（例：開眼片足立ち（ダイナミックフラミンゴ体操））を取り入れた運動習慣が重要です。

(2) 薬物療法

病態に応じた薬剤選択が基本ですが、高齢者の特徴に配慮して、有害事象（特に重症低血糖）が少なく、アドヒアランスを損なわない工夫が要求されます。

①経口薬治療[*1]

高齢者において禁忌となる糖尿病薬はありませんが、それぞれの特徴を熟知した使い分けが必要です（図 3.2.1）。

②注射薬治療

1）インスリン療法

インスリン依存状態あるいはシックデイなどの代謝失調時は、高齢者においてもインスリン療法の絶対的適用です。経口薬で十分なコントロールができない場合は、インスリンの相対的適用となる場合があります。最近は、基礎インスリンを 1 日注射しながら経口薬を併用する BOT（basal-supported oral therapy）療法が、簡便かつ安全な治療方法として頻用されていま

[*1] 2021 年 2 月には、初の経口 GLP-1 製剤としてセマグルチド錠が、また 2021 年 9 月には、インスリン分泌促進作用とインスリン抵抗性改善作用を併せ持つ新たな作用機序のイメグリミン錠が発売されている（編集部注）。

図 3.2.1 病態に合わせた経口血糖降下薬の選択

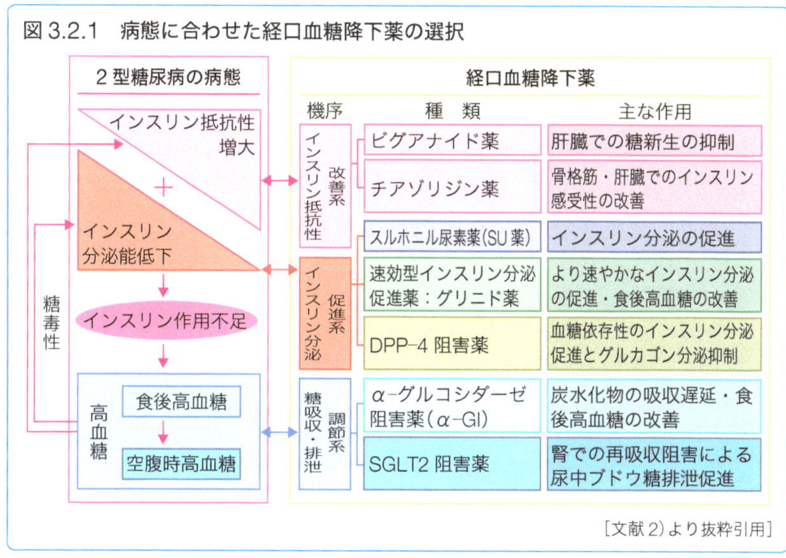

［文献 2）より抜粋引用］

す。基礎インスリンを実体重 kg あたり 0.1 単位から漸増し、空腹時血糖値を 100～140 mg/dL 程度にコントロールすれば、高齢者でも比較的安全な治療方法です。

2）インスリン以外の注射薬：GLP-1 受容体作動薬

インクレチン製剤の一種である本剤は、血糖依存的にインスリン分泌促進作用を発揮し、さらにグルカゴン分泌抑制作用を有します。単独使用では低血糖の可能性も低いですが、胃腸障害や食思不振の副作用に注意が必要です。週 1 回の皮下注製剤もあり、利便性が高いです。

(3) 高齢者糖尿病の血糖管理目標（HbA1c 値）

高齢者においては薬剤起因性疾患が多いことは、糖尿病でも同様です。高齢者では、低血糖が認知症の危険因子になり、逆に認知症は低血糖の危険因子でもあります。また、低血糖は転倒・骨折の誘因にもなることから、薬物の有害事象としての重症低血糖の回避は最優先事項です。75 歳以上の高齢者および 75 歳未満であってもフレイル～要介護状態の高齢者を対象に、年齢、罹病期間、低血糖の危険性、サポート体制に加え、認知機能や基本的 ADL、手段的 ADL、併存疾患を考慮した管理目標値が提唱されています（図 3.2.2）。

図 3.2.2　高齢者糖尿病の血糖管理目標（HbA1c 値）

		カテゴリーⅠ		カテゴリーⅡ	カテゴリーⅢ
患者の特徴・健康状態[注1]		①認知機能正常 かつ ②ADL 自立		①軽度認知障害～軽度認知症 または ②手段的 ADL 低下、基本的 ADL 自立	①中等度以上の認知症 または ②基本的 ADL 低下 または ③多くの併存疾患や機能障害
重症低血糖が危惧される薬剤（インスリン製剤、SU 薬、グリニド薬など）の使用	なし[注2]	7.0%未満		7.0%未満	8.0%未満
	あり[注3]	65 歳以上 75 歳未満 7.5%未満（下限 6.5%）	75 歳以上 8.0%未満（下限 7.0%）	8.0%未満（下限 7.0%）	8.5%未満（下限 7.5%）

治療目標は、年齢、罹患期間、低血糖の危険性、サポート体制などに加え、高齢者では認知機能や基本的 ADL、手段的 ADL、併存疾患なども考慮して個別に設定する。ただし、加齢に伴って重症低血糖の危険性が高くなることに十分注意する。

注 1　認知機能や基本的 ADL（着衣、移動、入浴、トイレの使用など）、手段的 ADL（IADL：買い物、食事の準備、服薬管理、金銭管理など）の評価に関しては、日本老年医学会のホームページ（http://www.jpn-geriat-soc.or.jp/）を参照する。エンドオブライフの状態では、著しい高血糖を防止し、それに伴う脱水や急性合併症を予防する治療を優先する。

注 2　高齢者糖尿病においても、合併症予防のための目標は 7.0%未満である。ただし、適切な食事療法や運動療法だけで達成可能な場合、または薬物療法の副作用なく達成可能な場合の目標を 6.0%未満、治療の強化が難しい場合の目標を 8.0%未満とする。下限を設けない。カテゴリーⅢに該当する状態で、多剤併用による有害作用が懸念される場合や、重篤な併存疾患を有し、社会的サポートが乏しい場合などには、8.5%未満を目標とすることも許容される。

注 3　糖尿病罹病期間も考慮し、合併症発症・進展阻止が優先される場合には、重症低血糖を予防する対策を講じつつ、個々の高齢者ごとに個別の目標や下限を設定しても良い。65 歳未満からこれらの薬剤を用いて治療中であり、かつ血糖コントロール状態が表の目標や下限を下回る場合には、基本的に現状を維持するが、重症低血糖に十分注意する。グリニド薬は、種類・使用量・血糖値等を勘案し、重症低血糖が危惧されない薬剤に分類される場合もある。

【重要な注意事項】
糖尿病治療薬の使用に当たっては、日本老年医学会編「高齢者の安全な薬物療法ガイドライン」を参照すること。薬剤使用時には多剤併用を避け、副作用の出現に十分に注意する。

［文献 2）より抜粋引用］

B. よく処方される薬物

(1) スルホニルウレア薬（SU 薬）・グリニド薬

膵 β 細胞を刺激してインスリン分泌を促す両剤ですが、SU 薬のほうが作用時間が長く、血糖降下作用も強力です。そのため遷延性重症低血糖を起こす危険性があり、できるだけ少量から開始し、最大投与量も成人の半量以下にする方が安全です。SU 薬のなかでは、グリクラジドは、作用時間が他剤より短いため、少量朝 1 回投与は高齢者でも比較的安全です。グリニド薬は短時間作用型であるため、SU 薬よりも遷延性低血糖の危険性が低いですが、毎食直前に服用する必要があり、服薬アドヒアランスが低下する可能性があります。グリニド薬のうち、レパグリニドは、他剤よりも作用時間が長いため注意を要します。

(2) ビグアナイド薬

主に肝臓からの糖新生の抑制が主作用であり、単剤では低血糖を起こしにくい薬剤です。旧世代のビグアナイド薬は、乳酸アシドーシスの副作用が大きな問題でしたが、現在のメトホルミン、ブホルミンは副作用が大幅に減少しています。しかし、特に腎機能の低下している高齢者では慎重に投与する必要があり、適正使用に関する学会 Recommendation が出されています。消化器副作用があるため、少量から投与します。

(3) チアゾリジン薬

インスリン抵抗性改善薬であるため単独投与では低血糖リスクが少ない薬剤です。体重増加、水分貯留（浮腫）の副作用があり、心不全患者、心不全の既往者には投与を控えます。閉経後女性においては、骨折リスクが上昇するといわれており、骨粗鬆症患者やそのハイリスク患者では、本剤の有用性と骨折リスクを十分勘案して使用します。

(4) αグルコシダーゼ阻害薬

αグルコシド結合の加水分解を阻害することにより糖の吸収を遅らせ、食後の高血糖を抑制します。グリニド薬同様、食直前に服用する煩わしさがあります。ガス貯留による腹満、便秘、下痢の副作用があり高齢者には使いづらい場合が多く、また開腹手術歴がある場合は、イレウスを誘発する危険性があります。

(5) SGLT2 阻害薬

SGLT2 阻害薬は尿細管におけるブドウ糖再吸収を阻害することで血糖コントロール改善を促す薬剤です。体重低下が期待され、インスリン非依存性に作用するために、単剤では低血糖リスクが低い薬剤です。1 日尿量が 500 mL 程増加するといわれ、夜間頻尿、脱水が懸念されるほか、陰部感染症、尿路感染症や、まれにケトアシドーシスを起こすことが報告されていま

表 3.2.2　配合剤および長時間作用型薬剤

経口血糖降下薬の配合剤	・チアゾリジン薬/ビグアナイド薬：ピオグリタゾン/メトホルミン ・DPP-4 阻害薬/チアゾリジン薬：アログリプチン/ピオグリタゾン、ビルダグリプチン/メトホルミン ・チアゾリジン薬/SU 薬：ピオグリタゾン/グリメピリド ・グリニド薬/α-GI：ミチグリニド/ボグリボース ・DPP-4 阻害薬/ビグアナイド薬：アナグリプチン/メトホルミン ・DPP-4 阻害薬/SGLT2 阻害薬：テネリグリプチン/カナグリフロジ、シタグリプチンリン/イプラグリフロジン、リナグリプチン/エンパグリフロジン
長時間作用型 DPP4 阻害薬	週 1 回内服のトレラグリプチン、オマリグリプチンが市販されている
長時間作用型 GLP-1 製剤	週 1 回皮下注射のエキセナチド、デュラグルチド、セマグルチドが市販されている。特にデュラグルチドは、デバイス（注射器）の使い勝手が良好のため高齢者でも頻用され、持効型インスリンとの併用療法もしばしば導入されている

注）この他、持効型インスリン/GLP-1 製剤の注射配合薬として、2019 年 10 月にインスリンデグルデク/リラグルチドが、2020 年 6 月にインスリングラルギン/リキセナチドが発売されている。また、2 つの受容体に単一分子で作用する初の持続性 GIP/GLP-1 製剤（週 1 回皮下注）のチルゼパチドが 2022 年 9 月に承認されている。

す。高齢者では慎重を要する薬剤です。

（6）DPP4 阻害薬

血糖依存的にインスリン分泌を促進する消化管ホルモンをインクレチンと総称します。インクレチンの分解に関与する酵素 DPP4 の活性を阻害する作用があり、その作用機序から単剤では非常に低血糖を起こしにくい薬剤として高齢者においても頻用されています。

（7）配合剤および長時間作用型薬剤の活用

錠剤数の減少、服薬アドヒアランスの向上あるいは介護者の負担軽減の目的で、配合剤や長時間作用型薬剤（週 1 回の注射薬）を活用する方法があります（表 3.2.2）。

C. 薬物療法における注意点と有害事象

糖尿病治療においても、薬剤投与の大原則は 3S、すなわち①少量（Small）より開始、②緩徐に治療（Slow）、③簡単な服用法（Simple）です。有害事象を予防するために、学会からは各薬剤に対して Recommendation などを随時公表して注意を喚起しています。以下にその要点をまとめます。

(1) SU 薬と DPP4 阻害薬併用時の低血糖予防

- 高齢者・腎機能低下者ではきわめて慎重に併用する。
- 併用時には SU 薬を減量する。
  ⇒グリメピリド 2 mg/日以下、グリベンクラミド 1.25 mg/日以下、グリクラジド 40 mg/日以下。

(2) ビグアナイド薬

「メトホルミンの適正使用に関する Recommendation」(2020 年 3 月 18 日改訂)[4] を抜粋し要約します。

(大前提)まず、経口摂取が困難な患者や寝たきりなど、全身状態が悪い患者には投与しない。

①腎機能障害者(透析含む)

- eGFR<30：禁忌。
- eGFR 30～45：risk/benefit を勘案し、慎重投与。脱水、ショック、急性心筋梗塞、重症感染症、ヨード造影剤使用時に注意。
- eGFR 30～60：ヨード造影剤投与後 48 時間はメトホルミンを再開せず、腎機能の悪化が懸念される場合には eGFR を測定し腎機能を評価した後に再開する。

②高齢者

高齢者では慎重投与。定期的に腎機能（eGFR)、肝機能や患者の状態を慎重に観察し、投与量の調節や投与の継続を検討。特に、75 歳以上ではより慎重な判断が必要。

(3) SGLT2 阻害薬

「SGLT2 阻害薬の適正使用に関する Recommendation（2022 年 7 月 26 日改訂)」[5] を抜粋します。

- 75 歳以上の高齢者、あるいは 65 歳から 74 歳で老年症候群(サルコペニア、認知機能低下、ADL 低下など)のある場合には慎重に投与する。
- 脱水防止について患者への説明も含めて十分に対策を講じること。利尿薬の併用の場合には特に脱水に注意する。
- 全身倦怠・悪心嘔吐・腹痛などを伴う場合には、血糖値が正常に近くてもケトアシドーシス(euglycemic ketoacidosis；正常血糖ケトアシドーシス)の可能性があるので、血中ケトン体(即時にできない場合は尿ケトン体)を確認するとともに専門医にコンサルテーションすること。
- 薬疹を疑わせる場合には速やかに投与を中止し、皮膚科にコンサルテーションすること。また、外陰部と会陰部の壊死性筋膜炎(フルニエ壊疽)を疑わせる症状にも注意。
- 尿路感染・性器感染については、適宜問診・検査を行って、発見に努めること。問診では質問紙の活用も推奨される。発見時には、泌尿器科、婦人科にコンサルテーションすること。

表 3.2.3　特に慎重な投与を要する薬物のリスト（糖尿病領域）

薬　物	代表的な一般名	主な副作用・理由	推奨される使用法	エビデンスの質と推奨度
非定型抗精神病薬	リスペリドン、オランザピン、アリピプラゾール、クエチアピン	血糖値の上昇	糖尿病患者においてオランザピン、クエチアピンは禁忌	質：低 推奨度：強
SU 薬	クロルプロパミド、アセトヘキサミド、グリベンクラミド、グリメピリド	遷延性低血糖	可能な限り使用を控える。代替薬として DPP4 阻害薬を考慮	質：中 推奨度：強
ビグアナイド薬	ブホルミン、メトホルミン	低血糖、乳酸アシドーシス、下痢	可能な限り使用を控える。高齢者に対して、メトホルミン以外は禁忌	質：中 推奨度：強
チアゾリジン薬	ピオグリタゾン	骨粗鬆症・骨折（女性）、心不全	心不全、心不全既往者には使用しない。高齢者では少量から慎重投与	質：中 推奨度：弱
αグルコシダーゼ阻害薬	アカルボース、ボグリボース、ミグリトール	下痢、便秘、放屁、腹満感	腸閉塞などの重篤な副作用に注意	質：中 推奨度：弱
SGLT2 阻害薬	すべての SGLT2 阻害薬	重症低血糖、脱水、尿路・性器感染症	可能な限り使用せず、使用する場合は慎重投与	質：低 推奨度：強
スライディングスケールによるインスリン投与	すべてのインスリン製剤	低血糖のリスクが高い	高血糖昏睡を含む急性病態を除き、可能な限り使用を控える	質：中 推奨度：強

［文献 6）より抜粋、一部改変引用］

（4）高齢者の安全な薬物療法ガイドライン（2015 年版）

高齢糖尿病患者において、特に慎重な投与を要する薬物のリストが公表されています（表 3.2.3）[6)]。

（5）シックデイルール

高齢者では、高血糖、低血糖の自他覚症状に乏しく、生理機能も低下していることから、シックデイに際して脱水症や高血糖高浸透圧症候群に陥る危

険性が高い。日頃からシックデイ対策を指導しておくことが重要である。原則としては、

・インスリンは、食事が摂れなくても自己判断では中止してはいけない
・十分な水分摂取で脱水を防ぐ
・食欲がなくても、絶食は極力避け、炭水化物と水を摂取する
・血糖測定が可能な場合は、測定を繰り返す（インスリンの追加指示が望ましい）
・食事・水分摂取不可、高熱、著明な消化器症状、350 mg/dL 以上の高血糖は受診のうえ、入院加療を検討する

①シックデイにおける糖尿病薬の中止など

1）**SU 薬**：食事摂取量に応じて減量あるいは中止
2）**αグルコシダーゼ阻害薬**：消化器症状があるときは中止
3）**ビグアナイド薬**：脱水時は禁忌。消化器症状がある場合も中止
4）**チアゾリジン薬**：シックデイの間は休薬可
5）**DPP4 阻害薬**：食事が摂れない場合は中止
6）**GLP-1 製剤**：食事が摂れない時、消化器症状がある場合は中止
7）**SGLT2 阻害薬**：脱水症やケトーシスのリスクが高く、必ず中止

高齢者、特に 75 歳以上とフレイルを呈する患者は、重症低血糖およびその他の薬剤有害事象の回避に重点を置き、可能な限り簡便な治療を選択することが重要です。服薬管理が困難な患者が多く、シックデイルールの徹底を含め、本人のみならず介護者への十分な指導・教育が必要です。また、介護者の負担を減らす工夫も必要なケースが増えており、薬剤特性を理解した投与方法の選択が必要です。

D. 症　例

薬物整理の実践例

①治療の簡略化と副作用リスクを軽減できた 83 歳女性

83 歳女性。糖尿病歴は不明。インスリン治療歴はなく、グリメピリド 3 mg/ 日、ピオグリタゾン 15 mg/ 日、メトホルミン 500 mg/ 日が近医にて処方されていました。X 年 4 月に肺炎で他院呼吸器内科に入院となり、退院後外来にて経過観察。8 月に HbA1c 8.3％と血糖コントロール不良のため、当科紹介となり 9 月入院。軽度の認知症を有し、薬剤の自己管理が

困難。併存疾患として高血圧、脂質異常症、骨粗鬆症がありました。

②本症例の治療を考えるポイント

1）83 歳と高齢

2）薬剤の自己管理が難しい

3）高用量の SU 薬の使用

4）高齢でのビグアナイド薬の使用

5）骨粗鬆症の併存

③入院後の対策

高齢と呼吸器疾患の既往もありビグアナイド薬の継続は中止としました。骨粗鬆症があるため、ピオグリタゾンも中止しました。低血糖予防のためにグリメピリドは 1 mg に減量し、ビグアナイド薬中止後の高血糖対策として DPP4 阻害薬を併用しましたが、高血糖を是正できませんでした。そのため、入院中のみ一時的に強化インスリン療法を行い糖毒性を解除し、血糖コントロールは良好となりました。インスリンの自己注射はできませんでしたが、家族による朝のみのインスリン注射は可能であったため、持効型インスリンと GLP-1 製剤の朝 1 回注射のみに変更して自宅退院となりました。高用量 SU 薬、ビグアナイド薬、チアゾリジン薬などによる有害事象を回避でき、朝 1 回だけの皮下注射により治療の簡略化ができたために介護者の負担が大幅に減った症例でした。

関東中央病院糖尿病・内分泌内科
水野　有三
横浜市立大学医学部附属市民総合医療センター　内分泌糖尿病内科
大平　暁生

引用・参考文献

1）日本老年医学会・日本糖尿病学会：高齢者糖尿病診療ガイドライン 2017，pp49-72，南江堂，2017
2）日本糖尿病学会：糖尿病治療ガイド 2016-2017，p31，文光堂，2016
3）日本糖尿病学会：糖尿病治療ガイド 2016-2017，p98，文光堂，2016
4）日本糖尿病学会：メトホルミンの適正使用に関する Recommendation（2020 年 3 月 18 日改訂），2020
5）日本糖尿病学会：SGLT2 阻害薬の適正使用に関する Recommendation（2022 年 7 月 26 日改訂），2022
6）日本老年医学会：高齢者の安全な薬物療法ガイドライン 2015，pp112-115，メジカルビュー社，2015

3.3 認 知 症

A. 病態と治療方針

認知症とは、慢性あるいは進行性の脳疾患によって生じ、記憶、思考、見当識、理解、計算、学習、言語、判断など多数の高次脳機能障害からなる症候群（ICD-10、1993）とされています。そのため、原因疾患は多岐にわたりますが、頻度としては、①アルツハイマー型認知症（AD）、②レビー小体型認知症（DLB）、③血管性認知症（VD）が多くを占めるため、本節では主にこの3疾患の薬物療法を中心に述べていきます。

AD、DLB、VDのいずれの認知症も、進行性の疾患です。つまり、認知症と診断された時点で、患者が亡くなるまでかかりつけ医、かかりつけ薬剤師として付き合っていくことになります。進行性といっても、治療やケアに効果がないわけではありません。専門的治療やケアは、患者の機能的予後を改善させることができます[1)]。

認知症の治療の標的症状には中核症状と呼ばれる認知機能障害と、妄想、易怒性などの認知症の行動・心理症状（behavioral and psychological symptoms of dementia：BPSD）があり、これらは薬物療法と非薬物療法を組み合わせて治療します。認知機能低下には特異的な薬物療法がある場合はそれらを開始し、非薬物療法も併用します。BPSDが出現した場合はその原因となる身体疾患の有無やケアが適切か否かを検討し、治療としては非薬物療法を薬物療法より優先的に行うとされています。

（1）非薬物療法

認知症患者と家族の生活の質を高めるには、認知症と診断された早い段階から認知症を有しつつ生活する方法を伝え、社会資源へのつながりを促し、将来計画を考えるための診断後支援（post-diagnostic support）が必要となります。これには疾患教育、認知症カフェのような当事者コミュニティへの参加、本人の意思を表明する文書作成、本人の希望に基づく将来の介護計画の作成が含まれます。

認知症の非薬物療法には、認知機能訓練、認知刺激、運動療法、回想法、音楽療法、日常生活動作（activities of daily living：ADL）訓練などがあります。非薬物療法は、精神症状や行動障害を緩和することだけを目的に行われるわけではなく、認知症の人と積極的にコミュニケーションを取り、共に生活していくための関わりの手段としての意義も大きいのです。患者の生活の質や生きがいを維持する目的も含めて、介入方法を考える必要があります。

介護者もまたケアされるべき存在です。介護者に対する適切な介入は、燃え尽き症候群などに対して予防的に働きます。介護者に対する構造化された心理教育（知識の学習、コミュニケーションスキル、行動マネジメント、認知行動療法などの組み合わせ）は、介護者の燃え尽き症候群やうつを低下させることが示されています。

BPSDに対しては、その原因となりうる身体状態の変化や、ケアや環境が適切かを評価します。環境調整として、デイサービスなどの介護保険サービスの利用も検討します。BPSDの軽減を目的として、非薬物療法がまず試みられます。不安は、まずは安心させる声かけや態度で接することが基本です。焦燥性興奮は、パーソン・センタード・ケア[2)]を基本として、症状が生じた理由や原因を考え、それを解決するよう心がけます。また介護者が、認知症患者との適切な会話スキルを学び実践する方法も有効です。

幻覚妄想に対しては、まず本人の訴えを傾聴し、否定も肯定もせずに受容的・共感的態度で接して、安心感を与えることが重要です。認知症の人の妄想は、自分の能力の低下や家族内、あるいは社会的立場に対する喪失感が関係します。そのため、安心感、役割、生き甲斐を持ってもらうことが有効となります。家族のなかの特定の人が妄想の対象となる場合には、介護サービスなどを利用して、本人とその人との間に時間的、物理的距離をとる対応法が有効です。

うつ症状に対しては、受容的に接することに加えソーシャルサポートの利用が有効とされます。アパシー（無気力及び感情鈍麻）に対しては治療的なアクティビティーが有効と考えられています。

（2）薬物療法

①認知機能障害に対する薬物療法

進行性の認知症において認知機能障害は徐々に悪化していきますが、認知症治療薬を投与することにより悪化が抑制されます。しかし、そもそも認知機能障害の悪化は緩徐であるため、認知症治療薬の効果はわかりにくいのが実情です。効果のない薬物を漫然と投与するのではなく、効果のある薬物に変更していく必要がありますが、本人あるいは家族への問診だけでは、治療効果判定は困難で、定期的に認知機能検査を行い、投与中の薬物の効果を判定する必要があります。MMSE（Mini Mental State Examination）の点数でみていくと、無治療の場合おおむね年間3点ずつ低下していくことが知られています。そこで、低下の程度がそれ未満であれば有効とする方法があります。認知機能障害に対する治療は原因疾患別に異なっています。

AD の場合は、アセチルコリンエステラーゼ阻害薬（AChEI）のドネペジル、ガランタミン、リバスチグミンの3種類と、NMDA 受容体拮抗薬メマンチンについて、いずれも有効性を示す科学的根拠があり、使用が推奨されています。治療アルゴリズムを図 3.3.1 に示します[1)]。認知機能障害に対する AChEI 3剤の治療効果には、明らかな差はありません。

DLB に対しても、AChEI や NMDA 受容体拮抗薬の有効性を示す報告があります。両者とも安全性は高く全般的印象度は改善しますが、認知機能改

図 3.3.1　アルツハイマー型認知症の病期別の治療薬剤選択のアルゴリズム

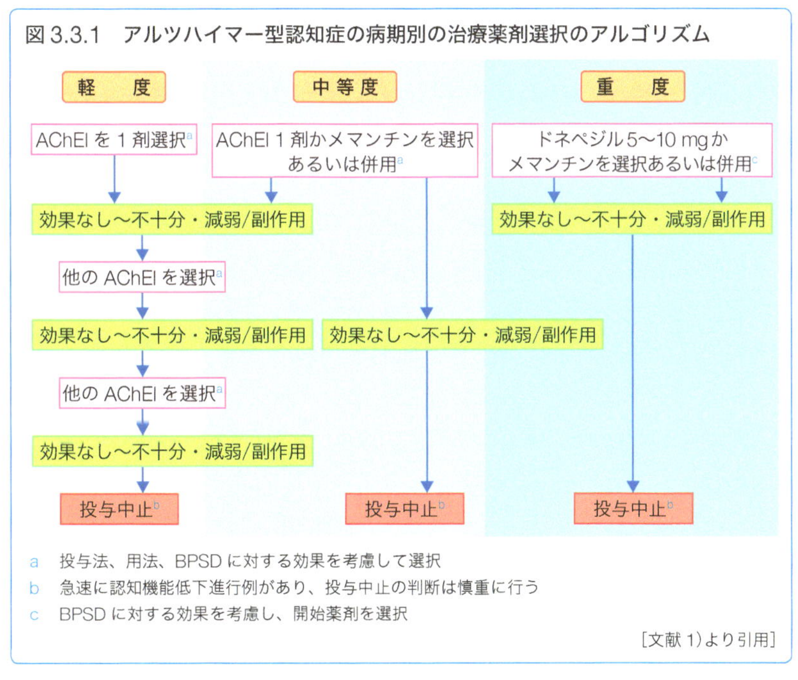

a　投与法、用法、BPSD に対する効果を考慮して選択
b　急速に認知機能低下進行例があり、投与中止の判断は慎重に行う
c　BPSD に対する効果を考慮し、開始薬剤を選択

［文献 1)より引用］

善効果はAChEIのみに認められています。

VDに対しても、AChEIやNMDA受容体拮抗薬の投与が勧められています。ニセルゴリンには複数の臨床試験で、VDの認知機能の改善が示されています。わが国では「脳梗塞後遺症に伴う慢性脳循環障害による意欲低下の改善」に対して、保険適用が認められています。

② BPSDに対する薬物療法

薬物療法は、非薬物療法によってBPSDを減少させる十分な努力を行った後にのみ行われるべきと考えられています。薬物投与を優先して行うべき例外的状況としては、①大うつ病の状態（希死念慮の有無を問わない）、②他者に危害を加える可能性が非常に高い妄想、③自身や他者を危険にさらす原因となる攻撃性があげられます。

BPSDに対する薬物療法を行ううえで、まず薬物療法の適応となる精神症状の同定とその重症度の評価が重要です。その後の薬物療法を展開するうえで、精神症状を、①不安、②焦燥性興奮、③幻覚・妄想、④抑うつ、⑤アパシーに分けるとよいでしょう。精神症状の変化を定期的に評価し、治療効果を判定します。

不安に対する薬物療法は、リスペリドン（ハロペリドールとの比較試験）、オランザピン（偽薬群との比較試験）では、ランダム化比較試験（RCT）において有効性が確認されています。クエチアピン（ハロペリドールとの比較試験）、トラゾドンは、オープンラベルの比較試験ではあるものの、有効性が確認されています。

焦燥性興奮に対する薬物療法は、低用量のリスペリドンが最も期待できます。アリピプラゾールはリスペリドンと同等の効果が期待できますが、オランザピンの効果は一定していません。クエチアピンは効果が認められませんでした。抗うつ薬についてはいまだ研究が少なく十分なエビデンスは集積されていませんが、セルトラリン、シタロプラム、トラゾドンの有効性が報告されています。気分安定薬については、カルバマゼピンの効果は期待できますが、バルプロ酸の使用は推奨されていません。また抑肝散の有効性もわが国の多施設共同研究で報告されています。認知症治療薬のなかではガランタミンにおいて、不安、脱抑制、異常行動、興奮/攻撃性に、有意の改善を認めています。

幻覚・妄想に対する薬物療法は、ADの妄想に対しては、まずはメマンチン、AChEIの使用を試みます。それでも改善しない場合は、抗精神病薬の使用を検討します。定型抗精神病薬よりも非定型抗精神病薬（リスペリドン、オランザピン、クエチアピン、アリピプラゾール）のほうが、副作用が少ないという理由で推奨されています。少数例での検討において、抑肝散の効果が報告されています。DLBや認知症を伴うパーキンソン病（Parkinson's disease with dementia：PDD）の幻視に対する薬物療法は、AChEIが有効です。

うつ症状に対する薬物療法では、選択的セロトニン再取り込み阻害薬（selective serotonin reuptake inhibitor：SSRI）やセロトニン・ノルエピネフリン再取り込み阻害薬（serotonin norepinephrine reuptake inhibitor：SNRI）などの抗うつ薬の投与が考慮されます。しかし、抗うつ薬の効果はシステマティックレビューでは不確実であると結論づけられています。ドネペジルはADのうつ症状に対する効果を認めています。

アパシーに対する薬物療法では、AChEIの効果が確認されており、AD、DLBの患者には第一選択薬として推奨されます。その他の薬物に対する研究の結果は一貫していませんが、メマンチンも有効である可能性があります。しかし抗うつ薬（シタロプラム）、トラゾドン、抗てんかん薬（バルプロ酸、ガバペンチン）には効果は認められていません。アマンタジンは脳梗塞後遺症に保険適用があり、VDの意欲・自発性低下の改善に使用を考慮してよいとなっています。

③認知症に合併する運動障害、自律神経障害の薬物療法

特にDLBにおいては、パーキンソン症候群の治療のためのレボドパをはじめとするパーキンソン病治療薬や、起立性低血圧や便秘などの自律神経障害を治療する薬物が投与される場合があります。DLBの治療アルゴリズムを図3.3.2に示します[1)]。

④合併する身体疾患の薬物療法

VDにおいては、合併する高血圧、脂質異常症、糖尿病など、動脈硬化症を促進する疾患に対する薬物療法が必要です。また、脳梗塞予防のためには抗血小板薬が投与されます。

そのほか、骨粗鬆症、過活動膀胱など、認知症発症前から併存している疾患の治療に関しても、認知機能低下に伴う服薬管理の困難さに配慮した治療が必要です。

図 3.3.2　レビー小体型認知症の治療方針のアルゴリズム

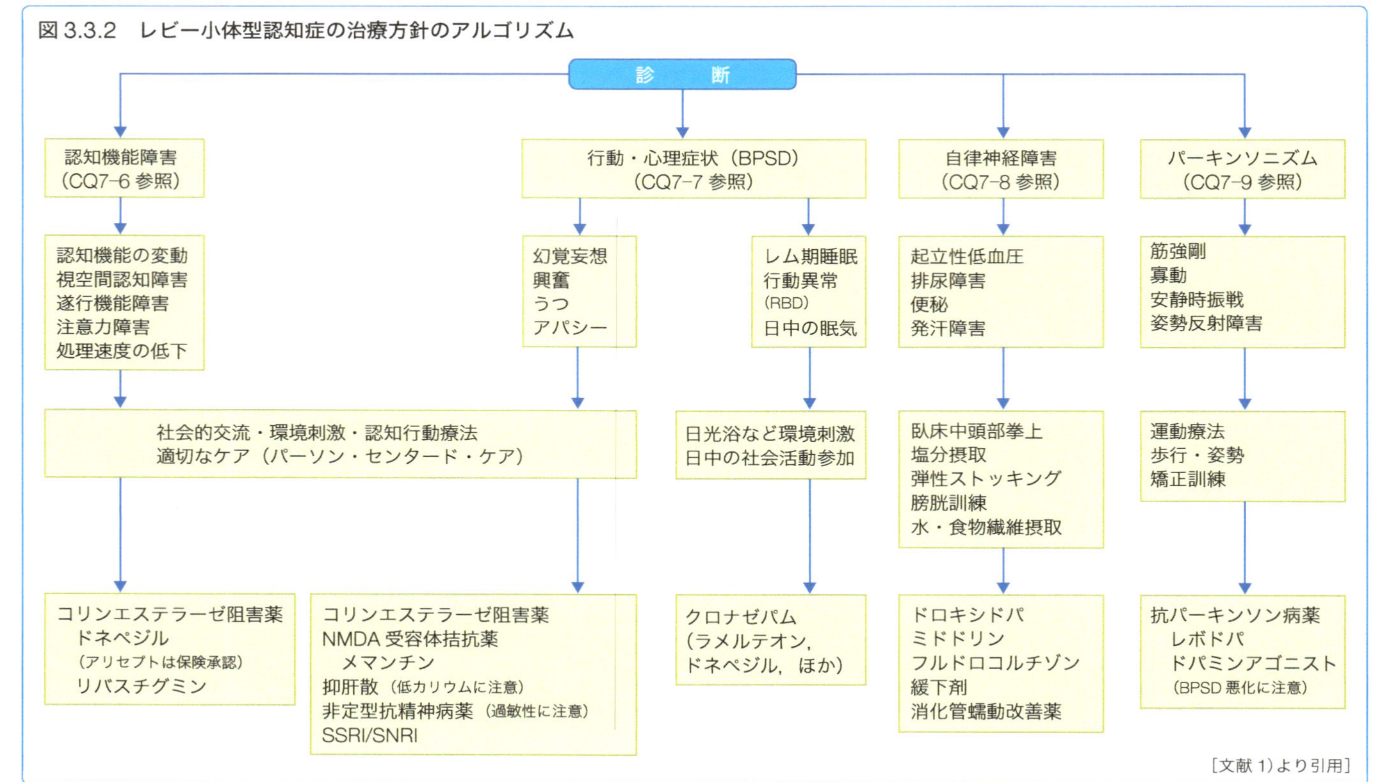
診　断
認知機能障害
（CQ7-6 参照）
認知機能の変動
視空間認知障害
遂行機能障害
注意力障害
処理速度の低下
社会的交流・環境刺激・認知行動療法
適切なケア（パーソン・センタード・ケア）
コリンエステラーゼ阻害薬
ドネペジル
（アリセプトは保険承認）
リバスチグミン
行動・心理症状（BPSD）
（CQ7-7 参照）
幻覚妄想
興奮
うつ
アパシー
コリンエステラーゼ阻害薬
NMDA 受容体拮抗薬
メマンチン
抑肝散（低カリウムに注意）
非定型抗精神病薬（過敏性に注意）
SSRI/SNRI
レム期睡眠
行動異常
（RBD）
日中の眠気
日光浴など環境刺激
日中の社会活動参加
クロナゼパム
（ラメルテオン，
ドネペジル，ほか）
自律神経障害
（CQ7-8 参照）
起立性低血圧
排尿障害
便秘
発汗障害
臥床中頭部拳上
塩分摂取
弾性ストッキング
膀胱訓練
水・食物繊維摂取
ドロキシドパ
ミドドリン
フルドロコルチゾン
緩下剤
消化管蠕動改善薬
パーキンソニズム
（CQ7-9 参照）
筋強剛
寡動
安静時振戦
姿勢反射障害
運動療法
歩行・姿勢
矯正訓練
抗パーキンソン病薬
レボドパ
ドパミンアゴニスト
（BPSD 悪化に注意）
［文献 1）より引用］

また、認知症発症後には、肺炎、心不全、骨折などを合併することが多くなります。認知症の重症度や療養環境などを勘案しながら、治療方針を決定します。

B. よく処方される薬物

(1) AChEI

AChEIには、ドネペジル、ガランタミン、リバスチグミンの3種類の薬剤があります。まず重要なこととして、AChEIの3種類はそれぞれ併用してはなりません。しかし、AChEIとNMDA受容体拮抗薬であるメマンチンを併用することは可能です。

AChEIは、ADと診断された際にまず処方される薬物です。近年、塩酸ドネペジルにおいて、DLBに対しても適応拡大されました。どの薬物も、おおむね1年程度の進行抑制効果があるとされ、施設入所までの期間の延長も報告されています。

それぞれの薬物は最初少量から開始し、徐々に増量することが原則です。増量のしかたは薬物ごとに異なりますので、添付文書を参照してください。3種類のどの薬物を最初に開始するかを考えるうえでは、これらの薬物の違いを知っておく必要があります。大きな違いとして、ドネペジルは1日1回内服、ガランタミンは1日2回内服、リバスチグミンは貼付剤で1日1回貼り替えとなっています。液剤はガランタミンのみにあります。そのほかは、前述のようにそれぞれの薬物のBPSDに対する効果が異なること、また後述のように、副作用が異なるところも使い分けの根拠となります。

(2) NMDA受容体拮抗薬

NMDA受容体拮抗薬は、メマンチン1種類の薬剤のみです。中等度～重度のADに適応があります。AChEIと同様、少量から開始し、徐々に増量していきます。注意としては、腎障害のある患者では用量の調節が必要であることです。前述のようにBPSDに対する効果もあり、BPSDのある患者において、向精神薬投与の前に使用を検討します。

(3) 向精神薬、抑肝散

BPSDに対して、抗精神病薬、気分安定薬、抗うつ薬、抗不安薬、睡眠薬などが投与されます。まずこれらの薬物は、適応外使用となる場合が多く、本人と家族に十分に説明して、有害事象に留意しながら使用する必要があります。また有効性が認められても漫然と投与せず、症状の改善にあわせて適宜減薬、もしくは休薬するなど副作用の低減を心がける必要があります。定型・非定型抗精神病薬については、長期間の使用は死亡を含む副作用のリスクが高くなるといわれています。また、向精神薬のほとんどはアルコールとの併用は注意となっています。

一方、AD の焦燥性興奮にリスペリドンが有効だった際に、16 週間後の処方中断で焦燥性興奮の再発が有意に高まることも報告されており、減量・中止の時期や方法は、患者の状態を考慮して決定する必要があります。

ベンゾジアゼピン系薬物は軽度の不安症状を緩和するために使用されていますが、明確なエビデンスはありません。使用の際には、鎮静、運動失調、失見当識、錯乱、脱抑制などの有害事象に注意が必要です。

非定型抗精神病薬のうち、オランザピン、クエチアピンは糖尿病患者への投与が禁忌とされています。リスペリドンについても、糖尿病の既往歴や家族歴、高血糖、肥満などの患者で血糖値の上昇リスクがあることがわかっており、治療中は血糖値のモニタリングが必要です。また、リスペリドンはパロキセチンとの併用で CYP2D6 阻害による血中濃度上昇、カルバマゼピン、フェニトインとの併用で CYP3A4 誘導による血中濃度低下など、他の向精神薬との相互作用に注意が必要です。オランザピンは、抗コリン作用を有する薬剤の抗コリン作用の増強、ドパミン作動薬の効果減弱、フルボキサミン、シプロフロキサシンとの併用で CYP1A2 阻害による血中濃度上昇、カルバマゼピン、オメプラゾールとの併用で CYP1A2 誘導による血中濃度低下に注意が必要です。

わが国においては、抑肝散が BPSD に対して投与される場合が多くなっています。漢方薬は食前投与が原則と考えられていますが、BPSD に対する抑肝散の効果は食後投与でも得られることが知られています。

C. 薬物療法における注意点と有害事象

(1) AChEI

AChEI は、いくつかの疾患、病状で慎重投与となっている（**表 3.3.1**）ため、合併症の多い高齢者では注意が必要な薬物です。AChEI の使用を始める際には、これらの疾患、病状を事前に確認し、悪化の可能性があることを事前に説明しておいたほうがよいでしょう。AChEI の投与により、QT

表 3.3.1 AChEI が慎重投与になっている疾患、病状

疾　患	症　状
1. 洞不全症候群、心房内および房室接合部伝導障害などの心疾患	迷走神経刺激作用により除脈あるいは不整脈を起こす可能性がある
2. 消化性潰瘍の既往歴のある患者、非ステロイド性消炎鎮痛剤投与中	胃酸分泌の促進および消化管運動の促進により消化性潰瘍を悪化させる可能性がある
3. 気管支喘息または閉塞性肺疾患の既往	気管平滑筋の収縮および気管支粘液分泌の亢進により症状が悪化する可能性がある
4. 錐体外路障害(パーキンソン病、パーキンソン症候群など)	線条体のコリン系神経を亢進することにより、症状を誘発または増悪する可能性がある
5. 下部尿路閉塞、または膀胱手術直後	症状が悪化する可能性がある
6. てんかんなどけいれん性疾患またはこれらの既往	けいれん発作を誘発する可能性がある。また、アルツハイマー型認知症に伴い、けいれん発作がみられることがある

表 3.3.2 AChEI の重大な副作用

失神・除脈・心ブロック・QT 延長、急性汎発性発疹性膿皮症(ガランタミン)、肝障害、横紋筋融解症、心筋梗塞・心不全、消化性潰瘍・消化管出血、てんかん発作、脳血管障害(脳出血、脳梗塞)、幻覚・激越・せん妄・錯乱、急性膵炎、急性腎不全、血小板減少

延長、心室頻拍（torsades de pointes を含む）、心室細動、洞不全症候群、洞停止、高度除脈、心ブロック（洞房ブロック、房室ブロック）などが現れることがあるので、特に心疾患（心筋梗塞、弁膜症、心筋症など）を有する患者や電解質異常（低カリウム血症など）のある患者では、観察を十分に行うことが必要とされています。AChEI の重大な副作用を表 3.3.2 に示します。

頻度の高い AChEI の副作用は、下痢や嘔気・嘔吐などの消化器症状です。これらの症状は、投与開始時、増量時に出現しやすく、高用量ほど出現しやすくなります。また、患者が低体重の時にも出現しやすいことが知られており、投与中は体重の変化に注意します。予防、治療のためには、ドンペリドンが有効な場合があります。リバスチグミンは、経皮吸収型製剤のため、血中濃度が安定しやすく、経口投与製剤と比較して消化器症状の出現頻度は低いのですが、貼付部位の皮膚反応が生じることが多くみられます。予防のため、保湿外用剤による皮膚の保湿が勧められています。炎症が持続する場合にはステロイド外用剤の使用を検討します。

過量服薬や誤投与による急性中毒の治療に関する情報は乏しいようです。大量の過量投与時にはアトロピン硫酸塩水和物が解毒剤として使用できます。

(2) NMDA 受容体拮抗薬

メマンチンは、てんかんまたはけいれんの既往のある患者、腎機能障害のある患者、尿 pH を上昇させる因子（尿細管性アシドーシス、重症の尿路感染など）を有する患者で慎重投与となっています。

腎尿細管分泌により排泄される薬剤（シメチジンなど）、尿アルカリ化を起こす薬剤（アセタゾラミドなど）では、メマンチンの血中濃度が上昇するおそれがあります。アマンタジンなど NMDA 受容体拮抗作用を有する薬物では相互に作用を増強させるおそれがあり注意が必要です。

また、投与開始初期において、めまい、傾眠が認められることがあるため、注意が必要とされます。その他の副作用として、頭痛、便秘、食欲不振、血圧上昇、肝機能異常などが知られています。

(3) 向精神薬、抑肝散

高齢者に対する抗精神病薬の投与では、転倒・骨折、嚥下障害・誤嚥性肺炎、死亡リスク上昇などが問題となります。また、薬剤ごとに効果と副作用は異なり、リスペリドンでは錐体外路系副作用、オランザピンでは傾眠など過鎮静が問題となりやすい傾向にあります（表 3.3.3）。

DLB では抗精神病薬の過敏性が問題となります。まずハロペリドールは原則として控えるべきです。また、リスペリドンも MMSE と精神病症状が悪化し 65％が副作用で中止されたとの報告があり、原則として控えます。

表 3.3.3　代表的な非定型抗精神病薬の副作用

リスペリドン	頻度の高い副作用	アカシジア、不眠症、振戦、便秘、易刺激性、傾眠、流涎過多、不安、倦怠感、筋固縮
	重大な副作用	悪性症候群、遅発性ジスキネジア、麻痺性イレウス、抗利尿ホルモン不適合症候群、肝機能障害、横紋筋融解症、不整脈、脳血管障害、高血糖・低血糖、白血球減少
オランザピン	頻度の高い副作用	体重増加、傾眠、不眠、便秘、アカシジア、食欲亢進、中性脂肪増加
	重大な副作用	高血糖・低血糖、悪性症候群、肝機能障害、けいれん、遅発性ジスキネジア、横紋筋融解症、麻痺性イレウス、白血球減少

クエチアピン、オランザピンでは精神病症状の改善を認めたとの報告があるものの、眠気や起立性低血圧のため中止となった頻度も高いので、注意しながら使用します。アリピプラゾールは、錐体外路系の副作用が軽いため比較的安全と考えられますが、エビデンスに乏しいといえます。

抑肝散は、偽アルドステロン症による低カリウム血症、高血圧、浮腫に注意が必要です。偽アルドステロン症の治療は、原因医薬品の中止が第一であり、カリウム製剤の投与には効果がなく、抗アルドステロン薬の投与が有効です。

D. 症　例

(1) レビー小体型認知症

81 歳、男性。すでに他院にて加療中でしたが、元気がない、歩行もふらふらしているということで受診。前医処方はドネペジル 5 mg 1 錠分 1 朝食後、メマンチン 20 mg 1 錠分 1 朝食後、リスペリドン 1 mg 1 錠分 1 夕食後、ニトラゼパム 5 mg 1 錠分 1 就寝前でした。

病歴、所見を確認するとパーキンソン症候群を認め、幻視がある様子がみられました。DLB と診断し、前医処方を中止してもらい、新たにリバスチグミンパッチ 4.5 mg 1 日 1 枚、レボドパ・カルビドパ合剤 100 mg 1 錠分 1 朝食後、クエチアピン 25 mg 1 錠分 1 就寝前の投与を開始。薬剤変更 2 週間後には、意識もはっきりして意欲的になり、歩行もしっかりするようになりました。

(2) アルツハイマー型認知症

86 歳、女性。認知症の経過は 5 年程度で一人暮らし。近医に通院していましたが、足が悪くて通院が大変とのことで往診。特に近医からは認知症に対する投薬は受けていませんでした。病歴、所見からは AD と診断。表情は硬く、介護職に対する介護拒否や暴力が著明で、会話は困難でした。メマンチン 5 mg 1 錠分 1 夕食後を開始し、10 mg に増量したところで、表情が穏やかになり、介護拒否や暴力はなくなり、会話もできるようになりました。

世田谷区　ふくろうクリニック等々力
山口　潔

引用・参考文献
1) 日本神経学会：認知症疾患治療ガイドライン 2017，医学書院，2017
2) 水野裕：実践パーソン・センタード・ケア―認知症をもつ人たちの支援のために，ワールドプランニング，2008

3.4 不　眠

A. 病態と治療方針

高齢者の不眠に対応するには、まず高齢者の睡眠パターンの理解が大切です。高齢者の睡眠パターンの特徴として、全睡眠時間の短縮化、臥床している時間のうち実際に眠っている時間の割合、すなわち睡眠効率の悪化、Stage ⅢやⅣの徐波睡眠の割合の減少と浅いノンレム睡眠の増加などがあげられます。このため高齢者は中途覚醒が増加します。このことから不眠の訴えが聞かれやすく、実際高齢になるほど睡眠薬の処方量が増加する傾向がみられます[1)]。

しかしながら、たとえ睡眠時間が短くても日中の活動に支障をきたしていなければ不眠症とはいわず、治療の対象とはなりません。DSM-5 における不眠障害の診断基準は**表 3.4.1** のとおりですが[2)]、ここでは、入眠困難、中途覚醒、早朝覚醒などの不眠症状の存在とともに、臨床的に意味のある苦痛、または社会的、職業的、教育的、学業上、行動上、または他の重要な領域における機能の障害を引き起こしていることが必須項目としてあげられています。

一方で不眠がうつのリスクを高めること[3)]や数年以上に及ぶ慢性の不眠症は死亡リスクを高めること[4)]などが報告されていることから、不眠に対する適切な対応は重要といえます。不眠の原因は多岐にわたり、うつ病などの精神疾患が不眠の原因となる場合も少なくありません。この場合、精神疾患の治療が必要となります。そう痒感の激しい皮膚疾患、頻尿をきたす泌尿器疾患、睡眠時無呼吸症候群などの疾患や、抗パーキンソン薬やステロイド製剤など不眠をきたしやすい薬剤が影響している場合もあります。また身体活動

表 3.4.1 不眠障害(DSM-5)の診断基準

1. 睡眠の量または質の不満に関する顕著な訴えが、以下の症状のうち1つ(またはそれ以上)を伴っている
   1) 入眠困難
   2) 頻回の覚醒または睡眠維持困難
   3) 早期覚醒があり、再入眠できない
2. その睡眠の障害は、臨床的に意味のある苦痛、または社会的、職業的、教育的、学業上、行動上、または他の重要な領域における機能の障害を引き起こしている
3. その睡眠困難は、少なくとも1週間に3夜で起こる
4. その睡眠困難は、少なくとも3か月間持続する
5. その睡眠困難は、睡眠の適切な機会があるにもかかわらず起こる
6. その不眠は、他の睡眠・覚醒障害では十分に説明されず、またはその経過中のみに起こるものではない
7. その不眠は、物質(例：乱用薬物、医薬品)の生理学的作用によるものではない
8. 併存する精神疾患および医学的疾患では、顕著な不眠の訴えを十分に説明できない

[文献2)より引用]

量の低下や長時間の午睡など生活習慣に問題がある場合、その改善が必要になります。

眠れないからといってアルコールを睡眠薬がわりにする人をみうけますが、アルコールは睡眠持続時間を短縮するので逆効果です。これら不眠の原因の有無を検討し、それへの対応が必要です。そのうえで非薬物療法と薬物療法が行われます。まずは非薬物療法を優先して行い、非薬物療法で効果がみられない場合、リスクとベネフィットを勘案しながら薬物療法を検討することとなります。

(1) 非薬物療法

非薬物療法としては、睡眠衛生指導が基本です。睡眠衛生指導には、定時の離床および就寝、朝方の日光浴、適度な運動、午睡時間の制限（15 時前に長くとも 30 分以内にとどめる)、就寝前の過剰な水分摂取を控える、アルコール、カフェイン、ニコチンなどの制限、静穏な寝室環境などがあげられます[5)]。

このほか高齢者の不眠症に対して、認知行動療法や運動の効果が報告されています。

①認知行動療法

うつ病や不安障害に対して認知行動療法の効果が注目されていますが、不

表 3.4.2　不眠症に対する認知行動療法

刺激コントロール法
1. 眠いときだけ床につく 2. 睡眠の時だけ、ベッドや寝室を利用する 3. 床についても 15～20 分しても眠れなければ布団から出て眠くなったら布団に入る 4. 昼寝をせず、睡眠時間の長短にかかわらず起床時間を一定にする
睡眠制限法
1. 2 週間の平均睡眠時間を算出し、プラス 15 分を寝床にいる時間とする。睡眠時間が 5 時間以内の場合は 5 時間とする 2. いつもの起床時刻から寝床にいる時間を逆算して床につく時刻を決め、眠くなってもその時刻まで寝ない 3. ベッドにいる時間の 90%以上眠れる日が 5 日以上続いたらベッドに入る時間を 15 分早める。逆に 85%以下なら 15 分遅くする

［文献 6）より改変引用］

眠症に対しても、認知行動療法が用いられます（表 3.4.2）[6)]。慢性不眠者は、ベッドで眠れない時間を過ごす間に、寝られないことに対する不安や恐怖が増強し、就床するとかえって眠気がなくなり、さらに不眠が悪化します。眠いときだけベッドに入る刺激コントロール法と、ベッドに入っている時間のうち実際に寝ている時間（睡眠効率）を改善する睡眠制限法などが代表的です。

②運動の効果

運動の睡眠に対する効果が報告されています。継続的な運動の効果として、総睡眠時間や深睡眠時間の増加、睡眠潜時の短縮、レム睡眠の短縮などの効果が報告されています[7)]。地域に住む高齢者に対して 1 週間に 4 回、30～40 分の早歩き運動プログラムを実施した研究では、運動実施群に総睡眠時間の延長、睡眠潜時の短縮、睡眠の質の改善などが認められました[8)]。

（2）薬物療法

現在わが国では、睡眠薬としてベンゾジアゼピン受容体作動薬（ベンゾジアゼピン系と非ベンゾジアゼピン系）が最もよく用いられています。ベンゾジアゼピン系は海外ではあまり使われなくなりましたが、わが国では頻用されています。比較的新しいタイプの睡眠薬としてメラトニン受容体作動薬ラメルテオン（ロゼレム®）とオレキシン受容体阻害作用を有するスボレキサント（ベルソムラ®）とレンボレキサント（デエビゴ®）が用いられています。かつてはフェノバルビタール系睡眠薬がしばしば用いられましたが、安全性の観点から今日ほとんど用いられていません。

メタ解析の結果、60歳以上の不眠症に対して睡眠薬は、睡眠の質、総睡眠時間、夜間中途覚醒回数などに効果が報告されています[9)]。なお、認知症の睡眠障害に対する薬物療法の効果について、エビデンスは乏しいようです。

認知症の不眠に対して抑肝散やトラゾドンなどが用いられることがあります[5)]。またレム睡眠行動障害や睡眠時ミオクローヌスなどの睡眠随伴症状にはクロナゼパム（リボトリール®、ランドセン®）がしばしば用いられます。ただしレビー小体型認知症のレム睡眠行動障害に対してクロナゼパムを用いると、ふらつきや日中の眠気が生じることがあるため注意が必要です。

B. よく処方される薬物

ベンゾジアゼピン系睡眠薬は作用持続時間に基づき、半減期が3時間程度の超短時間型のトリアゾラム（ハルシオン®）、半減期が10時間程度までで短時間型に分類されるブロチゾラム（レンドルミン®）、リルマザホン（リスミー®）、ロルメタゼパム（ロラメット®）、20～30時間程度のニトラゼパム（ベンザリン®）、エスタゾラム（ユーロジン®）、フルニトラゼパム（サイレース®、ロヒプノール®）、100時間に近いか100時間を超えるフルラゼパム（ダルメート®）、ハロキサゾラム（ソメリン®）、クアゼパム（ドラール®）などがあります。また非ベンゾジアゼピン系睡眠薬には、超短時間型に分類されるゾルピデム（マイスリー®）、ゾピクロン（アモバン®）、エスゾピクロン（ルネスタ®）があります。ベンゾジアゼピン系、非ベンゾジアゼピン系薬剤の多くはGABA α_1 受容体を介して睡眠作用を発揮します。

比較的新しいタイプの睡眠薬として、メラトニン受容体作動薬ラメルテオン（ロゼレム®）と、オレキシン受容体阻害作用を有するスボレキサント（ベルソムラ®）とレンボレキサント（デエビゴ®）があります。ラメルテオンは、睡眠・覚醒サイクルを担う視交叉上核に存在するメラトニン受容体（MT_1/MT_2）を刺激することで睡眠効果を発揮します。オレキシンは、視床下部で産生され、覚醒を促進する働きを持っています。スボレキサントとレンボレキサントは、オレキシンの受容体への結合を阻害し、覚醒中枢を抑制することで睡眠をもたらします。海外データから高齢者の入眠や睡眠持続効果がみられています。

C. 薬物療法における注意点と有害事象

高齢者は睡眠薬投与により、認知機能の悪化、転倒、骨折など精神運動活動の低下、日中の倦怠感、せん妄などのリスクがあります[9)]。特に高齢者ではベンゾジアゼピン系薬剤の感受性が高まり、代謝・排泄も遅延するため副作用が現れやすいのです。ベンゾジアゼピン系薬剤のみならず非ベンゾジアゼピン系薬剤においても、転倒、骨折のリスクが報告されています[10)]。特に新規投与された場合、もともと転倒リスクがある場合は注意が必要となります。

長時間作用型のフルラゼパム、ハロキサゾラム、クアゼパムの使用は持ち越し効果から日中の過鎮静のリスクがあり、投与は慎重にすべきです。また、超短時間作用型であってもトリアゾラムは、服用時の健忘や遅延再生の障害が認められるためやはり慎重に投与すべきです[5)]。またベンゾジアゼピン系と非ベンゾジアゼピン系ともに呼吸抑制や眼圧上昇のリスクがあり、急性狭隅角緑内障薬剤は患者には禁忌です。これらは高齢者で出現頻度が高くなるため、注意が必要です。

なおベンゾジアゼピン系薬剤〔エチゾラム（デパス®）、アルプラゾラム（ソラナックス®、コンスタン®）ほか〕は、日中の抗不安薬としても用いられますが、これらの使用によって、日中の覚醒度の低下、認知機能低下、運動機能低下をきたしやすいため、高齢者にはできるかぎり使用は控えるべきです。ベンゾジアゼピン系薬剤は、長期間継続使用している薬剤を急に中止すると反跳性不眠が生じることがあります。減量・中止を行う場合、不眠に対する恐怖感が消失していることを確認したうえで徐々に漸減していきます。

ラメルテオンは、ベンゾジアゼピン受容体作動薬と作用機序が全く異なることから、ベンゾジアゼピン受容体作動薬でみられる認知機能の悪化や耐性、依存性、中止による反跳性不眠などの副作用が生じにくく、高齢者に対して比較的安全である可能性があります。ただし代謝酵素チトクローム p450 の 1A2（CYP1A2）を強く阻害するフルボキサミンとの併用は禁忌です。スボレキサントもまたベンゾジアゼピン系薬剤のような副作用が生じにくい可能性がありますが、CYP3A を強く阻害するクラリスロマイシンなどの薬剤との併用は禁忌です。

認知症に対する睡眠薬のエビデンスは認められません。ベンゾジアゼピン系薬剤は認知機能のさらなる悪化をきたすリスクがあり、認知症に対しては使用を控えるのがよいでしょう。前述したトラゾドンでは起立性低血圧の出現に、また抑肝散では低カリウム血症の出現に注意します。

D. 症　例

80代の女性（主旨が変わらない範囲で内容に若干修正を加えています）。数年来、物忘れがみられていました。喘息や高血圧のため内科で加療中でしたが、体調をくずし近医へ入院しました。入院後、不安、不穏状態を呈し日中デパス®が処方されましたが、さらに夜間せん妄状態が出現したため就眠前にリスパダール®、マイスリー®、レンドルミン®などが処方されました。しかし改善はなく、次第に傾眠傾向が悪化し食事摂取困難となり紹介受診しました。

初診時、傾眠傾向。MMSE12/30点。振戦、歩行障害などパーキンソン症状がありました。MRIではびまん性脳萎縮がみられました。受診時日中のデパス®、就眠前にマイスリー®、レンドルミン®と3剤ベンゾジアゼピン受容体作動薬が使用され、このほかアレジオン®、リスパダール®といった日中傾眠の原因となりうる薬剤が処方されていました。パーキンソニズムはリスパダール®による薬剤性の可能性が考えられました。以上から、アルツハイマー型認知症が基礎疾患として存在し、薬剤の影響で傾眠やパーキンソニズムをきたしたものと考えました。

初診時服用薬剤：デパス®（0.5）3錠、ノルバスク® OD（5）2錠、テオドール®（100）2錠/2×朝夕、リスパダール®内用液0.5 mL/1×夕、アレジオン®（20）1錠、マイスリー®（5）1錠、レンドルミン®（0.25）1錠×寝る前。

デパス®とアレジオン®を中止し、リスパダール®を半減期が短く比較的錐体外路系の副作用が軽いセロクエル® 25 mgに変更しました。また、睡眠薬をマイスリー®、レンドルミン®から過鎮静をきたしにくく、またせん妄に対する効果が報告されている[11]ロゼレム® 8 mgに変更しました。

変更後服用薬剤：ノルバスク® OD（5）2錠、テオドール®（100）2錠/2×朝夕、ロゼレム®（8）1錠、セロクエル®（25）1錠×寝る前。

変更後1か月で振戦は消失し、傾眠が改善しMMSE得点は12点から15点に改善しました。日中の活動性も改善し、夜間は良眠するようになり、6か月後ロゼレム®とセロクエル®を中止しました。

ベンゾジアゼピン系睡眠薬・抗不安薬ならびに非ベンゾジアゼピン系睡眠薬は、高齢者に対して特に慎重に用いるべき薬剤です。

筑波大学大学院人間総合科学学術院
水上　勝義

引用・参考文献
1) 三島和夫：診療報酬データを用いた向精神薬処方に関する実態調査研究．厚生労働科学研究費補助金・厚生労働科学特別研究事業「向精神薬の処方実態に関する国内外の比較研究」平成 22 年度分担研究報告書，2010
2) American Psychiatric Association：DSM-5 精神疾患の診断・統計マニュアル（日本精神神経学会日本語版用語 監修，高橋三郎，大野　裕 監訳），医学書院，pp356-362，2014
3) Baglioni C, Battagliese G, Feige B, et al.：Insomnia as a predictor of depression：A meta-analytic evaluation of longitudinal epidemiological studies. J Affect Disord 135：10-19, 2011
4) Parthasarathy S, Vasquez MM, Halonen M, et al.：Persistent insomnia is associated with mortality risk. Am J Med 128：268-275, 2015
5) 日本老年医学会，日本医療研究開発機構研究費・高齢者の薬物治療の安全性に関する研究研究班：高齢者の安全な薬物療法ガイドライン 2015，メジカルビュー社，pp40-51，2015
6) 田中美加：地域高齢者の睡眠のサポート―高齢者の睡眠と睡眠改善教育プログラムの紹介―．ストレス科学 27：383-390，2013
7) Kubitz KA, Landers DM, Petruzzello SJ, et al.：The effects of acute and chronic exercise on sleep. A meta-analytic review. Sports Med 21：277-291，1996
8) King AC, Oman RF, Brassington GS, et al.：Moderate-intensity exercise and self-rated quality of sleep in older adults. A randomized controlled trial. JAMA 277：32-37，1997
9) Glass J, Lanctot KL, Herrmann N, et al.：Sedative hypnotics in older people with insomnia：meta-analysis of risks and benefits. BMJ 331：1169, 2005
10) Berry SD, Lee Y, Cai S：Non-benzodiazepine sleep medications use and hip fractures in nursing home residents. JAMA Intern Med 173：754-761, 2013
11) Furuya M, Miyaoka T, Yasuda H, et al.：Ramelteon as adjunctive therapy for delirium referred to a consultation-liaison psychiatry service：a retrospective analysis. Int J Geriatr Psychiatry 30：994-995, 2015

3.5 運動器疾患

A. 病態と治療方針

運動器とは人が自分の体を動かすための身体の部分の総称で、骨、軟骨と椎間板、筋肉・靱帯・神経系で成り立っています。運動器の障害は腰や膝などの痛みやそれに伴う機能障害で発症することが多く、要介護につながることもあります。平成 25 年度の国民生活基礎調査では要支援の原因としては関節疾患が第 1 位であり、要介護の原因としても骨折・転倒があげられています[1)]。近年では運動器の障害によって日常生活に制限をきたし、介護・介助が必要になったり、そうなるリスクが高くなっていたりする状態をロコモティブシンドローム（運動器症候群）とする考え方も提唱されてきました[2)]。これは高齢者においては運動器の障害がきわめて多く、また対処も難しい課題であることの表れであるといえます。

運動器の障害としては骨粗鬆症、骨粗鬆症による脆弱性骨折、変形性関節症、サルコペニア（筋肉減少症）、神経障害などがあげられますが、なかでも頻繁にみられる骨粗鬆症と変形性関節症の２疾患をここでは取り上げます。

骨粗鬆症はさまざまな病気や薬、加齢により骨の吸収と形成のバランスが崩れることによって、骨量が徐々に減少することで起こります。自覚症状はないことが多いのですが、骨折の危険性が高くなり、脊椎圧迫骨折を起こすことで背中や腰が曲がってきたり、痛みを起こしたりすることがあります。

変形性関節症は機械的刺激などによって軟骨の変性・摩耗が生じるものです。特に膝や股関節、脊椎に起こりやすく、関節の痛みや腫れ、変形を引き起こします。

(1) 非薬物療法

骨粗鬆症に対する非薬物療法としては食事指導（カルシウムやビタミンD、ビタミンKの摂取）や運動療法が行われます。運動療法は骨量の維持・増加にも効果がありますが、筋力増強やバランス感覚を鍛えることによって転倒を減少させ、ひいては骨折を予防する効果が期待されます。

変形性関節症に対しては関節の動きを保つため、また関節周囲の筋肉を鍛えることで関節を保護するために運動療法が行われます。関節への負担を起こす肥満の解消に対しても運動療法は効果があります。関節を保護するための装具や補助具が用いられたり、あるいは症状が甚だしい場合には手術が行われることもあります。

骨粗鬆症、変形性関節症に限らず運動器の障害では適度な運動を行うことが重要になってきます。痛みや炎症を効果的に治療し、運動療法を可能にするためにも薬物療法が重要になってきます。

(2) 薬物療法

骨粗鬆症に対しては骨量を増加させ、骨折の危険性を低下させるために薬物療法が行われます。

変形性関節症では、軟骨の変性・摩耗を予防する効果的な治療法は確立されていません。薬物療法は主に痛みや炎症のコントロールを目的として行われます。ここでは取り上げませんが、関節の機能改善や痛みの緩和を目的としてヒアルロン酸やステロイドを関節に注射することもあります。

B. よく処方される薬物

骨粗鬆症に対してよく処方される薬物を**表3.5.1**に、変形性関節症に対してよく処方される薬物を**表3.5.2**にまとめました。なお、NSAIDsは外用薬としても用いられます。

C. 薬物療法における注意点と有害事象

表3.5.1、**表3.5.2**には注意すべき有害事象もまとめました。

骨粗鬆症治療薬は症状の改善をもたらすものではないため、服薬状況が悪化しやすい傾向があります。治療の意義を理解してもらうことが重要です。特にビスホスホネート薬は胃腸障害を避けるため服用時の注意事項（起床時

表3.5.1　骨粗鬆症治療薬

分　類	代表的な成分名	注意点
カルシウム薬	乳酸カルシウム	便秘、胸やけ
選択的エストロゲン受容体モジュレーター(SERM)	ラロキシフェン	深部静脈血栓症
活性型ビタミンD薬	アルファカルシドール	高カルシウム血症
ビタミンK薬	メナテトレノン	ワルファリンと併用禁
カルシトニン薬	エルシトニン	悪心、顔面紅潮
副甲状腺ホルモン薬	テリパラチド	骨肉腫、悪性腫瘍骨転移では禁忌
ビスホスホネート薬	アレンドロネート、リセドロネート	胃腸障害、顎骨壊死や長期投与時の非定型骨折に注意
抗RANKL抗体薬	デノスマブ	低カルシウム血症

SERM：selective estrogen receptor modulator
RANKL：receptor activator of nuclear factor kappa-B ligand

表3.5.2　変形性関節症治療薬

分　類	代表的な成分名	注意点
解熱鎮痛薬	アセトアミノフェン	肝障害、アルコール多飲では減量する
NSAIDs	ロキソプロフェン	消化管出血、腎機能障害に注意

NSAIDs：non-steroidal anti-inflammatory drugs（非ステロイド性抗炎症薬）

コップ1杯の水とともに服用する、服用後30分は飲食禁止で横にならない）もあり、十分な指導が必要です。ビスホスホネート薬は投与間隔が1週間や1か月のものもあり、胃腸障害を起こしにくく、また飲み忘れが減るといわれています。投与間隔が空くことで逆に飲み忘れる人もいるので、その場合は何曜日あるいは何日に内服してください、という指導をするとよいでしょう。錠剤が飲みにくい場合にはゼリー剤も考慮します。

ビスホスホネート薬、抗RANKL抗体薬はまれに顎骨壊死を起こすことがあります。抜歯などの侵襲的処置後に起こりやすいといわれているので、歯口腔衛生状態を良好に保つ指導が必要です。

変形性関節症に対しては症状の緩和に薬物療法が用いられます。NSAIDsやアセトアミノフェンは頻繁に処方されますし、含まれている市販薬も多いので重複処方に注意しましょう。高齢者では慢性的な痛みを訴える患者が多く、治療効果を十分に確認することなく漫然とNSAIDsが長期に処方されていることがありますが、実は高齢者では有害事象の危険性が高い薬物です。上部消化管出血の危険性があり、特に上部消化管出血の既往がある場合や抗血小板薬、抗凝固薬、ステロイドを併用している場合には注意が必要です。出血の危険性が低いシクロオキシゲナーゼ2（COX2）阻害薬（セレコキシブなど）に変更したり、プロトンポンプ阻害薬（エソメプラゾールなど）、ミソプロストールなどと併用することで出血の危険性を減らすことができます。また、腎機能障害、電解質異常、浮腫を起こす危険性も指摘されています。治療効果を確認しつつ、なるべく使用を短期間にとどめましょう。

アセトアミノフェンは大量に摂取した場合には重篤な肝障害を起こしますが、肝障害は用量依存性に起きてくるため、用法（1日総量4,000 mgを限度）を守っているかぎり安全に用いることができます。ただ、アルコールを多飲している場合やもともと肝障害のある場合には、1日総量4,000 mg以下でも肝障害が起きる可能性があるので減量が必要となります。

D. 症　例

76歳、女性で閉経後骨粗鬆症に対してビスホスホネート薬を内服していた患者です。内服開始後しばらくしてから心窩部痛が起こってしまいました。処方開始時に胃腸障害の危険性については説明してあったのですが、内服間隔が1週間おきだったため、薬物による有害事象だと思わず他院を受診し

ヒスタミン H_2 受容体拮抗薬の処方が開始となっていました。当院受診時に問診で他院からの処方を確認した際、ヒスタミン H_2 受容体拮抗薬の処方が始まったことが判明しました。ビスホスホネート薬による胃腸障害を疑い、ビスホスホネート薬を中止して抗 RANKL 抗体薬の投与に変更したところ、心窩部痛は消失し、その後ヒスタミン H_2 受容体拮抗薬の内服を中止しても心窩部痛の再燃はみられませんでした。

他院からの処方内容の変更にも注意することで病状の変化を把握し、また積極的に有害事象を疑うことで適切に薬物を変更することができた例です。症状に対し対症療法だけで対処していくと投与薬物がどんどん増えていくことがあります。内服中に起こった症状に対しては薬物による有害事象も念頭に置くことが重要です。

東京大学医学部附属病院老年病科
石井　伸弥

引用・参考文献
1）厚生労働省：平成 25 年国民生活基礎調査の概況 http://www.mhlw.go.jp/toukei/saikin/hw/k-tyosa/k-tyosa13/dl/05.pdf
2）中村耕三：ロコモティブシンドローム（運動器症候群）．日老医誌 49：393-401，2012

3.6　便　　秘

A. 病態と治療方針

・**便秘の定義**：便秘は、本来体外に排出すべき糞便を十分量かつ快適に排出できない状態」[1,2] です。

・**便秘の原因と病態**：便秘の分類と原因となる疾患・病態を図 3.6.1[2] にまとめました。器質性であっても非狭窄性の便秘や機能性便秘は、通常、慢性便秘として取り扱われます。それぞれ症状により排便回数減少型と排便困難型に、さらに病態により結腸通過時間正常型便秘（normal transit consti-

図 3.6.1　便秘の分類と原因となる疾患・病態

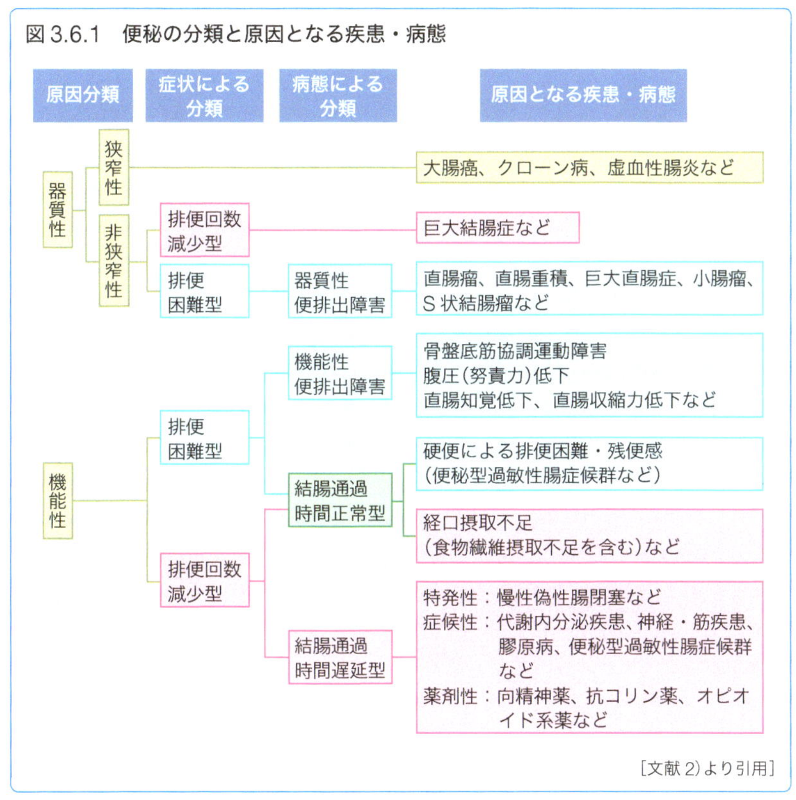

pation：NTC)、結腸通過時間遅延型便秘（slow transit constipation：STC)、便排出障害型便秘（defecatory disorder）に分けられます。STC に含まれる薬剤性便秘の原因となる薬剤とそのメカニズムを表 3.6.1[3] にまとめました。

(1) 非薬物療法

慢性便秘に対する治療の基本は、食生活・生活習慣・排便習慣・排便時体位の改善、運動療法を行うことです。食生活や生活・運動習慣の改善については、他書でもよく言われていますが、排便時体位を図 3.6.2 のように、「和式トイレでしゃがむ」姿勢に近づけることも便秘の改善には有効です[4]。

(2) 薬物療法

薬物療法は、非薬物療法を行っても改善がみられない場合の、セカンドラインの治療です。主な便秘の治療薬を表 3.6.2[3] にまとめました。

表 3.6.1　便秘を生じる薬剤の種類とそのメカニズム

薬の種類	便秘のメカニズム
・抗コリン薬(パーキンソン病治療薬など) ・ドパミン作動薬 ・三環系抗うつ薬 ・抗てんかん薬 ・抗ヒスタミン薬 ・抗不整脈薬(ジソピラミドなど) ・頻尿・過活動膀胱治療薬	抗コリン作用による消化管の緊張や運動の減少
・フェノチアジン系抗精神病薬	腸管の筋層間神経叢障害
・麻薬系鎮痛薬	腸管神経叢でのアセチルコリンの分泌抑制・腸管壁からのセロトニン遊離による腸平滑筋の静止緊張の上昇
・非ステロイド抗炎症薬(NSAIDs)	プロスタグランジンの合成を抑制し、腸管運動を低下させる
・緩下剤(センナなど)	腸平滑筋の緊張と収縮性消失による腸管の蠕動抑制
・制酸剤(水酸化アルミニウムなど)	収斂作用
・陰イオン交換樹脂の脂質異常症治療薬(コレスチミドなど) ・カルシウム製剤	腸管内で膨潤したこれらの薬剤から大腸で水分が吸収されるために、本剤を含んだ内容物が硬くなる
・鉄剤(硫酸鉄)	腸管の粘膜を刺激し副交感神経を抑制するため、腸管運動が低下する
・利尿薬	脱水により硬い便塊が形成
・Ca 拮抗薬	直腸 S 状結腸の運動不全

［文献 3)より引用］

図 3.6.2　洋式トイレでの排便時体位の工夫

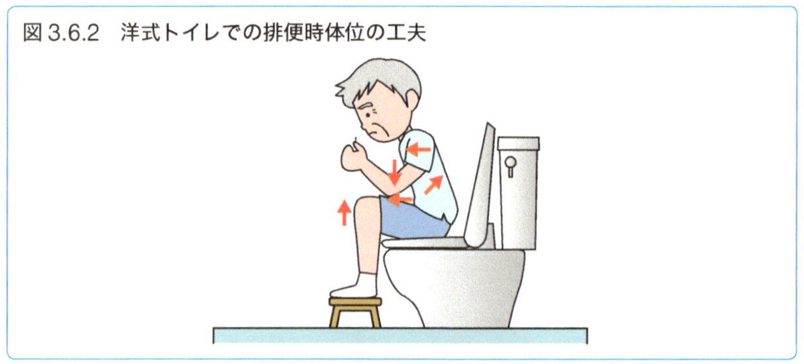

表 3.6.2　便秘の治療薬

分　類	薬　剤
1. 緩下剤	
1）浸透圧下剤	酸化マグネシウム：酸化マグネシウム®、マグミット® ラクツロース：ラグノス NF® 電解質・PEG 配合剤：マクロゴール 4000 配合：モビコール®
2）浸潤性下剤	ジオクチルソジウムスルホサクシネート（DSS）＋カサンスラノール：ビーマス®
3）上皮機能変容薬	ルビプロストン：アミティーザ®
4）グアニル酸シクラーゼ C 受容体作動薬	リナクロチド：リンゼス®
5）胆汁酸トランスポーター阻害薬	エロビキシバット：グーフィス®
6）末梢型オピオイド受容体拮抗薬	ナルデメジン：スインプロイク®
2. 膨張性下剤	カルボキシメチルセルロース：バルコーゼ®、 ポリカルボフィルカルシウム：コロネル®
3. 大腸刺激性下剤	
1）アントラキノン系誘導剤	センナ：プルゼニド®、アローゼン®、ヨーデル S® ダイオウ：セチロ®
2）ジフェノール誘導体	ピコスルファートナトリウム：ラキソベロン®
3）浣腸液	グリセリン
4）坐剤	炭酸水素ナトリウム配合坐剤：新レシカルボン® ビサコジル坐剤：テレミンソフト®
4．消化管運動機能改善剤	
1）セロトニン受容体作動薬	モサプリド：ガスモチン®
5. 漢方薬	大建中湯、潤腸湯、麻子仁丸など
6. プロバイオティクス（腸内細菌製剤）	ラクトバチルス、ビフィドバクテリウムなど

［文献 3），6）より改変引用］

便秘の治療薬には、便量を増すもの、便の水分量を増し軟らかくするもの、腸運動を亢進させるものなど、さまざまな作用機序の薬剤があります。便秘治療の基本は、習慣性のない緩下剤をベースに、刺激性下剤や坐剤などを頓用で使用することです。さらに個々の症例に合わせて、漢方薬や消化管運動機能改善薬、プロバイオティクスを組み合わせます。

B. よく処方される薬物

緩下剤は習慣性がなく、便秘治療でまず使われる薬剤です。浸透圧作用や界面活性作用、腸管上皮への直接作用により、便中の水分量を増加させ、便を軟らかくして腸管内の通過時間を短縮するとともに排便を容易にします。よく使用されるのは酸化マグネシウムとルビプロストンです。最近、リナクロチド、エロビキシバット、PEG、ラクツロースも使われるようになりました。

緩下剤と組み合わせてよく使用されるのが刺激性下剤です。刺激性下剤は、大腸の筋層間神経叢に作用して腸管蠕動運動を亢進させ、腸管の通過を促進し排便を促します。また、大腸粘膜上皮細胞に作用して水分やナトリウムイオンの吸収を阻害します。このため作用は強力ですが、腸管の強い収縮運動に伴う腹痛や電解質異常、脱水などを起こしやすくなります。エビデンスははっきりしないのですが、長期連用で耐性現象があると考えられています。浣腸や坐剤のビサコジル、新レシカルボン坐剤も刺激性下剤に含まれます。新レシカルボン坐剤は直腸内で炭酸ガスを産生し、直腸壁を伸展刺激することで排便反射を促進します。

ダイオウを含む漢方薬の多くは刺激性下剤としての作用機序を持っています。また潤腸湯は上皮機能変容薬としての作用機序を併せ持っており、高齢者にも比較的使いやすい薬です。

なおオピオイド誘発性の便秘に対しては、ナルデメジンが使われるようになっています。

このほか緩下剤ではありませんが、セロトニン受容体作動薬のモサプリド（ガスモチン®）は、セロトニン受容体を介して腸管運動を亢進させるので便秘治療に用いられています。大建中湯はこのセロトニン受容体に作用するほか、消化管ホルモンであるモチリンを分泌促進することで、腸管平滑筋を収縮させ腸管運動を促進させるため、ガス痛や便秘治療に用いられています。

C. 薬物療法における注意点と有害事象

酸化マグネシウムは習慣性がなく、有効性の高い便秘薬です。しかし、酸化マグネシウムの長期服用や高用量投与で高マグネシウム血症を起こすことが報告されています[5)]。高齢者は加齢とともに腎機能が低下するので、若年者よりも血清マグネシウム値が上昇しやすくなります。高マグネシウム血症による悪心・嘔吐、血圧低下、徐脈、筋力低下、傾眠といった症状の出現に注意する、定期的な血液検査を行って投与量を調整する、あるいは他の機序の便秘治療薬への変更を検討するとか多剤を併用するなどの工夫が必要です。

また酸化マグネシウムは併用注意薬も多い薬です。高齢者では併存疾患に対してさまざまな薬を処方されているケースも多く、これらの薬との相互作用に注意して使用しなければなりません。例えば、活性型ビタミン D_3 製剤との併用で高マグネシウム血症が起こりやすくなります。そのほか、テトラサイクリン系抗生剤・ニューキノロン系抗生剤・ビスホスホネート・セレコキシブ・ロスバスタチン・ラベプラゾール・ガバペンチン・ポリカルボフィルカルシウム・高カリウム血症改善イオン交換樹脂などの薬物との併用でこれらの薬物の作用を減弱させることが知られています。他剤との併用による有害事象の出現や薬物効果の減弱に注意して使用すべきでしょう。

また膨張性下剤や浸潤性下剤は顆粒や細粒で内服量が多く、かつ多量の水分とともに飲む必要があります。嚥下機能の低下している高齢者では誤嚥性肺炎のリスクが高くなるため、より飲みやすい剤形を選ぶとよいでしょう。

D. 症　例

83歳の男性。腹部膨満、便秘の訴えで受診しました。他院より、酸化マグネシウム（330 mg）3錠分3、コロネル®（500 mg）6錠分3、ガスモチン®（5 mg）3錠分3、ラキソベロン® 10滴、新レシカルボン® 坐剤頓用を処方されていました。テレビで酸化マグネシウムの有害事象のニュースをみて怖くなったため、酸化マグネシウムを休薬したところ便秘がひどくなった、との訴えで受診されました。前医で大腸内視鏡などは定期的に施行しており、異常なしといわれていました。「毎日排便はあるが、量は少なく硬便で、常にお腹が張った感じがする。調子のよいときは2，3日に1度十分量の便が出ることもある。食物繊維は多めに取り、ヨーグルトも毎日食べるようにしている」との訴えでした。理学所見では直腸診では異常ありませんでしたが、腸管蠕動音がやや低下、腹部X線検査では腸管が長く、腸閉塞所見はないもののガスが貯留しており、かつやや拡張したS状結腸を認めました。STCの可能性があり、食物繊維を減らし、むしろ低残渣食とすること、コロネル®をやめ大建中湯（2.5 g）3包分3食前に変更し、酸化マグネシウムの代わりにアミティーザ®（24 μg）2 cap 分２を処方、また排便時の姿勢などを指導したところ、硬便や便量、腹部膨満感も改善されました。

杏林大学医学部高齢医学教室
須藤　紀子

引用・参考文献

1) Bharucha AE, Pemberton JH, Locke GR 3rd：American Gastroenterological Association Technical review on constipation. Gastroenterology 144: 218-238, 2013
2) Medical Note：便秘とは　https://medicalnote.jp/contents/160419-021-JT
3) 須藤紀子：便秘．入院高齢者診療マニュアル，pp158-166，文光堂，2015
4) Woodward S：Assessment and management of constipation in older people. Nurs Older People 24：21-26, 2012
5) 齊藤　昇：高齢入院患者の血清マグネシウム値への腎機能障害と酸化マグネシウム投与の影響．日老医誌 48：263-270，2011
6) 中島　淳（企画）：患者満足度の高い便秘治療，medicina 57：1472-1496, 2020

第4章

在宅療養者に対する服薬支援

4.1 経管栄養法と中心静脈栄養法

はじめに

経管栄養法および中心静脈栄養法導入と注意点について

患者が経口より栄養摂取が困難になった時、確実に栄養摂取をする方法として、経腸栄養を鼻腔から通したマーゲンチューブ（経鼻胃管）や胃瘻を造設して経管より投与する方法と、中心静脈に留置針または MR ポートを造設して中心静脈栄養を投与する方法があります。最近では、「平穏死」なる考え方があり、経口摂取ができなくなった場合、必ずしも経管栄養や中心静脈栄養による栄養摂取を導入しなくてもよいのではないか、との議論がなされています。また、エンディングノートにより、患者本人が意思表示をする場合もあり、その導入に関しては賛否両論があります。

しかし、経管栄養や中心静脈栄養により、患者の QOL が高まる場合があり、その場合は、大変有意義であると考えます。筆者は、短腸症の患者に 10 年を超えて中心静脈栄養法で関わっていますが、患者はカフティポンプを利用しているので、輸液とポンプをトートバッグに入れて自家用車を患者本人が運転して買い物や通院など外出も自由にできます。また、小児で中心静脈栄養を使用している患者にも関わっていますが、在宅で中心静脈栄養を使用できるので、長年入院していた病院を退院して家族と一緒に自宅で生活することができるようになりました。このような事例もあるので、経管栄養法や中心静脈栄養法すべてを否定するのではなく、ケースバイケースではありますが、患者の QOL 改善（特に長期間にわたり改善）につながれば、大いに経管栄養法や中心静脈栄養法は取り入れるべきと考えています。

経管栄養法か中心静脈栄養法かの選択基準

経管栄養法と中心静脈栄養法のどちらをとるかは、それぞれのメリット・デメリットを主治医と話し合い納得してから選択することが望ましいです。経管栄養法では、胃瘻を造設した場合、経口摂取が可能になれば、胃瘻をはずすことができます。中心静脈栄養法では、MR ポートを造設すれば、針をはずしてから2時間経過すると入浴が可能になります。最近では、経口摂取ができなくなれば、自然死を選択するケースも増えています。

4.1.1 経管栄養法

A. 経管栄養法の経路・種類について

(1) 経　　路（図4.1.1）

マーゲンチューブを鼻腔から通して、マーゲンチューブより経管栄養を投与する経鼻経管栄養法と、胃瘻を造設して胃瘻より投与する経胃瘻経管栄養法（PEG）、小腸瘻を造設して小腸瘻より投与する経小腸瘻経管栄養法（PEJ）、食道瘻を造設して食道瘻より投与する経食道瘻経管栄養法（PTEG）があります。マーゲンチューブは、基本は医師や看護師が挿入しますが、な

図4.1.1　経管栄養法の投与経路

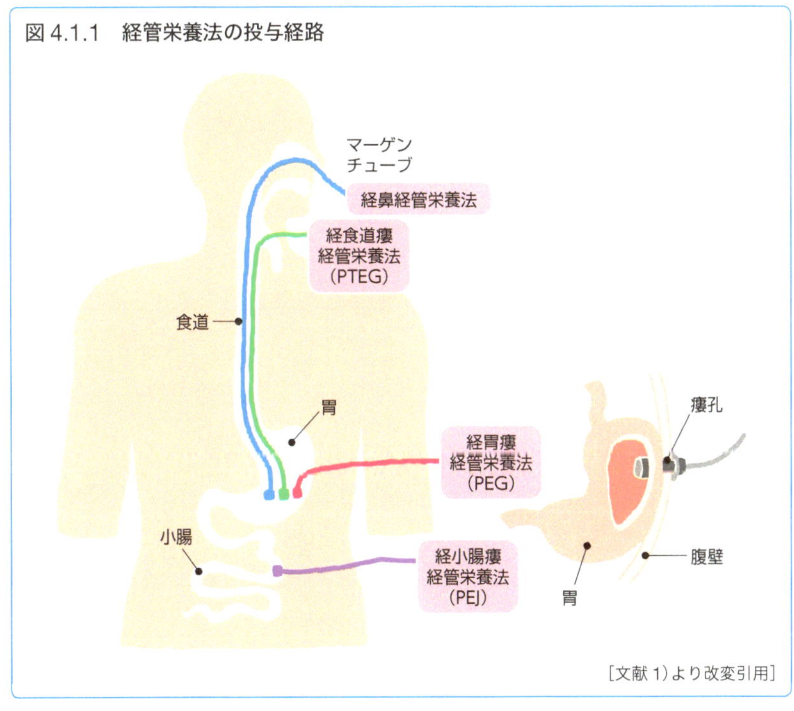

［文献1）より改変引用］

かには慣れた患者などでは患者自身が挿入する場合もあります。胃瘻や腸瘻は、定期的なメンテナンスや交換が必要です。

(2) 栄養剤の種類

①消化態栄養剤

消化態栄養剤は、窒素源が分解され低分子ペプチドとアミノ酸の混合状態になっている栄養剤です。低分子ペプチドはそのまま小腸から吸収される経路があり、少しの消化でアミノ酸単位まで分解され吸収されます。消化しにくい食物繊維は消化管に負担をかけるため、消化態栄養剤には食物繊維は含まれません。

ツインライン®NF 配合経腸用液やアミノレバン®EN（肝不全用）が該当します。

浸透圧が高く、味は良くないので、風味を良くするフレーバーがメーカーより無償供与されている製品もあります。蛋白質を含まないため、凝固してチューブが閉塞する問題は起こりにくいのがメリットです。

②半消化態栄養剤

半消化態栄養剤は、窒素源が蛋白質のままで保たれていて、吸収に際しては消化が必要となります。炭水化物、蛋白質、脂肪、食物繊維、ビタミンを含みます。エンシュア・リキッド®、エンシュア®・H、ラコール® NF 配合経腸用液が該当します（図 4.1.2）。

消化管機能が保たれていなければ吸収できませんが、他の経腸栄養剤と比較して浸透圧がそれほど高くないので下痢を起こしにくくなっています。いろいろな味があり、好みに合わせて味を選択できます。

ラコール®NF には、胃からの逆流による誤嚥性肺炎予防のために、半固

図 4.1.2　半消化態栄養剤の例

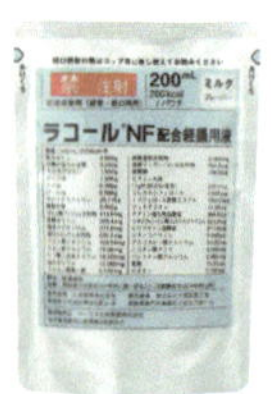

ラコール®NF 配合経腸用液
（写真：大塚製薬工場より提供）

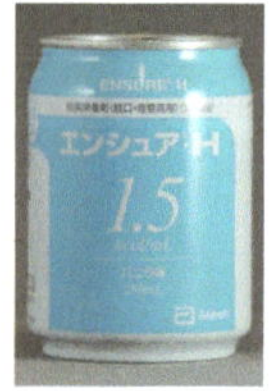

エンシュア®・H

図 4.1.3　ラコール®NF 配合経腸用半固形剤と専用注入器など

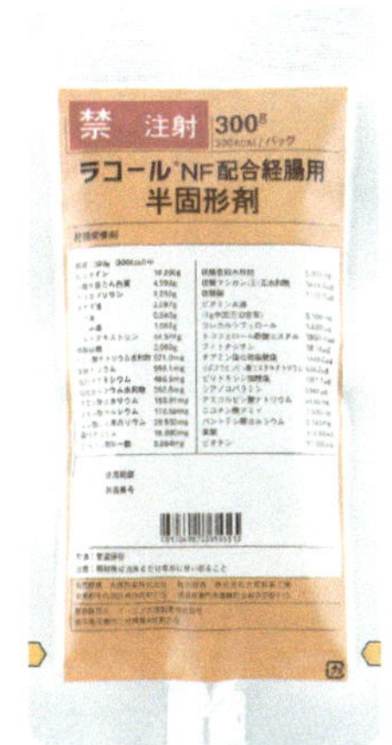

ラコール®NF 配合経腸用半固形剤
（写真：大塚製薬工場より提供）

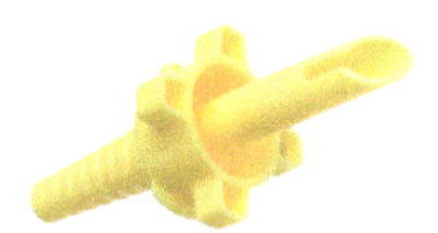

ラコール®NF 配合経腸用半固形剤専用アダプタ
（写真：大塚製薬工場より提供）

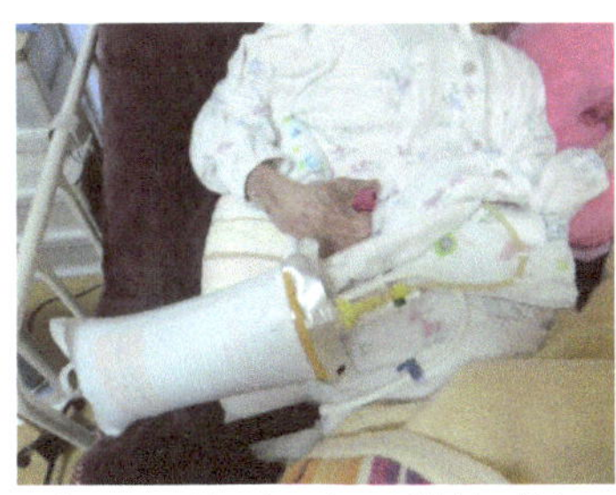

加圧バッグによる半固形製剤の投与

形状のラコール®NF 配合経腸用半固形剤もあります（図 4.1.3）。ラコール®NF 半固形剤は加圧バッグでの注入を推奨しています。

③成分栄養剤

成分栄養剤は窒素源がアミノ酸で、消化機能が低下していても吸収しやすくなっています。食物繊維や脂肪は含まれません。エレンタール® が代表例で、消化態と同様、浸透圧が高く、蛋白質を含まないため、凝固によりチューブが閉塞するなどの問題が起こりにくくなっています。味は良くないので、専用のフレーバーがメーカーより提供されます。

B. 経管栄養法に必要な医療材料について

経管栄養法では、①栄養剤を入れる栄養ボトル、②栄養ボトルから胃瘻などへつなぐ栄養セットが必要です（図 4.1.4）。それぞれ使用後は中性洗剤で洗浄しますが、消毒をする場合は、ミルトン® など低濃度の次亜塩素酸ナトリウム（1%）を使用します。ハイター® は、ミルトン® に比べて次亜塩素酸ナトリウム 6%と高濃度で、さらに石けん成分を含有するので十分なすすぎが必要になります。

図 4.1.4　栄養ボトルと栄養セットの例

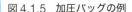

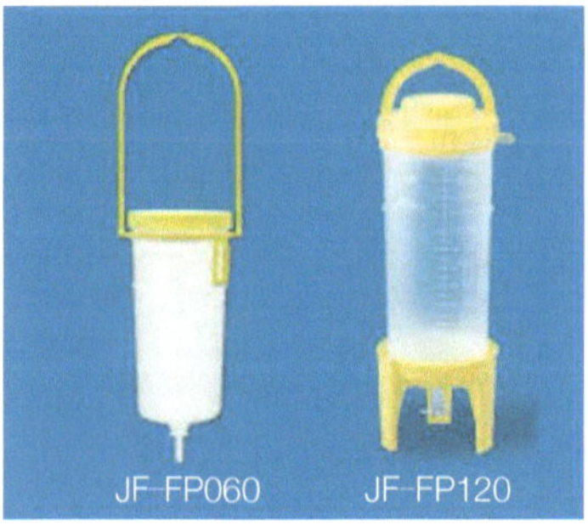

JF-FP060　JF-FP120

ジェイフィード®栄養ボトル

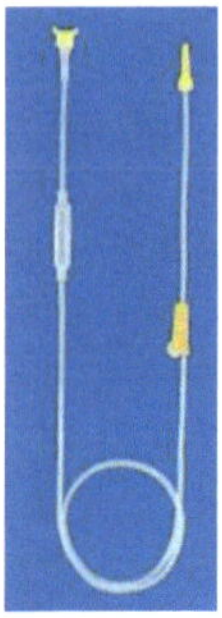

ジェイフィード®栄養セット

図 4.1.5　加圧バッグの例

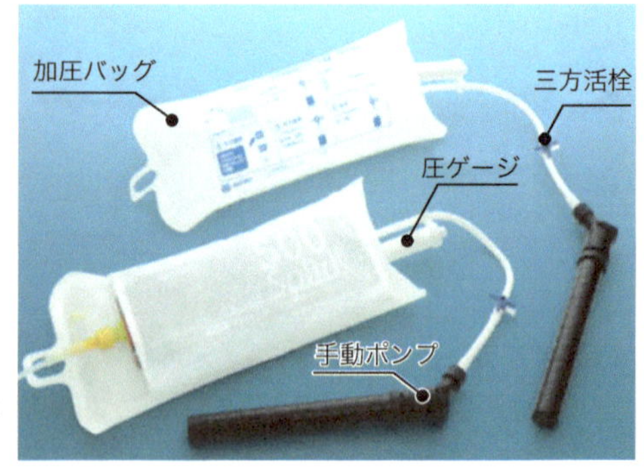

ニプロ加圧バッグα

半固形製剤を用いるときは加圧バッグを使用すると簡単に注入できる

半固形製剤を使用する際は、専用注入器を使用しますが、ピストン操作を数多くしないとなかなか注入できません。このような場合、加圧バッグを使用すると簡単に注入できます（図 4.1.5）。

C. 経管栄養法における下痢の原因と対策

(1) 原　因

経管栄養法では、下痢が起こることがあります。その際には、原因をしっかり見極め、対策をとる必要があります。下痢が起こる原因としては、①投与速度が速い、②浸透圧が高い、③栄養剤の組成不適当、④栄養剤の細菌汚染、⑤過敏性腸症候群、⑥薬剤性腸炎、⑦抗がん剤・放射線療法による下痢が考えられます。

(2) 対　策

①**投与速度**：経腸栄養ポンプを使用して、投与開始時 20～30 mL/時の持続投与をし、1～2 日ごとに 20～30 mL/時ずつ投与速度を上げていきます。下痢が生じたら、いったん前の速度に戻し経過観察します。

②**浸透圧**：栄養剤の浸透圧が 500 mOsm/L 以上の場合は投与速度を遅くするか、希釈して投与し、栄養剤の浸透圧が 300～400 mOsm/L の場合は投与速度を変えることで調整します。腸管の浸透圧と等圧に近い栄養剤は希釈する必要は特にありません。

③**栄養剤の組成**：乳糖不耐症の場合は乳糖を含まない栄養剤を選択します。食物繊維を含んでいない場合は、食物繊維を含有した栄養剤を選択します。脂肪の消化吸収障害が考えられる場合は、脂肪含有量の少ない栄養剤や胆汁酸やリパーゼの作用を必要としない中鎖脂肪酸（MCT）の含有率の高い栄養剤を選択します。

④**栄養剤の細菌汚染**：投与容器やルートを洗浄します。栄養剤を希釈することで、菌の繁殖が起こるリスクが高まるので、希釈は避けます（加水の工程で栄養剤への菌の混入・細菌繁殖のリスクが高まります）。

⑤**過敏性腸症候群**：栄養剤の半固形化などで、胃内排出速度を低下させます。ポリカルボフィルカルシウム製剤を投与して腸管内でゲルを形成し、水分保持作用や内容物輸送調節作用を改善させます。

⑥**薬剤性腸炎**：抗菌薬などの投与により CD トキシンが増加し腸内細菌叢が破壊されるため、腸内細菌叢を正常に戻すために乳酸菌、ビフィズス菌、酪酸菌などの投与とあわせて食物繊維やオリゴ糖を投与します。

⑦**抗がん剤**・放射線療法による下痢：静脈栄養に切り替えます。

4.1.2　中心静脈栄養法

A. 中心静脈栄養法の種類、キット製剤について

(1) 種　類

中心静脈栄養法とは、ヒトが嚥下障害や病気、認知症などによって食物を経口摂取できなくなった時、栄養を補給するための手段で、濃度の高い高カ

表 4.1.1　キット製剤の種類

TPN 基本液：電解質＋糖質	高カロリー輸液に用いる基本輸液で、電解質と糖が含まれる
電解質＋糖質＋アミノ酸	基本液にアミノ酸製剤を追加した製剤
電解質＋糖質＋アミノ酸＋脂肪	糖質、アミノ酸、脂肪を配合した製剤で、ミキシッド® のみ販売されている
電解質＋糖質＋アミノ酸＋ビタミン剤	中心静脈栄養法に必要な成分をすべて含むオールインワンにした製剤
電解質＋糖質＋アミノ酸＋ビタミン剤＋微量元素	

ロリー輸液を中心静脈（上大静脈と下大静脈）から注入することです。この時、高カロリー輸液を末梢の細い血管から注入すると静脈炎を起こしやすくなります。そのため、太い血管で血液量が多い中心静脈に細いカテーテルを挿入し、エネルギーを補給するようにします。これによって、より早く多くの栄養を届けられます。

中心静脈栄養法は、高カロリー輸液療法のことを表し、「完全静脈栄養法」と呼ばれることもあります。一般には、IVH（intravenous hyperalimentation）、国際的には TPN（total parenteral nutrition）と呼ばれますが、在宅医療では、HPN（home parenteral nutrition）と呼ばれます。TPN が一般に多く使用されています。

(2) キット製剤

TPN 基本液に、電解質や糖質、アミノ酸、ビタミン、微量元素、脂肪などを混注したり、組み合わせたりして投与しますが、最近ではキット製剤がいろいろ発売されています（**表 4.1.1**）。

B. 在宅医療で使用できる注射薬について

在宅医療で院外処方により保険薬局で調剤できる注射薬には、制限があります。つまり、医療機関から処方できる注射薬に制限があるということです。2016 年の診療報酬改定で、初めて脂肪乳剤や抗菌薬・抗生物質の注射薬、補液が処方できるようになりました（**資料 1**）。

〈資料１：保険調剤できる注射薬一覧〉

イ　注射薬のうち支給できるものは、在宅医療における自己注射等のために投与される薬剤（インスリン製剤、ヒト成長ホルモン剤、遺伝子組換え活性型血液凝固第Ⅶ因子製剤、遺伝子組換え型血液凝固第Ⅷ因子製剤、乾燥濃縮人血液凝固第Ｘ因子活性化第Ⅶ因子製剤、乾燥人血液凝固第Ⅷ因子製剤、遺伝子組換え型血液凝固第Ⅸ因子製剤、乾燥人血液凝固第Ⅸ因子製剤、活性化プロトロンビン複合体、乾燥人血液凝固因子抗体迂回活性複合体、自己連続携行式腹膜灌流用灌流液、在宅中心静脈栄養法用輸液、性腺刺激ホルモン放出ホルモン剤、性腺刺激ホルモン製剤、ゴナドトロピン放出ホルモン誘導体、ソマトスタチンアナログ、顆粒球コロニー形成刺激因子製剤、インターフェロンアルファ製剤、インターフェロンベータ製剤、ブプレノルフィン製剤、抗悪性腫瘍剤、グルカゴン製剤、グルカゴン様ペプチド-1受容体アゴニスト、ヒトソマトメジンＣ製剤、人工腎臓用透析液、血液凝固阻止剤、生理食塩水、プロスタグランジンI_2製剤、モルヒネ塩酸塩製剤、エタネルセプト製剤、注射用水、ペグビソマント製剤、スマトリプタン製剤、フェンタニルクエン酸塩製剤、複方オキシコドン製剤、オキシコドン塩酸塩製剤、ベタメタゾンリン酸エステルナトリウム製剤、デキサメタゾンリン酸エステルナトリウム製剤、デキサメタゾンメタスルホ安息香酸エステルナトリウム製剤、プロトンポンプ阻害剤、H2遮断剤、カルバゾクロムスルホン酸ナトリウム製剤、トラネキサム酸製剤、フルルビプロフェンアキセチル製剤、メトクロプラミド製剤、プロクロルペラジン製剤、ブチルスコポラミン臭化物製剤、グリチルリチン酸モノアンモニウム・グリシン・L-システイン塩酸塩配合剤、アダリムマブ製剤、エリスロポエチン、ダルベポエチン、テリパラチド製剤、アドレナリン製剤、ヘパリンカルシウム製剤、アポモルヒネ塩酸塩製剤及びセルトリズマブペゴル製剤、トシリズマブ製剤、メトレレプチン製剤、アバタセプト製剤、pH４処理酸性人免疫グロブリン（皮下注射）製剤、電解質製剤、注射用抗菌薬、エダラボン製剤、アスホターゼ　アルファ製剤、グラチラマー酢酸塩製剤及び脂肪乳剤）に限る。

なお、「モルヒネ塩酸塩製剤」、「フェンタニルクエン酸塩製剤」、「複方オキシコドン製剤」及び「オキシコドン塩酸塩製剤」は、薬液が取り出せない構造で、かつ患者等が注入速度を変えることができない注入ポンプ等に、必要に応じて生理食塩水等で希釈の上充填して交付した場合に限る。ただし、患者又はその家族等の意を受け、かつ、これらの麻薬である注射薬の処方医の指示を受けた看護師が、患家に当該注射薬を持参し、患者の施用を補助する場合又は保険薬局の保険薬剤師が、患家に麻薬である注射薬を持参し、当該注射薬の処方医の指示を受けた看護師に手渡す場合は、この限りでない。

ウ　イの「在宅中心静脈栄養法用輸液」とは、高カロリー輸液をいい、高カロリー輸液以外にビタミン剤、高カロリー輸液用微量元素製剤及び血液凝固阻止剤を投与することができる。なお、上記イに掲げる薬剤のうち、処方医及び保険薬剤師の医学薬学的な判断に基づき適当と認められるものについて、在宅中心静脈栄養法用輸液に添加して投与することは差し支えない。

エ　イの「電解質製剤」とは、経口摂取不能又は不十分な場合の水分・電解質の補給・維持を目的とした注射薬（高カロリー輸液を除く。）をいい、電解質製剤以外に電解質補正製剤（電解質製剤に添加して投与する注射薬に限る。）、ビタミン剤、高カロリー輸液用微量元素製剤及び血液凝固阻止剤を投与することができる。

オ　イの「注射用抗菌薬」とは、病原体に殺菌的又は静菌的に作用する注射薬をいう。

［厚生労働省：調剤報酬点数表に関する事項より］

C. 中心静脈栄養法に必要な医療材料について

中心静脈栄養法には、自然落下による投与法とポンプを使用する投与法があります。

ポンプを使用する場合には、ポンプ専用の輸液セットが必要になります。また、CV ポートが埋設されている患者はフーバー針を使用しますが、ポートを使用しない場合は留置針を使用することになります。

輸液セットとフーバー針は医療材料の償還価格が決まっているので、保険請求できますが、医療機関から払い出すのか、薬局から払い出すのか、医療機関と薬局が事前に話し合うことが必要です。

ポンプを使用する場合は輸液の置き場所の制限は少ないのですが、自然落下の場合は、患者のベッドサイドに点滴台やそれに代わるフックやハンガーが必要になります。在宅現場では、クリーニングで使用する服をかける針金ハンガーを曲げてカーテンレールなどを利用し点滴台の代わりにするなど、患者宅によりいろいろ工夫することもあります。

D. 調剤設備

中心静脈栄養を混注する場合は、薬局にクリーンベンチ（図 4.1.6）など無菌的に調剤ができる設備が必要です。在宅現場で投与時に混注する方法もありますが、薬剤師や看護師が投与時居宅を訪問して現場で調剤するのは、大変であり、衛生面でも劣ります。そのためクリーンベンチ内で調剤することがベストです。2012 年より法律が変わり、薬局は無菌設備の共同利用が

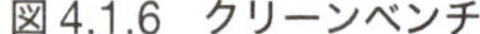
図 4.1.6　クリーンベンチ

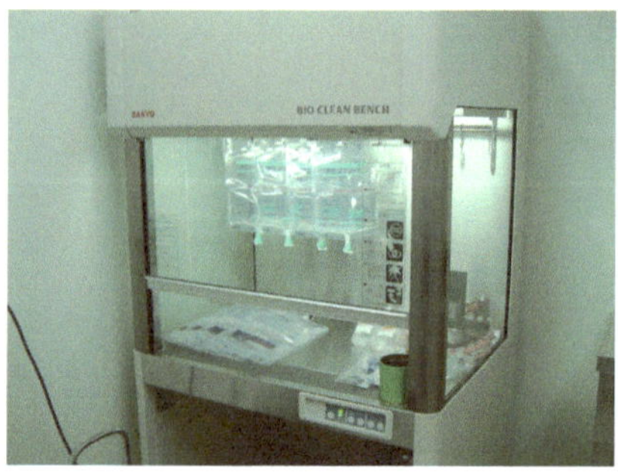

可能になり、薬局にクリーンベンチを設置するための条件が緩和（「無菌製剤処理を行うための専用の部屋（5平方メートル以上）を有していること」の要件が削除）されました。薬局は高額なクリーンルームがなくてもクリーンベンチのみで無菌調剤が可能になり、設備投資が手の届くところになりました〔25年度中医協資料（**資料2**）〕。

〈資料2：無菌調剤に係る薬局の負担軽減〉

無菌調剤に係る薬局の負担軽減　（H24年度改定）

無菌製剤処理加算に関する施設基準の見直し

無菌調剤を行うためには、特別な施設が必要とされるが、改定前の施設基準では一部不都合が生じていることから、より合理的な基準となるよう、無菌製剤処理の施設基準における「十分な施設を有している」との要件を「十分な施設又は設備を有している」と合理的に改めた。

改　定　前	改　定　後
（調剤料に係る無菌製剤処理の施設基準） （1）薬局であること。 （2）無菌製剤処理を行うにつき十分な施設を有していること。 （3）無菌製剤処理を行うにつき十分な体制を有していること。	（調剤料に係る無菌製剤処理の施設基準） （1）薬局であること。 （2）無菌製剤処理を行うにつき十分な施設**又は設備**を有していること。 （3）無菌製剤処理を行うにつき十分な体制を有していること。

【留意事項通知にて】
「無菌製剤処理を行うための専用の部屋(5平方メートル以上)を有していること。」の要件を削除。

［厚生労働省：中央社会保険医療協議会総会(第242回)議事次第より］

E. 訪問方法と在宅での管理について

経腸栄養剤や中心静脈栄養は、居宅に保管するにもスペースをとります。在宅では、保管場所の確保と混注した中心静脈栄養は、冷暗所または冷蔵庫に保管することになるので、そのスペースも必要になります。患者や家族と、そのあたりも事前に話し合っておく必要があります。

　また、訪問においてもかなりの重量と容積があるので、自動車による訪問になります。自動車で訪問する場合、駐車場の確認も必要です。駐車許可証に関しては、都道府県や警察の所轄により違いがあるので、事前に地元の警察署に相談に行くとよいでしょう。

F. 医療ごみについて

　経腸栄養剤や中心静脈栄養を使用すると、空き缶や輸液バッグ、栄養セットや輸液セットのルート、さらにはフーバー針など医療ごみが出ます（図4.1.7）。ごみの処理に関しても市町村によって差異があり、家庭ごみに出せない場合もあるので、薬局が事業ごみ処理業者と契約をして処理するほうが、ベターです。

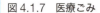

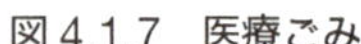
図4.1.7　医療ごみ

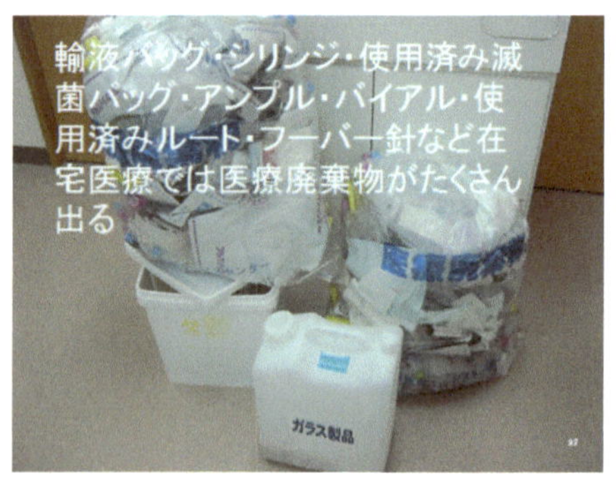

宮崎市　薬局つばめファーマシー
萩田　均司

引用・参考文献
1）多賀昌樹：竹谷豊，塚原丘美，桑波田雅士ほか編：新・臨床栄養学，p62，講談社，2016
・井上善文編：経腸栄養剤の選択とその根拠，フジメディカル出版，2009

4.2 独　居

A. 地域包括ケアシステムと薬剤師

高齢化の進行などに伴い、団塊の世代が75歳以上となる2025年を目途に、重度な要介護状態となっても住み慣れた地域で自分らしい暮らしを人生の最後まで続けることができるよう、医療・介護・予防・住まい・生活支援が一体的に提供される地域包括ケアシステムの構築が急がれています。地域包括ケアシステムとは、医療、介護、予防という専門的なサービスと、その前提としての住まい、生活支援・福祉サービスの５つの分野を効率よく提供できる体制で、それらは、自助・互助・公助・共助により支えられています。この地域包括ケアシステムの大きな柱である在宅医療の拡充を目指すことが薬剤師にとっても重要な行動だと考えます。開局薬剤師の立場から、在宅医療における薬物治療管理の実践と課題を、独居の高齢者の実例を紹介しながら、考えていきます。

在宅医療・介護における薬剤師の役割としては、服薬状況が悪い場合に高齢者の薬物療法の特性や問題点を考えながら理由を探り対策を探ることが重要だと考えます。

まず、高齢者の生活・暮らしを十分理解し観察することや感じることが重要です。快食・快眠・快便と表すように、療養の生活のなかで、維持期・回復期に、食事・排泄・睡眠そして運動の領域の質を上げたいと思うのは誰でも共通だと思います。これらの質を、薬により上げていくため、そして薬の副作用により領域の質を下げないために関わっていくことが、薬剤師の使命だと感じています。

薬が患者さんの病状、ADL・QOLに悪い影響を与えていないかをしっかりアセスメントして、医師らに在宅での服薬管理の必要性を報告するなど、積極的に在宅医療に取り組むことが今後も大事な行動と考えます（図4.2.1）。

開局薬剤師だけの行動では、地域の医療提供体制は築けません。病院薬剤師との連携も非常に重要な行動と考えます。

図 4.2.1　薬剤師と地域とのつながり

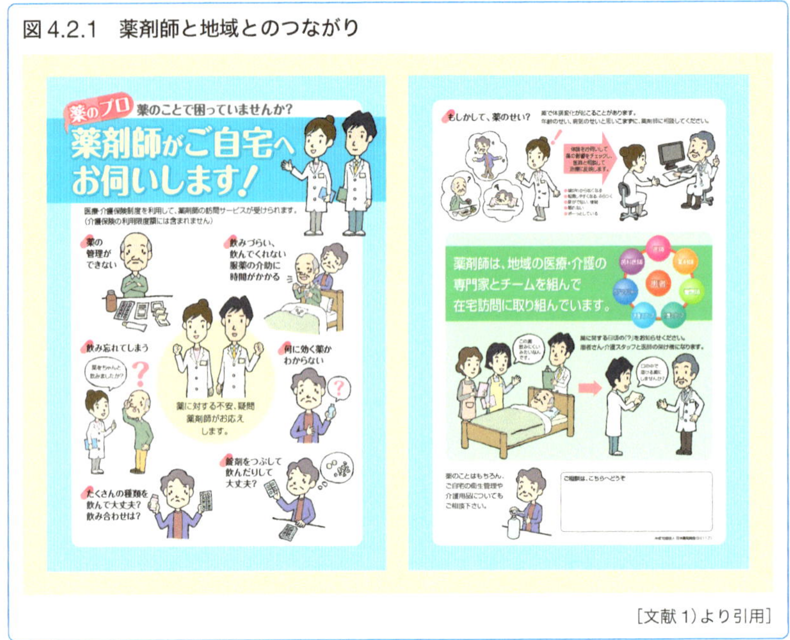
薬のプロ
薬のことで困っていませんか?
薬剤師がご自宅へお伺いします!
医療・介護保険制度を利用して、薬剤師の訪問サービスが受けられます。
(介護保険の利用限度額には含まれません)
薬の管理ができない
飲みづらい、飲んでくれない 服薬の介助に時間がかかる
飲み忘れてしまう
薬をちゃんと飲みましたか?
薬に対する不安、疑問 薬剤師がお応えします。
何に効く薬かわからない
錠剤をつぶして飲んだりして大丈夫?
たくさんの種類を飲んで大丈夫? 飲み合わせは?
もしかして、薬のせい?
薬で体調変化が起こることがあります。
年齢のせい、病気のせいと思いこまずに、薬剤師に相談してください。
体調をお伺いして 薬の影響をチェックし、医師と相談して 治療に反映します。
薬剤師は、地域の医療・介護の専門家とチームを組んで在宅訪問に取り組んでいます。
患者
薬に関する日頃の「?」をお知らせください。
患者さん・介護スタッフと医師の架け橋になります。
この薬 飲みにくい みたいなん です。
口の中で 溶ける薬に しませんか?
薬のことはもちろん、ご自宅の衛生管理や介護用品についてもご相談下さい。
ご相談は、こちらへどうぞ

［文献 1）より引用］

B. 症　例

(1) 独居者宅への訪問例（薬剤師が関与したチームの連携のケース 1）

開局薬剤師が、外来通院の糖尿病患者に対して薬局窓口で服薬指導を実施していました。その患者は、年を経るごとに来局が困難となり、症状の変化、日常の ADL・QOL の変化が著しく、在宅医療に切り替わっていったのですが、薬剤師がその変化にいかに単独で対応していけるか、また、在宅医療介護に対して地域で医療および福祉介護職などの多職種との連携とその重要性、インスリン療法の手技の変化への対応など、その指導・管理・連携の重要性を示す事例です。

①患者プロフィール

1960 年生まれで都営団地に独居の 56 歳の女性。生活保護法において医療扶助を受けています。緊急時対応は、別居兄・介護支援専門員（ケアマネジャー）・福祉相談支援専門員・訪問看護師。その状況によって、連携がなされています。近隣のかかりつけ医療機関（内科・外科等、複数医師のいる診療所）があり、状態変化とともに、他病院眼科医の受診を併診しています。

筋ジストロフィーで都立病院の専門外来を定期的に受診しています。両親ともに、かかりつけ医療機関（同診療所）にて、在宅医療を実施していました。母親も筋ジストロフィーで在宅受診していましたが他界しています（かかりつけ医にて看取り）。

②服薬状況の流れ

2013年

- 都立病院の筋ジストロフィーの専門外来を定期的に受診。院外処方により筆者らの薬局で服薬指導が始まりました。(HbA1c：9.5)。
- かかりつけ医療機関（在宅診療）にて糖尿病と診断され、オイグルコン®錠2.5 mg 1錠が処方されました。その後、内服ではHbA1cの調整が困難なため（HbA1c：12.0)、インスリン療法の併用となりました（イノレット®30R注（朝・夕各12単位/2回/1日)、アクトス®錠30 mg 1錠の併用服薬)。

2014年

- HbA1cが安定しないため、イノレット®30R注を増量（1月：朝・夕各16単位/2回/1日⇒11月：朝・夕各32単位/2回/1日）しました。

2015年

- 腰痛悪化による運動量低下、食事管理不良のため高脂血症が悪化し、ゼチーア®錠10 mg 1錠が処方され、服薬が開始されました。
- 服薬管理が困難になり状態も安定しないため、都立病院に検査・教育入院となりました（2~6月)。入院時の検査の結果、食後の急激な血糖値上昇があるため、イノレット®30R注からノボラピッド®注フレックスペンに変更しました。
- 検査値が安定せずインスリン製剤の単位数も増加していくため、ノボラピッド®フレックスペンからビクトーザ®皮下注18 mgに変更しました。
- 6月末の退院時に、アクトス®錠30 mg 1錠、ゼチーア®錠10 mg 1錠からリピトール®錠5 mg 1錠、ベイスン®錠0.2 mgに変更としました。

2016年

1月、訪問医師より内服薬の一包化の依頼がありました。朝食後（オイグルコン®錠2.5 mg 1錠＋リピトール®錠5 mg 1錠)、毎食直前（ベイスン®錠0.2 mg）を一包化しました。

２月、筆者らの薬局に勤務する管理栄養士が同行訪問して栄養相談を実施し、カロリーオーバー、中華丼の食事、カップ麺・つまみのお菓子の食べ過ぎを禁止しました。

３月、区医師会立訪問看護師と同行訪問。連携確認し、訪問看護師と薬剤師の服用に関する申し送り事項を以下のようにまとめました。

a．朝食後および毎食直前の薬を一包化し、服薬日を印字する

b．月・木曜日はデイサービスに出かけるため、カレンダーの薬を本人にもたせる

c．日曜日の注射針は、金曜日に訪問する看護師がセットする。それ以外の曜日の注射針は、毎日昼に訪問するヘルパーの見守りのもと本人がセットする

d．薬は基本的に薬局で預かり、毎週水曜日の昼に薬剤師が訪問し、カレンダーに１週間分セットする。看護師は金曜日に訪問。

e．処方に変更があった場合、介護職にもわかるように明記する

４月より、注入器を安定させる補助器具を提供しました（図 4.2.2）。また、針の脱着用にニードルコアホルダーを配置しました。食事管理ができておらず、６月に HbA1c が 11.0 まで上がったため、ビクトーザ® 皮下注 18 mg を中止して、トレシーバ® 注フレックスタッチ（昼食前１日

図 4.2.2　高齢者を配慮した注入器および補助器具

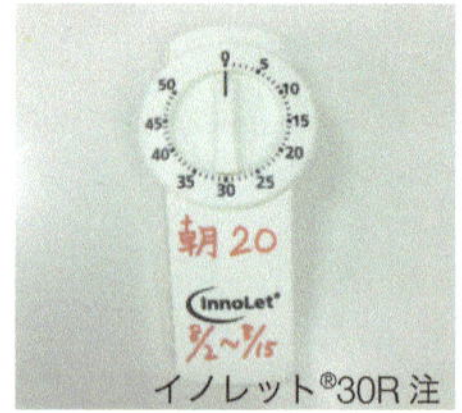

イノレット®30R 注

握りやすい形状。ダイヤルも回しやすく単位も大きく見やすい。（手書きで、使用する単位を示した。）

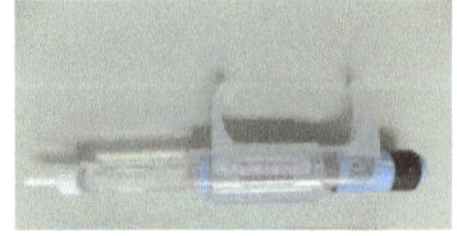

「指の固定器具」を装着した注入器

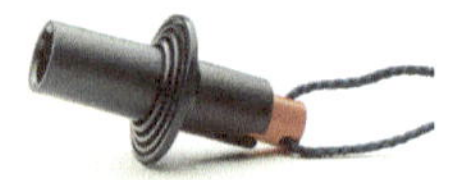

針の着脱用補助器具「ペンニードル®リムーバー」（写真：ノボ ノルディスク ファーマより提供）

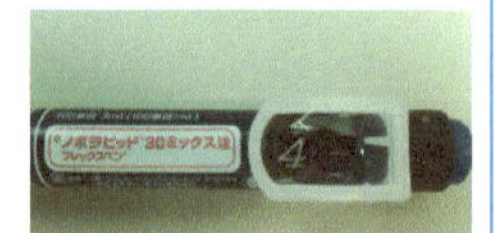

拡大鏡を装着した注入器

1 回）に処方変更し、10 単位より開始しました。HbA1c を指標に毎月検査し、7 月 20 単位⇒ 8 月 30 単位⇒ 9 月 40 単位⇒ 10 月 50 単位。その後、状態は安定し、現在に至ります。

③この事例から薬剤師が考えること

最初に、外来通院の糖尿病患者さんに対して薬局窓口での服薬指導を実施していますが、その患者さんが年々、来局が困難となり在宅医療に切り替わっていくことに対して、薬剤師が、その変化にいかに対応できるのか、ということを考えます。

窓口での服薬指導を実施しているかぎりでは、処方された薬剤を本人またはヘルパーが持ち帰り、その薬剤をどのように服薬しているか不明です。それを疑問に思い、近隣のお住まいであったので、自宅訪問の動きとなりました。薬剤師が服薬指導時に、患者の細かい動きまで観察することの大切さを感じています。

1）薬剤師がその変化にどうすれば単独で対応していけるか

自宅での ADL・QOL をいかに向上していけるか、医師の処方を的確に把握して、その内容を理解することが大切です。

2）地域での医療および福祉介護職との在宅医療介護に対する多職種との連携とその報告の重要性

介護保険の導入により、福祉の介護スタッフとの関わりが非常に重要になってきました。特にその報告においては、文書が基本です。さらには、電話・直接の面談・担当者会議による意見交換など、意思の疎通が大事であることを感じています。

3）インスリン療法の手技の変化にどのように対応していけるか、その指導・管理・連携の重要性について

血液検査の値はもちろん、その値の示す内容を理解して、いかに的確な、インスリンの処方をアドバイスできるか、また、その手技が的確にできるように、アドバイスや、印などでの補助を的確にすることの大切さが分かります。医師との連携・訪問看護師との医療連携、介護職との服薬を中心とした情報交換が重要です。

そして、在宅医療介護に対して、多職種と連携していけるかが大切です。1 人の独居生活の患者さんを医療面だけ見守るのでは在宅医療だけで終わっています。在宅介護においても、家族・福祉の介助、介護職員による服薬確認、ケアマネジャーの位置づけにおいて、薬局薬剤師の行動が、1人の糖尿病患者の生活を左右させる行動になっていくと考えています。

家族・医師・看護師・介護支援専門員・介護、行政職員・薬剤師・管理栄養士・医療事務職員の連携のもと、現在も継続して在宅医療を行っています。

(2) 独居者宅への訪問例（薬剤師が関与したチームの連携のケース2）

①患者プロフィール

73歳の独居女性（都営団地に一人住まい）。6年前に都立病院産婦人科にて、子宮頸癌Ⅰb期診断で手術。その後放射線治療実施後、尿管周囲の腫瘍進展を認め、化学療法を6クール実施しましたが、SCC値が上昇し、骨（右腸骨）への転移も確認したため、自宅での緩和ケアを導入しました。自宅での看取りを前提に、病院の連携室よりかかりつけ医師を紹介され、近隣の診療所で訪問診療開始となりました。自宅療養となっています。

②訪問の経緯

右腸骨の痛みが強くなってきたため、疼痛緩和治療を受けることとなりました。ADLは筋力低下のためふらつきがあり、昼間は横になっていることが多く、仙骨部に褥瘡があります。家族は息子が都内に住んでいますが、家庭を持っているため、あまり援助は期待できません。実際には全く援助が期待できない状況でした。

退院時より地域支援センターを中心に、チームが結成されました。この患者は外来通院していましたが、われわれの薬局においては訪問していませんでした。支援センターのケアマネジャーから訪問依頼を受け、医師の確認は処方せんにおいて「訪問指示」を記載してもらい、訪問開始となりました。

要介護3の認定で、訪問介護（毎日朝夕）、訪問診療（週1日）、訪問看護（週1日）、薬剤師による居宅療養管理（週1～2日）のサービスを受けています。

③処方薬（表4.2.1）から考えられる事項

1）被害妄想が非常に強く、支援を受け入れなかった。そのため、リフレックス®錠を服用している。服用後7日後より改善傾向あり。

2）睡眠に対して非常に執着心があり、不眠でのストレスは強く、症状行動に現れるため、サイレース®錠2mgを服用している。薬剤師が日付を入れて一包化し、週2～3回訪問することにより改善傾向。

3）ロキソニン®錠の服用は、個人にまかせ、1日4錠までを限度として

表 4.2.1　処方薬(青薬剤は一包化、赤薬剤は個人管理)

薬　剤　名	用量・用法
①ネキシウム® カプセル 20 mg ルプラック® 錠 4 mg	1C 1 錠　分 1　朝　食後
②マグミット® 錠 250 mg	2 錠　分 2　朝食後・寝る前
③テトラミド® 錠 10 mg サイレース® 錠 2 mg	1 錠 1 錠　分 1　寝る前
④フェロミア® 錠 50 mg リフレックス® 錠 15 mg	1 錠 1 錠　分 1　寝る前
⑤ロキソニン® 錠 60 mg	2 錠　分 2　朝食後・寝る前
⑥フェントス® テープ 1 mg*	1 枚　1 日 1 枚

*：フェントス® テープ 1 mg は、個人ならびに介護職の介添えにより使用

服用可能としている。その残薬調整は薬剤師が確認して医師・看護師に連絡する。

4）マグミット® 錠 250 mg の服用は、個人管理とする。排便に対しても執着心が強いため、その状態で服用量を調整している。1 日 4 錠までと確認して、便の状況は、介護職・医療職の記録ノートで確認できる。残薬は薬剤師が確認する。

5）食事は、介護職員が朝と夕に調理して用意するが、好みが難しいため、あまり好んで食べていない状況あり。薬剤師から、ラコール®、エンシュア・リキッド® の服用も勧めるが味に難があり、思うようには服用してもらえない。医師の推奨助言を求める。

6）痛みの最終コントロールは、テトラミド® 錠・ロキソニン® 錠ではなく、本人にもフェントス® テープであることを話して、毎日貼りかえることを意識させている。毎日のことなので、ケアマネジャー中心に介護職員がその行為を促し、その手技については、薬剤師と看護師で紙に書いて貼り付けておいた。

当初、MS コンチン® 錠 10 mg を 1 日 6 錠服用させていたが、胃腸障害が強いため、フェントス® テープに変更した。フェントス® テープも 2 mg 使用したが、妄想・幻覚・眠気が強く ADL 低下のため、1 mg に変更した（図 4.2.3A）。夜間も訪問することも数多くあった（図 4.2.3B）。

管理を介護職のヘルパーにお願いして、認知症での外用薬の管理と同じように指示して、貼る薬剤には日付を記載し、日にちを確認しながら使用

図 4.2.3　独居者宅への訪問例

A　フェントス® テープ

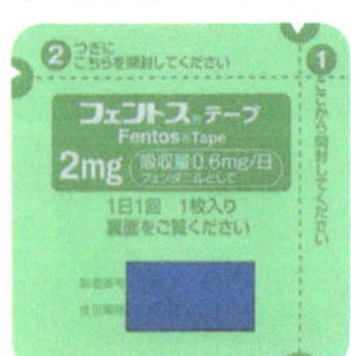

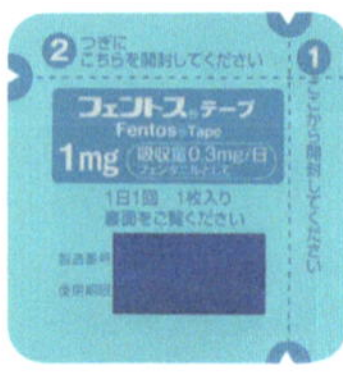

2 mg から 1mg へ

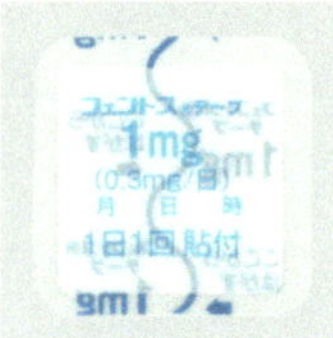

日付を記載

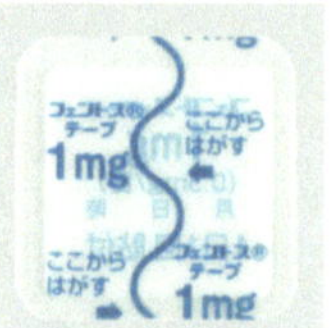

裏面

B　夜間訪問

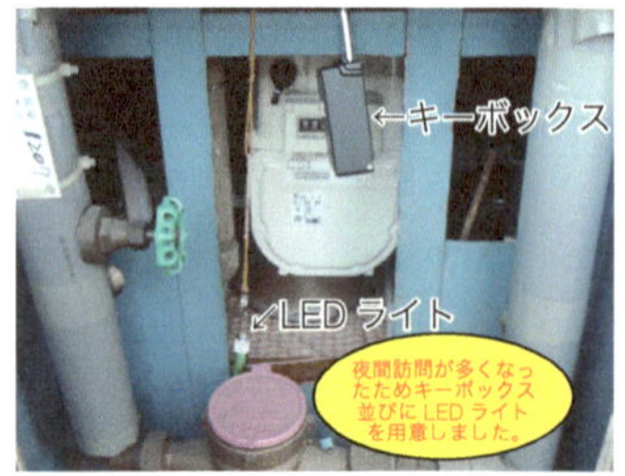

夜間訪問が多くなったためキーボックスならびに LED ライトを用意

C　回収ボックスかご

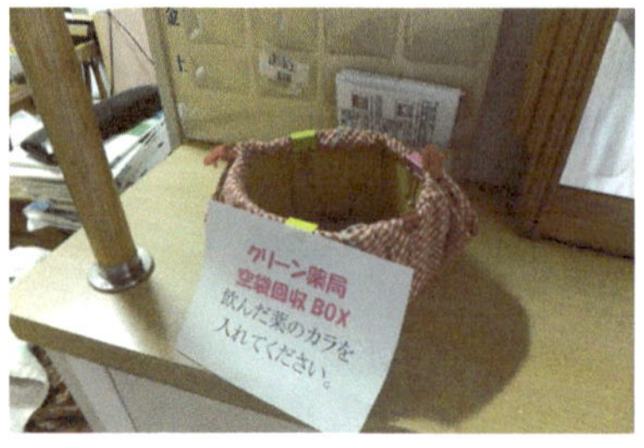

少しでも気分が楽になるように明るい色で作成

してもらった。以下の点に注意してもらった。

・剥がせる場所を探す。
・無理に貼らない意識を持つ。
・貼り終えた薬剤は、回収ボックスかごに入れる（図 4.2.3C）。

④経　　過

骨部の褥瘡に対して、アクトシン® 軟膏処置＋オプサイトにて処置を訪問看護師に依頼しました。このころからかなり栄養状態は低下してきました。下痢を起こし、経口摂取ができない状態となりました。下痢止め処方を服用させましたが、水分摂取もできない状態となりました。嚥下補助ゼリーでの対応としましたが、その翌朝、自宅において緊急で駆けつけた家族に看取られて、他界されました。

死亡確認は、かかりつけ医師が行い、エンゼルケア（死後処置）は訪問看護師が行い、残薬の回収については、フェントス® テープも含め薬剤師が行いました。

⑤この事例から薬剤師が考えること

この訪問は、支援センターのケアマネジャーから、紹介をいただきました。以前、外来で投薬していた時とその患者さんの生活環境が大きく変化しています。

個人の風貌も変化していました。薬剤師に求められるのは独居での生活環境をいち早く観察することです。そのためには多くの高齢者の生活・暮らしを十分理解し観察すること、そして感じることが重要な行動と考えます。先にも述べましたが、快食・快眠・快便と表すように、療養の生活のなかで、維持期・回復期に、食事・排泄・睡眠そして運動の領域の質を上げたいと思うのは共通だと思います。これらの質を、薬により上げていくため、そして薬の副作用により領域の質を下げないために関わっていくことが、薬剤師の使命だと感じています。

薬が患者の ADL・QOL に悪い影響を与えていないか、心身の弱まりをしっかりアセスメントして、医師等に在宅での服薬管理の必要性を報告するなど、積極的に在宅医療に取り組むことが今後も大事な行動だと考えます。

実際に服薬現場に参加することで、病状はもちろんのこと、患者さんの理解力、嚥下能力、身体能力などをより詳細に把握でき、評価と計画を行うことにより、適切な服用形態の選択へとつなげることができます。

疼痛緩和治療に関しては、その実際の薬剤の使用方法を、関与している介護職員・家族そして患者本人に対してかみ砕いて説明していかないと、お互いの意思の疎通ができないと感じました。特に麻薬等を使用する場合では、その貼付方法・廃棄方法にもきちんとした説明が必要となってきます。皆が共通して使用薬剤を把握していないと事故の原因となる可能性もあります。

看取りの場面での薬剤師の存在感は、いまだ低いと感じますが、薬剤師が身内でもない人の看取りを経験すると、薬剤師の未熟さと、その行動の教科書のない状況が非常に不安になることが多いと感じています。

C. まとめ

独居高齢者においての薬剤師のすべき行動は、今まで述べてきたように、患者さんの生活環境を観察して、その人の生活に合うような服薬支援を心がけることだと感じています。患者さんの気持ちと、独居での不安感をわれわれ薬剤師が少しでも理解して、生活ならびに暮らしに関与してあげられることこそ、本当の服薬支援ではないでしょうか。

全国には、薬剤師による情報の共有ができるネットワーク、一般社団法人全国薬剤師・在宅療養支援連絡会（J-HOP）（http://www.j-hop.jp/）があります。ここには、全国在宅医療に関与し支援している薬剤師の仲間が1,300 人以上います。困ったことはすぐに、共通での解決案を皆で関与してくれます。

最後に、「患者のための薬局ビジョン」、地域の住民・患者から信頼される「かかりつけ薬剤師・かかりつけ薬局」の役割について、地域包括ケアシステムのなかでの「健康サポート薬局」を目指してその行動が重要だと考えます。薬剤師がその信頼を得られるかが課題ですが、今からの行動で理解されていくと考えます。

品川区　クリーン薬局
大木　一正

引用・参考文献

1) 日本薬剤師会：在宅療法における服薬管理の意義、薬局業務を説明するためのリーフレット，2011

4.3 家族と同居

はじめに

高齢者の服薬支援を行ううえで、家族と同居している場合は、その服薬状況や薬剤の効果・副作用などの確認を本人以外からもできるため、より踏み込んだ薬学的管理・指導ができると思われがちです。確かに、多くの場合では、家族に薬の管理をしてもらえたり、体調のチェックなどを行ったりしてもらえるので非常に状況の把握はしやすいと思います。しかし、家族と同居といっても、高齢者の二人暮らしの場合と 3 世代 4 世代同居といった大家族の場合ではその状況は異なりますし、大都市部と地方で家族の関係性も異なることがあるので、家族の構成や関係性の確認を介入初期から把握しておくことは非常に重要と考えます。

内閣府発表の平成29年版高齢社会白書[1)]によると、2015年時点で65歳以上の高齢者のいる世帯割合は全世帯数の47.1%（図4.3.1）に達し、高齢者のいる世帯の約3割が夫婦のみの世帯ということでした。この割合は今後増えていくことが予想されており、家族と同居といっても老老介護、認認介護状態である可能性を十分考慮しなければならないと考えます。またこの白書では示されていませんが、65歳以上の高齢者がその両親等を介護している世帯もあるため、家族の構成・年齢等を把握する必要が出てきます。

A. 家族構成とその関係性

家族と同居している高齢者宅を訪問した際に確認しておきたい事項として、家族構成とその関係性、家族の理解度・認識があげられます。

(1) 家族構成と関係性

例えば3世代で同居している高齢者であっても、日中は息子夫婦・孫等が仕事や学業のため、患者本人が日中独居である可能性もありますし、場合によっては朝や夕方も家族がいない世帯もあります。

そしてデリケートな部分ではありますが、家族の関係性を十分観察する必要があります。以前にあった例としては、3世代が同居している高齢者宅ではありましたが、嫁姑問題・息子夫婦間の関係により、患者が家庭内独居状態であったこともあります。このような状態では家族からの支援は得られず、服薬支援が非常に難しい状況でありました。

(2) 家族の理解度・認知機能

高齢者夫婦のみの世帯は当然ですが、介護している子供世代でも60歳を超えているという世帯は珍しくなくなってきています。90歳代の患者を70歳代の娘が1人で介護している世帯もありました。そのため家族の理解能力、認知機能、手技能力等々を確認する必要が出てきます。また介護している人自身も持病を抱え服薬していることがありますので、患者の薬と介護している人の薬と混同しないような説明、支援が必要と感じています。

近年では、在宅で胃瘻から薬剤や栄養剤の投与をしている患者は珍しくな

図 4.3.1　65 歳以上の者のいる世帯数および構成割合と全世帯に占める 65 歳以上の者がいる世帯の割合

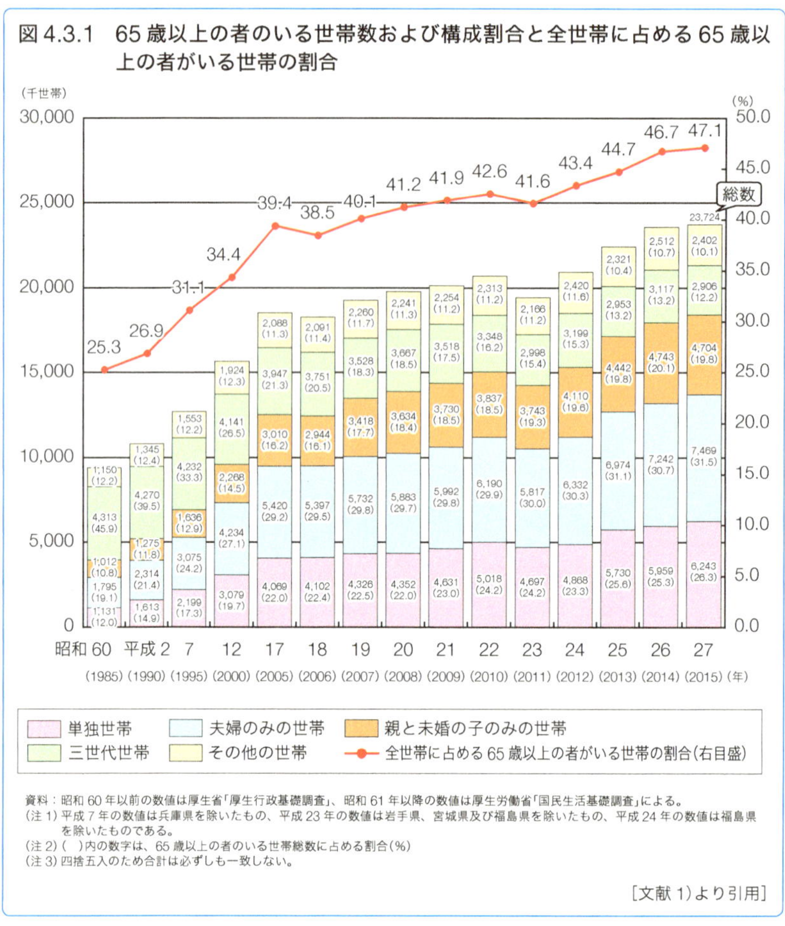

資料：昭和 60 年以前の数値は厚生省「厚生行政基礎調査」、昭和 61 年以降の数値は厚生労働省「国民生活基礎調査」による。
(注 1) 平成 7 年の数値は兵庫県を除いたもの、平成 23 年の数値は岩手県、宮城県及び福島県を除いたもの、平成 24 年の数値は福島県を除いたものである。
(注 2) (　) 内の数字は、65 歳以上の者のいる世帯総数に占める割合 (%)
(注 3) 四捨五入のため合計は必ずしも一致しない。

[文献 1) より引用]

く、在宅中心静脈栄養法（home parenteral nutrition：HPN）や鎮痛剤の持続注入法などの医療行為を家族に管理してもらうことも増えているため、家族の理解の確認や患者家族への支援も必要となってきます。介護をしている家族の負担が少なくなるよう、シンプルな管理方法の提案・わかりやすい説明が求められます。

(3) キーパーソン

「キーパーソン」とは、言葉の語源である「key（鍵）」と「person（人）」が示すとおり、医療や在宅療養での鍵を握る人のことで、治療方針や療養方法を決めるうえで強い影響力を持つ人を意味します。高齢患者の場合、キーパーソンは配偶者や子供であることが多い傾向にあります。

特に医療依存度が高い高齢者の場合（がん末期患者、HPN 施行者など）はキーパーソンの存在は不可欠で、服薬支援もキーパーソンを中心に行う必要があります。他職種の人と話をするうえでもこの他職種の人がどのような人なのか確認をしておく必要があり、キーパーソンを中心に在宅療養の支援をしていく必要が出てきます。

注意すべき点としては、キーパーソンが同居家族以外である可能性もあるということです。同居していない家族であることも多く、なかには家族以外（親族、本人自身、近隣住人、介護者など）のこともあるので、他職種の人と情報を共有し誰がキーパーソンであるかを明確にしておいたほうが良いでしょう。

また、服薬支援だけを考えると、必ずしもキーパーソンが服薬管理を行っているわけではないので注意が必要です。

(4) ソーシャルサポーター

キーパーソンはサッカーでいう司令塔の役割ですが、家族や支援者の役割を示すのが「ソーシャルサポーター」になります。このソーシャルサポーターとは、もともとは社会的関係性のなかでやり取りされる支援のことを指していますが、在宅療養の場合では、患者を支えるさまざまな介助者・支援者を指します。ここで、このソーシャルサポーターをその役割によって 3 つに分類して、その関係性を整理します（表 4.3.1）。

薬学的管理指導のなかで服薬の支援者は「道具的サポーター」であり、服薬の意義や必要性の伝達、場合によっては副作用の確認をする人が「情報的サポーター」となります。不安や本心の吐露をしやすいのが「情緒的サポーター」であり、心理的要因（副作用、医療用麻薬の使用など）による服薬困

表 4.3.1　ソーシャルサポーターの分類

種　類	役　割	なりうる人物
道具的サポーター	介助や移動の手助けとなる人 買い物、車の運転、身体的介助の提供	配偶者、子供、子供の配偶者など
情報的サポーター	問題解決の手助けと助言をする人 療養、生活に必要な情報の提供	配偶者、子供、医療者など
情緒的サポーター	精神的に支えとなる人 共感、安心、愛着、尊敬の提供	配偶者、孫など

難な場合には、この情緒的サポーターを介して説明や支援を行うことで心理的不安が取り除かれ、服薬向上につながることがしばしば見受けられます。

実際の薬学的管理指導のなかでは、服薬管理を行っている家族（道具的サポーター）への管理方法の説明や服薬指導で十分こと足りますが、説明を行っても本人が理解、納得してもらえない場合などに関しては、情報的・情緒的サポーターを介して説明を行うことで解決することがあります。

B. 服薬支援のポイント

患者が高齢で状況をきちんと説明できない時には、服薬指導や副作用の確認は家族に行うことになると思います。この服薬指導は、主に服薬管理をしている家族の人に対して行うと思いますが、この指導内容は家族全員に理解してもらえるように伝えることが重要であると感じています。特に医療用麻薬や抗がん剤のような、副作用が重篤化したり早期の対応が必要であったりするものであればなおさらとなります。

在宅療養の場合、多職種連携のため「連携ノート」（図 4.3.2）が置かれている場合も多いので、そこに服薬指導内容や注意事項を記載して家族の人に見てもらうことも、一つの方策と考えます。実際にあった例としては、がんの末期患者の場合で、息子以外の同居者は医療用麻薬の使用について理解していたのですが、息子だけがそのことを知らず、息子の発言により患者の医療用麻薬服用拒否につながったことがあります。

家族と同居の場合、支援する高齢者の日常生活について家族に確認できる

図 4.3.2　連携ノートを用いた支援

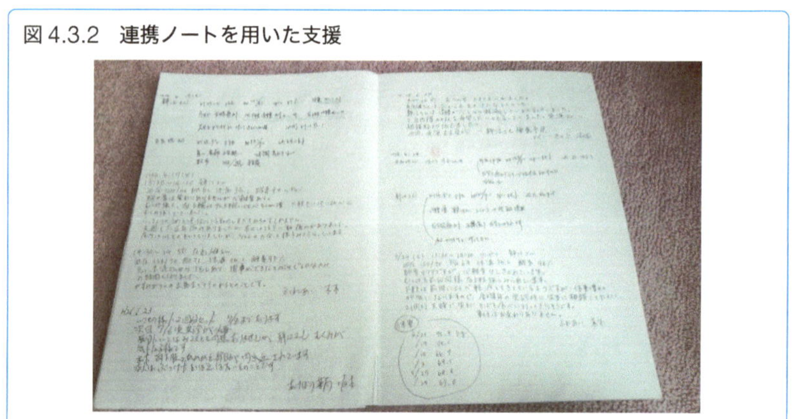

表 4.3.2　同居家族への確認事項

確認事項	注意すべき能力	提案事項
食事量の変化、食事時間の延長、むせの有無	嚥下能力低下	剤形変更、服用薬削減
手の震え、ヒートからの取り出し、一包化の開封	手技能力低下	管理方法変更、副作用疑い
記憶障害、日中の覚醒状況	認知能力低下	副作用疑い、認知症進行
歩行速度、ふらつき・転倒	身体能力低下	副作用疑い、フレイル・サルコペニア

ため、服薬支援の参考となったり療養方法の提案につながったりします（**表 4.3.2**）。例えば食事時間や食事量の変化から、嚥下能力の低下や認知機能低下などの可能性が疑われ、剤形変更・処方薬剤の見直しなどの提案につながっていきます。同居している家族から普段の生活状況を確認できることは、より踏み込んだ薬学的管理指導、高齢者の服薬支援につながっていきます。

C. 症　例

（1）78 歳女性、重症筋無力症、胃瘻造設後

息子夫婦と三世代で同居。キーパーソン：夫、薬剤管理者：長男の嫁。

①初回訪問時

初回訪問は退院後 1 週間に実施。薬の管理者である長男の嫁もパートで仕事を抱えており、日中は夫と 2 人だけとなることもありました。患者の夫も高齢であり、薬の説明は長男の嫁がいる時にしてほしいとのことであったため、訪問は長男の嫁がお昼に一時帰宅する時間に合わせて行うこととしました。また、薬の管理を簡素化するため、一包化ならびに投薬カレンダーでの管理を実施することにしました。

②簡易懸濁法

退院時処方として胃瘻からの薬の投与は簡易懸濁法を用いて注入されていました。処方されていた薬剤は簡易懸濁法にて投与できる薬剤でしたが、溶解するための 10 分を待つことも難しく、長男の嫁が投与時に薬剤を粉砕していることが判明しました。

その状況を踏まえ、崩壊に時間がかかる薬剤で口腔内崩壊錠のある薬剤は口腔内崩壊錠に剤形変更し、ないものに関しては散剤にしたり粉砕をし、家族が薬剤投与までの時間をかけずに済むような処方提案を行いました。また、

図 4.3.3　けんだくボトル®(シンリョウ)

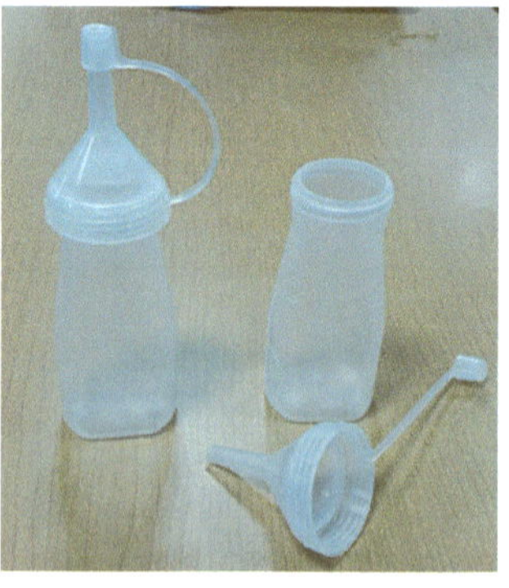

「けんだくボトル®」（図 4.3.3）を利用した投与方法を提案しました。これにより、投与までの時間を大きく短縮することができました。

③栄養剤の調整

栄養剤の投与時間の短縮ならびに軟便の改善目的で、ラコール® NF 配合経腸用液からラコール® NF 配合経腸用半固形剤への変更となりました。半固形製剤への切り替えにより投与時間の改善はしましたが、注入に非常に力と手間がかかること（注：ラコール® NF 配合経腸用半固形剤専用アダプタ発売前でカテーテルチップによる投与法を実施）と便秘がひどくなったこともあり、開始して 1 週間ほどでもとに戻せないかと相談がありました。

家族、医師、看護師と相談のうえ、時間的に余裕がある夜の投与分をラコール® NF 配合経腸用液とし、朝と昼の分はラコール® NF 配合経腸用半固形剤のままで投与することを提案しました。また、朝と昼に使用する栄養剤は前日のうちにカテーテルチップに充填して、冷蔵庫にて保管することを提案しました。便秘症状に対しては処方されていた整腸剤の中止と症状に合わせた酸化マグネシウム錠の使用を提案しました。

④結　果

今回の調整により、患者本人は栄養剤の投与時間の長さ（6 時間/日 ⇒ 2.5 時間/日）から解放され、その分をリハビリや趣味の時間にあてることができ、また排便状況も改善され、在宅療養の質が向上したと喜んでいました。家族も薬剤の管理・投与の煩わしさから解放され、その身体的・精神的負担が軽減されたとの感想でした。

D. まとめ

高齢者の服薬支援を行ううえで家族と同居している場合、その家族に対しても支援の目を向けなければならないと感じています。特に高齢化が進み、同居家族も高齢化している状況をかんがみると、今までのような、家族同居なら服薬管理は家族の人に、といったことが通じなくなっています。

さらには在宅医療の推進により、医療依存度の高い患者も自宅で療養しているため、ますます家族の負担が大きくなってきます。在宅療養により負担が増え、家族が疲弊してしまっては高齢者の在宅療養は継続することができなくなります。そうならないためにも、高齢者の服薬支援を行う際には本人と同様、もしくはそれ以上に家族や介護をする人の、負担軽減を図っていく必要があると感じています。

つくば市　あけぼの薬局

坂本　岳志

引用・参考文献

1）内閣府：平成 29 年版高齢社会白書。

第5章

高齢者の生活の質を高めるためのチームの取り組み

5.1 栄養サポート

A. 取り組みの必要性

高齢者の尊厳の保持と自立生活の支援の目的のもとで、可能なかぎり住み慣れた地域で、自分らしい暮らしを人生の最期まで続けることができる、地域の包括的な支援・サービス提供体制（地域包括ケアシステム[1)]）の構築が推進されています。

高齢者の死亡原因は、悪性新生物26.5％、心疾患（高血圧症を除く）14.9％、脳血管疾患7.3％、肺炎5.1％、誤嚥性肺炎3.4％の順になっていて、これらの疾患で57.4％を占めています[2)]。低栄養は、循環器疾患による死亡と全死亡のリスクに対する独立因子とされています。

一方、要介護状態になる原因には、脳血管疾患、認知症、高齢による衰弱、転倒・骨折などがあり、食事や運動などの生活習慣の改善が予防につながります。年齢別にみると、2号被保険者と前期高齢者では、生活習慣病による

図5.1.1　要介護が必要となった原因

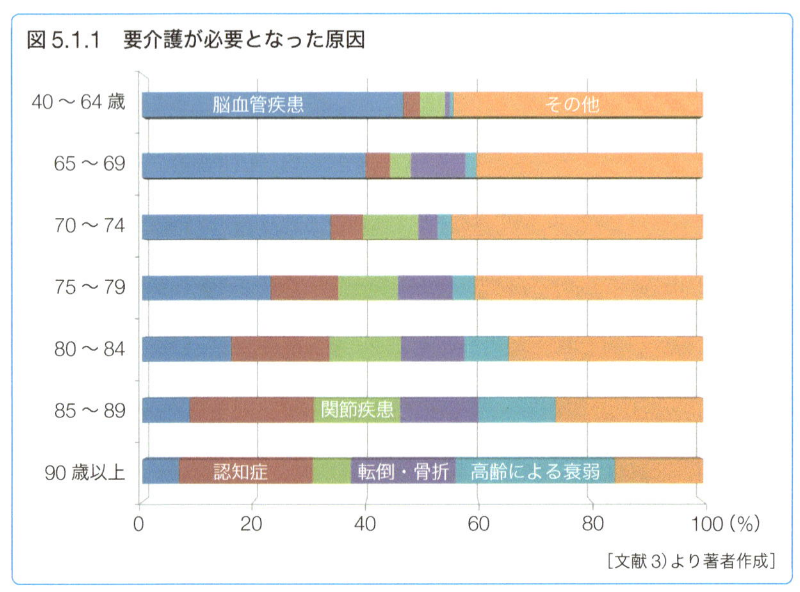

［文献3）より著者作成］

と思われる脳血管疾患が主な原因となっていますが、年齢が高くなるにしたがって原因は多様化し、特に90歳以上では「高齢による衰弱」の割合が増加しています（図5.1.1）[3]。国民健康・栄養調査での地域高齢者（22,692名）のデータの解析結果によると、年齢が高くなるほど、BMI 20 kg/m^{2}以下、血清アルブミン値4.0 g/dL以下の者の割合が多く、多くの食品群で摂取量の低下がみられ、エネルギーや主な栄養素の摂取量は低下していました。

また、高齢者では、口腔内の問題を抱えていることが原因となっていることが少なくありません。よく噛めない群はよく噛める群と比較して、栄養素では蛋白質、脂質、鉄、ビタミンA、ビタミンCが、食品群では、芋類、野菜類、海藻類、豆類、魚介類、肉類、種実類の摂取量が10%以上少なかったのです[4]。歯の喪失や噛まないと食べられない食品が増加し、オーラルフレイルの状態からサルコペニアやロコモティブシンドロームへ、そしてフレイル期に陥ると要介護状態へ進行していくといわれています（図5.1.2）[5]。

図5.1.2　オーラルフレイル概念図

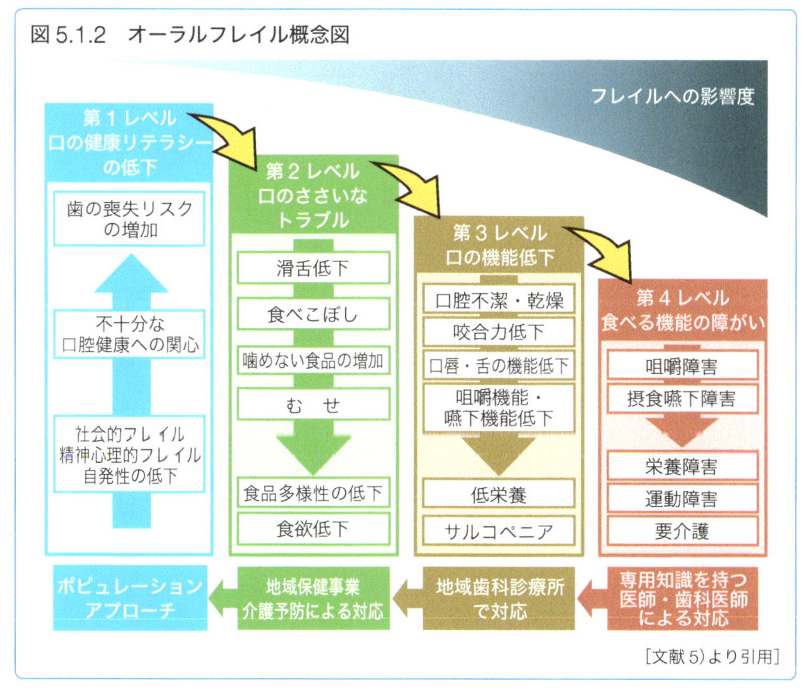

［文献5）より引用］

このように高齢者では年齢が高いほど低栄養になりやすく、それには食事摂取状況の変化が関連している可能性があります。低栄養の予防や栄養状態の改善に向けては、特定の栄養素や食品ではなく、日々の食事のなかで主食、主菜、副菜を上手に組み合わせ、さまざまな食品が摂取できるよう調整することが重要です。一般に、自宅では自身に都合の良い食事となり、入手しやすいご飯やパンなど糖質に偏った食事になりがちで、嗜好や生活習慣（食品の入手、調理担当者・能力、経済面など）に沿った食事の調整方法を提案します。

健康寿命を延ばし、要介護への移行を遅らせるには、若い時期からの生活習慣病予防対策も重要です。食事、身体活動（運動）、生活環境を把握したうえで、保健指導から医療・福祉・介護領域まで、多職種による関わりによってより効果を上げることが期待されます。

B. 取り組みの実際（栄養マネジメント）

在宅療養の継続では、異なった専門性を持つ職種が連携して、共有した目標に向けて共に働くことで、質の高いケアが提供できます。特に、口腔内や運動器、摂食・嚥下に問題がある場合の栄養管理では、多職種連携が重要となります。病状や身体状況、身体機能を加味し多角的に栄養アセスメントして、栄養問題を整理します。推奨される栄養素等摂取量と対比させ、対象者の日常生活習慣に合わせた食品選択や調理方法を検討し、ポイントを絞ります。このことは、公民館や団地などの集会所で行われる介護予防教室（一次予防）においても、啓発普及すべき内容となっています。

（1）多職種協働による地域ケア会議の意義

高齢者では、寝たきりや治癒が期待できない状況下にある者が増加し、在宅療養では、医療の側面からだけでなく家族や生活を含めたケアが求められており、このような観点から多職種協働の必要性は高まっています。また、独居者の増加による家族機能の低下、精神疾患を持つ家族の増加や社会の複雑化など、高齢者とその家族の医療的・心理的・社会的ニーズに対応した最適な支援を、さまざまな制度やサービスを組み合わせ、多職種協働により行うことで、高齢者の QOL 向上、介護者の負担軽減を図ることができます。多職種協働の必要性はますます高まっています。

(2) 栄養マネジメント

要支援者および要介護者に対しては、二次・三次予防的介入となります。医療機関では、低栄養リスクがある患者に対しては、nutrition support team（NST）でケアされていることが多いのですが、介護保険施設では、介護予防と栄養状態の改善は栄養マネジメント手法（PDCA）に沿って行われています。

「栄養マネジメント」は、①栄養スクリーニング、②栄養アセスメント、③カンファレンス、④栄養ケアプラン作成、⑤実施・モニタリング、⑥評価の過程を定期的に繰り返す栄養管理システムです（図 5.1.3）[6)]。最初に立案した栄養ケアプランを実施して、モニタリング・再評価して、必要であれば新たな栄養ケアプランを立案し、再度栄養ケアを実践していきます。

①栄養スクリーニング

栄養状態を体重変化や食事の摂取状況で推測し、低栄養リスクを抽出します。SGA や MNA などのスクリーニングツールが用いられています。

②栄養アセスメント

栄養状態のレベルの精査と疾患や症状の課題分析、問題抽出を行います。疾患や症状の有無とそのレベルを詳しく調べ、栄養状態に関する評価・判定を行います。

図 5.1.3　栄養マネジメント

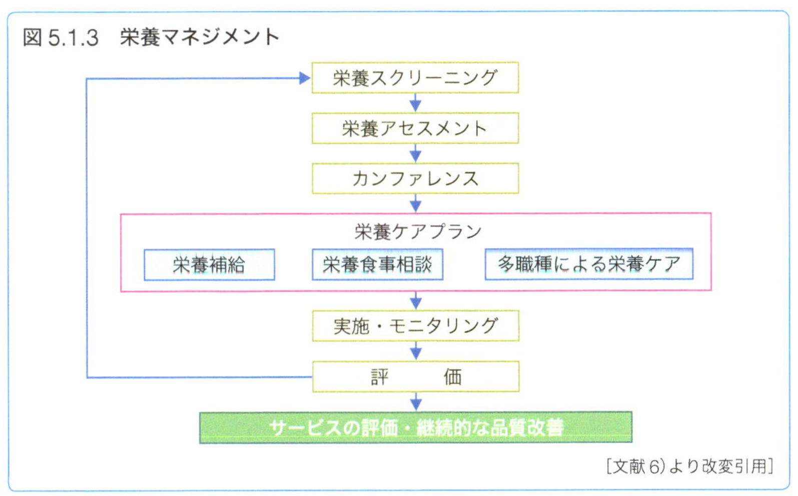

［文献 6）より改変引用］

③カンファレンス

カンファレンスでは、本人および家族の意向に沿い、多職種で多方面からアセスメントを行い、それぞれの視点からの問題点や本人ができることを共有し、栄養ケアプランを作成します。この時、栄養面だけでなく、生活全体で考えて多職種がそれぞれの専門分野を担当した具体的な支援内容を検討します。また、栄養スクリーニングで予想された問題点について最終的に多職種で話し合い、モニタリングの期間（高レベル：2 週間、中レベル：1 か月、低レベル：3 か月）を決定して栄養ケアプランに明記します。

④栄養ケアプラン作成

栄養アセスメントで得られた情報をもとに栄養素等の量や栄養補給ルートを検討します。各専門職が何を支援するかを多職種カンファレンスで把握し、具体的な栄養ケア（介入）内容と頻度を栄養ケアプランとして提示します。

⑤実施・モニタリング

栄養ケアプランを実行します。そしてモニタリングでは、①栄養ケアプランのケア内容が実際に適切に提供されているか、栄養ケア（介入）により、②本人がどのような状態になっているかの 2 点について、随時観察し記録します。疾患や症状に合わせてチェックリストを作成して、項目を観察することで担当者の経験値の差がある程度カバーできます。また、担当者間で情報を共有しやすいように SOAP などの標準化された記載方式で支援経過記録を記載します。変化がある時期には高頻度にモニタリングを行い、状態が安定していれば週に 1 回（または 2 週間に 1 回）とします。

⑥評価

低栄養リスクや疾患および症状のレベルに合わせて設定された評価頻度で、栄養ケアプランした内容が①本人にとって有効であったか、②自立支援になっているか、③本人の客観的な観察データがどう推移したかについて、評価を行い、次のケアプランへつなげます。栄養ケアプランと本人の状態にズレが生じた場合は、随時評価して栄養ケアプランを修正します。

C. 症　例

糖尿病、アルツハイマー型認知症の患者

①対 象 者

75 歳、女性。身長 160 cm、体重 70 kg（入院前）。**介護度**：要介護 2。

現病歴：2008年5月　糖尿病・高血圧症、2013年6月　アルツハイマー型認知症。

服薬状況：ベザトール® SR錠200 mg、ジャヌビア錠® 50 mg、ニューロタン錠50 mg、アムロジン® OD錠5 mg

障害高齢者の日常生活自立度：J2、認知症高齢者の日常生活自立度：Ⅱb。

ADL：ほぼ自立。

排泄：常時おむつ使用、便秘（ラキソベロン®＋マグミット®）。

入浴：夫の支援。

更衣：一部介助。

趣味：特になし。

日常生活：家事全般はできる（調理、洗濯、掃除など）。

本人の意向：入院したくない。指導や説明に対し拒否的態度。通所リハビリテーションの参加も拒否。

家族の意向：本人に何を言っても全く言うことを聞かないので、本人がするようにさせるしかない（野菜を食べるよう提案するも受け入れない、服薬の声かけをしても飲んでくれないなど）。本人に糖尿病に対する病識がないことが、在宅生活のなかでの不安。若い頃から外に出る習慣がなく、自宅で家事を済ませている。

②退院前カンファレンス（表5.1.1）

1）参加者

病院：主治医、看護師、作業療法士、ソーシャルワーカー

在宅担当者：ケアマネジャー、訪問看護師、24時間ヘルパー、管理栄養士

家族：夫、長男夫婦

2）検討内容

ヘルパー：1日3食後、内服の確認を行い、食事内容を可能なかぎり聞き取り記録する。

訪問看護：週1回、体重や血糖値を測定し、血糖コントロールの重要性について本人に自覚を促す。

外来受診：月1回病院へ認知症外来受診（精神科医）、月1回クリニックへ糖尿病の受診（内科医）。

訪問栄養指導：クリニックの医師から指示をもらい、保険者（事業者指導

表 5.1.1　ケアプラン第２表の一部

課題（ニーズ）	目標		援助内容		
	長期目標	短期目標	サービス内容	サービス種別	頻度
糖尿病をコントロールをする	糖尿病の悪化と合併症を予防する	血糖コントロールをする	野菜を食べるよう努力する	家族 巡回型ヘルパー	毎日３回
			バイタルチェック、体重測定、血糖値測定等	訪問看護ステーション	週１回
			食べた物の聞き取りと記録	巡回型ヘルパー	毎日３回
			食事相談	管理栄養士	月１回
			服薬確認	巡回型ヘルパー	毎日３回
認知症の進行を抑えて元気に過ごす	認知症の治療を継続する	内服管理とできることの支援	服薬確認	巡回型ヘルパー	毎日３回
			外来受診支援	介護タクシー	月１回
			外来受診 残薬管理と評価	主治医 薬剤師	月１回

課）へ相談して訪問栄養指導の対象であることの許可を得る。

連絡ノートの作成：多職種間で情報共有する。

家族：長男夫婦および妹に可能なかぎり訪問してもらい、状況の把握と連携を図る。

3）訪問栄養指導

長男夫婦および妹の差し入れ内容への提案。

食物繊維を増やす（家族、親戚からの差し入れなど）：みそ汁に海藻やきのこ類を加えることや、大豆の煮豆・ぬたなどを取り入れるよう提案する。

③退院後の経過

退院後、徐々に日常生活を取り戻し、家族は自分でできることをいつまでもさせたいとの意向が強くなった。

食生活では、朝食は前日の夕食の残り物だったが、みそ汁は毎回調理していた。野菜不足に対しては、きのこや海藻類の補充ができるようになった。例えば昼食は、インスタントラーメンが中心で、別に副菜を作る習慣がなく面倒とのことであったことから、野菜と豚肉や鶏肉、きのこ類の追加を促した。最初は横から夫が鍋の中に野菜や肉などを入れていたが、途中から自分でできるようになった。夕食の主なメニューは刺身、焼き魚、煮魚、すき焼き、肉じゃが、野菜の煮物などで、それぞれのメニューに不足している野菜やきのこ、海藻などを追加することとした。なお、週に1～2回の外出時の食事については、制限しなかった。

④評　価

再入院はしたくないようで、訪問看護やヘルパーなどのケアは受け入れが継続できた。家事（調理や洗濯など）を行うことで体を動かすようになっていることが伺われた。体重や血糖値は高めで推移したが主治医は許容範囲内と評価した（図 5.1.4）。

⑤サービスの評価・継続的な品質改善

認知症のある本人の生活習慣を変えることは、困難であることが多いです。関係スタッフが本人に合わせたケアを実施し、本人ができることを尊重したうえで、家族の介護負担軽減も含め、その都度考え、実践可能なことを相談するようにしています。

図 5.1.4　検査値推移

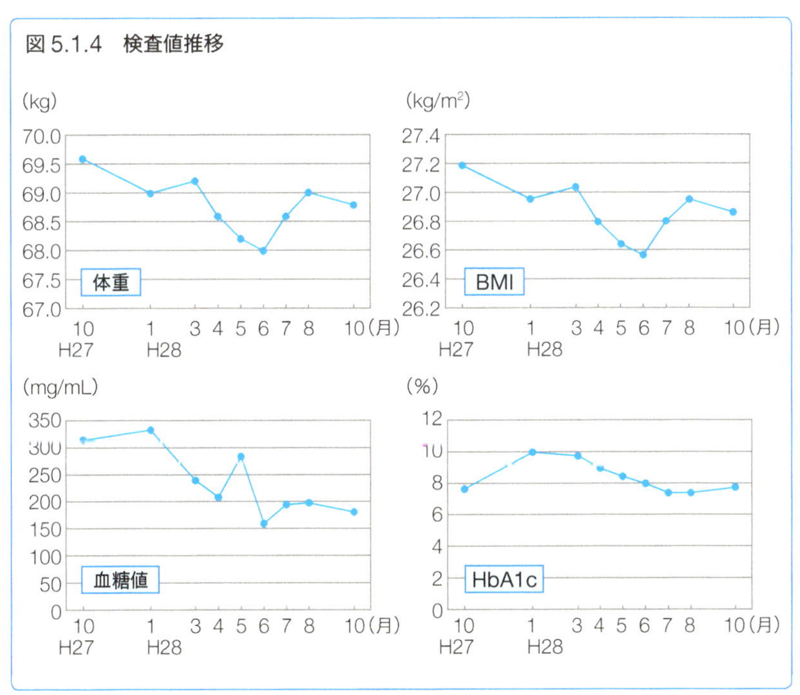

食事については、退院後は自分自身の生活習慣（食習慣）に戻ってしまい、修正はなかなか難しいのですが、野菜、海藻を入れる回数が増加するなど徐々に受け入れていることもあります。以前からしていたことは継続できたことから、「これはダメ、あれもダメ」と「食事制限」というスタンスで指導するのではなく、本人の生活習慣や嗜好を尊重して、「野菜やきのこを足すとおいしいですよ」と、今まで「減らす指導」を受けていた人に「増やす指導」をしたことが、受け入れられたと考えています。

今後も在宅生活の継続を目指して、家族と主治医、多職種で、情報を共有し連携して支援を続けます。

川崎医科大学総合医療センター　栄養部
森光　大
川崎医療福祉大学臨床栄養学科
寺本　房子

引用・参考文献
1）地域包括ケアシステム．http://www.mhlw.go.jp/stf/seisakunitsuite/bunya/hukushi_kaigo/kaigo_koureisha/chiiki-houkatsu/
2）厚生労働省：令和３年（2021）人口動態統計月報年計（概数）の概況
3）厚生労働省：令和元年国民生活基礎調査 2019 年版
4）厚生労働省：「地域高齢者等の健康支援を推進する配食事業の栄養管理の在り方検討会」報告書，2017
5）公益社団法人　日本歯科医師会：p.12　図Ⅰ-5　オーラルフレイル概念図
6）松田朗ほか：厚生省老人保健事業推進等事業「高齢者の栄養管理サービスに関する研究」報告書，1997

5.2 嚥下障害への対応

はじめに

先進諸国では、高齢者人口の増加に伴い高齢者への医療のあり方が問題となっていますが、日本は 65 歳以上の高齢者が 21％を超える世界で唯一の超高齢社会となり、2011 年の日本人の死因統計では肺炎は脳血管疾患を抜き死因の第 3 位となりました[1]。肺炎で死亡する人の 94%は 75 歳以上であり、90 歳以上では死因の 2 位、特に男性では 1 位といわれています。

高齢者は嚥下予備能が低下している場合が多く、さまざまな疾患に伴って嚥下障害が顕在化します。超高齢社会において嚥下は専門スタッフに任せておけばよいという問題ではなく、あらゆる医療者の共通の問題となっています。

嚥下障害の対策には、嚥下機能の評価や治療のみならず、適切な栄養管理や呼吸理学療法、運動療法など全身の管理も含めて行う必要があります。ここでは、嚥下障害の原因や評価（スクリーニング、臨床評価、精査）、嚥下障害の治療について概説します。

A. 嚥下障害とは

嚥下に関わる器官の解剖を図 5.2.1 に示します[2]。摂食嚥下はスムーズな一連の流れですが、①食物の認知、②口への取り込み、③咀嚼と食塊形成、④咽頭への送り込み、⑤咽頭通過、⑥食道通過のように段階に分けて考えると理解が容易です（図 5.2.2）[2]。

嚥下は外部から水分や食物を口に取り込み、咽頭と食道を経て胃へ送り込む運動ですが、このいずれかに異常が起こることを嚥下障害といいます。嚥下障害になると食物を摂取できなくなり脱水症や低栄養の原因となったり、誤嚥（食物が気道に入る）することで肺炎や窒息を引き起こしたりします。また、「口から食べられなくなること」は楽しみの喪失にもつながり、人生の生活の質（quality of life：QOL）を大きく低下させることになります。

B. 嚥下障害への対応の実際

嚥下障害の評価は、図 5.2.3 に示すようにスクリーニングと精査からなります。嚥下障害の早期発見のために、さまざまなスクリーニング法や評価方法が開発されてきましたが、最も大切なことは摂食場面の臨床的な観察です。摂食場面の観察ポイントは後述しますが、しばしばみられるのは、一口量が多かったり、摂食のペースが極端に速く、これが「むせ」の原因となっているケースです。問題がある場合にはその場で簡単な指導を行いますが、それだけで解決することもあります。

図 5.2.1　口腔・咽頭・食道の解剖図

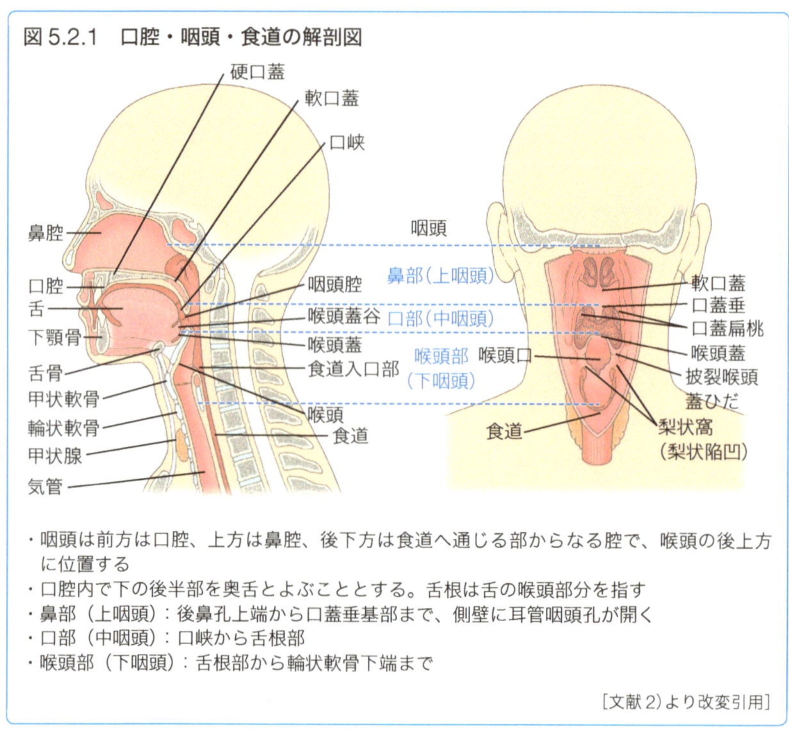

・咽頭は前方は口腔、上方は鼻腔、後下方は食道へ通じる部からなる腔で、喉頭の後上方に位置する
・口腔内で下の後半部を奥舌とよぶこととする。舌根は舌の喉頭部分を指す
・鼻部（上咽頭）：後鼻孔上端から口蓋垂基部まで、側壁に耳管咽頭孔が開く
・口部（中咽頭）：口峡から舌根部
・喉頭部（下咽頭）：舌根部から輪状軟骨下端まで

［文献 2）より改変引用］

図 5.2.2　摂食嚥下の流れ

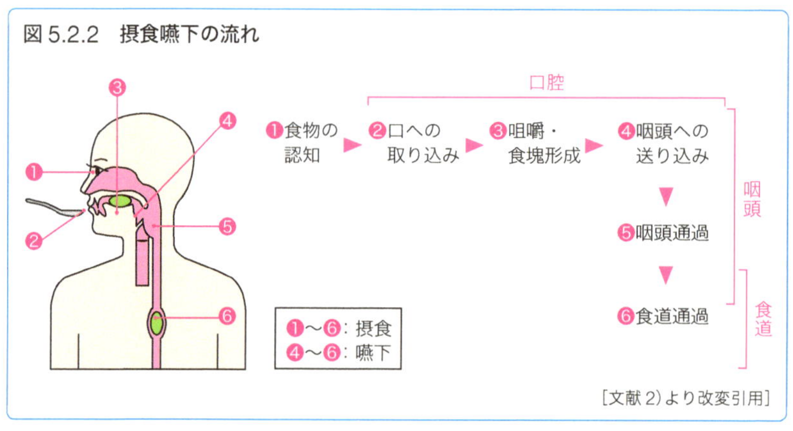

［文献 2）より改変引用］

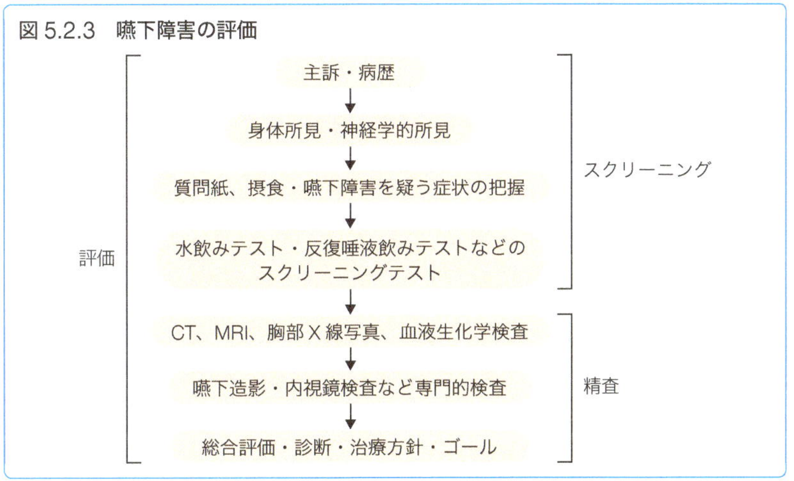

図 5.2.3 嚥下障害の評価

(1) 問　診

①摂食嚥下障害の原因や要因

患者さんや家族から、病歴や既往歴、自宅での ADL、心理・社会的状況など生活全般にわたる情報を聞き取ります。嚥下障害の原因となる疾患は**表 5.2.1**[3] に示すように多岐にわたりますが、代表的なものは脳血管障害（脳梗塞・脳出血など）、神経筋疾患、加齢による筋力の低下などです。また、薬剤の副作用、経鼻栄養チューブ、気管カニューレなども嚥下障害の原因となります（医原性の嚥下障害）。

さらに、加齢による影響や認知機能の低下、低栄養や脱水の可能性、体力や活動性の低下、上肢の機能障害など摂食嚥下障害に影響する要因がないかどうか確認します。

②嚥下障害を引き起こす薬剤

患者さんに処方されている薬剤のなかには、服薬により嚥下障害が出現、もしくは増悪するものがあります[4]。特に高齢者は多くの薬剤を併用しているので注意が必要です。場合によっては、薬剤の変更や中止なども検討します。なかでも中枢神経系に作用するものや、口腔乾燥の原因となるなど口腔機能や摂食嚥下機能に影響するものがあります（**表 5.2.2**）[4]。例えば、嚥下障害の予防には多剤併用を避けたほうがよいとする報告もあり、定型抗精神病薬の多剤併用を避け、非定型抗精神病薬の単剤投与が実用的な経口摂取に

表 5.2.1　嚥下障害の原因

器質的障害をおこすもの	
口腔・咽頭	食道
・舌炎、アフタ性口内炎、歯周病 ・扁桃炎、扁桃周囲膿瘍 ・咽頭炎、喉頭炎、咽後膿瘍 ・口腔・咽頭腫瘍（良性、悪性） ・口腔咽頭部の異物、術後 ・外からの圧迫（頸椎症、膿瘍など） ・その他	・食道炎、潰瘍 ・食道ウェブ、ツェンカー憩室 ・狭窄、異物 ・腫瘍（良性、悪性） ・食道裂孔ヘルニア ・外からの圧迫（頸椎症、膿瘍など） ・その他
機能的障害をおこすもの	
口腔・咽頭	食道
・脳血管障害、脳腫瘍、頭部外傷、認知症 ・脳膿瘍、脳炎、多発性硬化症 ・パーキンソン病、筋萎縮性側索硬化症 ・末梢神経炎（ギラン・バレー症候群など） ・重症筋無力症、筋ジストロフィー ・筋炎（各種）、代謝性疾患（糖尿病など） ・薬剤の副作用、サルコペニア ・その他	・脳幹部病変 ・アカラシア ・筋炎 ・強皮症、全身性エリテマトーデス ・薬剤の副作用 ・食道炎（逆流性食道炎） ・その他
心理的・精神的原因となり嚥下障害をおこすもの	
神経性食思不振症、拒食、心身症、うつ病、うつ状態、その他	

［文献 3）より引用］

表 5.2.2　薬剤の影響

薬剤	影響
トランキライザー	咳–嚥下反射の低下、食欲低下、嘔吐、便秘、口腔内乾燥、錐体外路徴候、精神活動低下（眠気など）
制吐薬、消化性潰瘍薬	錐体外路系の副作用、口腔内乾燥
抗パーキンソン病薬	口唇ジスキネジア、口腔内乾燥、味覚障害、食欲低下
ステロイド	ステロイドミオパチー、易感染性
抗コリン薬	唾液分泌障害、下部食道内圧の低下
筋弛緩薬	過度の筋弛緩、精神活動の低下
抗がん剤	口腔内乾燥、味覚障害、食欲低下、嘔気、嘔吐、易感染性

［文献 4）より引用］

つながりうるとする報告もあります[5)]。

③嚥下障害と関連する症状

摂食嚥下障害と関連する症状がないかどうかを確認します。**表 5.2.3** に代表的な症状をまとめます。

表 5.2.3 嚥下障害を疑う症状

症状	内容
むせ	どういう食品を食べた時にむせるか
咳	食事中や食後の咳は多くないか、夜間の咳はないか
痰の性状・量	食物残渣はないか、食事を開始してから量は多くないか
咽頭異常感、食物残留感	部位はどこか
嚥下困難感	食品による差異はあるか
声	食後に声の変化はないか、がらがら声ではないか
食欲低下	むせたり、苦しいから食べないなど嚥下障害が原因のことがある
食事内容の変化	飲み込みやすいものだけを選んでいないか
食事時間の延長	口の中にいつまでも食べ物をためている、なかなか飲み込まない
食べ方の変化	上を向いて食べる、汁物と交互に食べている、口からこぼれる
食事中の疲労	食事に伴う低酸素血症がないか
口腔内の汚れ	歯垢、食物残渣、口臭は口腔期の問題と関連がある

(2) 嚥下障害のスクリーニング

嚥下障害の早期発見のために、さまざまなスクリーニング法や評価方法が開発されていますが、最も大切なことは一口量や食べるペース、むせの有無、湿性嗄声など摂食場面の臨床的な観察です。こういった重要な観察項目を簡便に評価できる形にしたものが、スクリーニング法です。外来やベッドサイドで簡便に実施できるスクリーニングとして、水飲みテストや反復唾液飲みテストが臨床場面で多く用いられています（表 5.2.4）[6~8]。

また、忙しい外来や人手が足りない施設で効率よく問診を行うために、嚥下障害に関する質問紙（図 5.2.4）[9] は有効です。肺炎の既往、栄養状態、

表 5.2.4 嚥下障害のスクリーニング法

○水飲みテスト[6,7]＊：2～3 mL で様子をみて、安全を確認した後 30 mL の水を嚥下。5 秒以内にむせなく飲めれば正常。それ以外は嚥下障害疑いあるいは異常とする。口への水の取り込み、咽頭への送り込み、誤嚥の有無を評価する。頸部に聴診器を当てて嚥下音や嚥下後の呼吸音を聴診する頸部聴診法を併用するとより有用とされている ＊改訂水飲みテスト：冷水 3 mL を嚥下。むせや呼吸切迫、湿性嗄声などを異常と判断。30 mL の水では誤嚥が多く危険と判断される症例に対しても安全に実施できる ○反復唾液飲みテスト（Repetitive Saliva Swallowing Test：RSST）[8]：口腔内を湿らせた後に、空嚥下を 30 秒間繰り返す（「できるだけ何回もごっくんと唾液を飲み込むことを繰り返してください」と説明する）。2 回/30 秒以下で異常とし、誤嚥との相関がある

図 5.2.4　聖隷式嚥下質問紙

摂食嚥下に関する質問紙

氏名　　　　　　　　　　　　年齢　　歳　　平成　　年　　月　　日
回答者：本人・配偶者・（　　　）

あなたの嚥下（飲み込み、食べ物を口から食べて胃まで運ぶこと）の状態についていくつかの質問をいたします。ここ２、３年のことについてお答えください。
いずれも大切な症状ですので、よく読んでＡ、Ｂ、Ｃのいずれかに○をつけてください。

1.	肺炎と診断されたことがありますか？	A. 繰り返す	B. 一度だけ	C. なし
2.	やせてきましたか？	A. 明らかに	B. わずかに	C. なし
3.	ものが飲み込みにくいと感じることがありますか？	A. しばしば	B. ときどき	C. なし
4.	食事中にむせることがありますか？	A. しばしば	B. ときどき	C. なし
5.	お茶を飲む時にむせることがありますか？	A. しばしば	B. ときどき	C. なし
6.	食事中や食後、それ以外の時にものどがゴロゴロ（痰がからんだ感じ）することがありますか？	A. しばしば	B. ときどき	C. なし
7.	のどに食べ物が残る感じがすることがありますか？	A. しばしば	B. ときどき	C. なし
8.	食べるのが遅くなりましたか？	A. たいへん	B. わずかに	C. なし
9.	硬いものが食べにくくなりましたか？	A. たいへん	B. わずかに	C. なし
10.	口から食べ物がこぼれることがありますか？	A. しばしば	B. ときどき	C. なし
11.	口の中に食べ物が残ることがありますか？	A. しばしば	B. ときどき	C. なし
12.	食物や酸っぱい液が胃からのどに戻ってくることがありますか？	A. しばしば	B. ときどき	C. なし
13.	胸に食べ物が残ったり、つまった感じがすることがありますか？	A. しばしば	B. ときどき	C. なし
14.	夜、咳で眠れなかったり目覚めることがありますか？	A. しばしば	B. ときどき	C. なし
15.	声がかすれてきましたか？（がらがら声、かすれ声など）	A. たいへん	B. わずかに	C. なし

［文献 9）より引用］

咽頭期、口腔期、食道期、声門防御機構などを反映した 15 項目からなり、A～C の３段階で回答します。A に１つでも回答があれば「嚥下障害あり」と判定します（感度：0.92、特異度：0.90）。

摂食嚥下障害患者の摂食状況を客観的に評価するツールとして Food Intake LEVEL Scale（FILS）（**表 5.2.5**）[10] があります。FILS は、摂食状況の経時的な変化や治療効果の判定に有効で、嚥下障害治療のゴール設定にも利用できます。FILS は高い信頼性と妥当性を有する嚥下障害の重症度評価尺度で、嚥下内視鏡検査や嚥下造影検査などの特別な検査を必要としないため、検査ができない施設でも摂食嚥下障害患者の摂食状況を正確に記載して、共通言語で評価やゴールを立てることができます。また、FILS は嚥下障害患者の満足度とも有意な相関を有しており、嚥下障害診療のエビデンス構築が期待されています。

表 5.2.5 摂食・嚥下障害患者における摂食状況のレベル(Food Intake LEVEL Scale：FILS)

経口摂取なし	1	嚥下訓練を行っていない
	2	食物を用いない嚥下訓練を行っている
	3	ごく少量の食物を用いた嚥下訓練を行っている
経口摂取と代替栄養	4	1 食分未満の(楽しみレベルの)嚥下食を経口摂取しているが代替栄養が主体
	5	1〜2 食の嚥下食を経口摂取しているが代替栄養も行っている
	6	3 食の嚥下食経口摂取が主体で、不足分の代替栄養を行っている
経口摂取のみ	7	3 食の嚥下食を経口摂取している
	8	特別食べにくいものを除いて、3 食経口摂取している
	9	食物の制限はなく 3 食を経口摂取している
	10	摂食・嚥下障害に関する問題なし

[文献 10)より引用]

(3) 嚥下障害の精査

スクリーニングや臨床評価から嚥下障害が疑われた場合には、通常機器を用いた嚥下機能検査を行います。嚥下内視鏡検査（videoendoscopic examination of swallowing：VE）と嚥下造影検査（videofluoroscopic examination of swallowing：VF）が代表的です。

VE は、外径 3〜4 mm 程度の細いファイバースコープ（喉頭内視鏡）を鼻から挿入して行う嚥下機能検査です（図 5.2.5、図 5.2.6）。長所としては、病棟や外来、在宅など場所を選ばず繰り返し実施できること、実際の食品で

図 5.2.5 嚥下内視鏡の検査場面

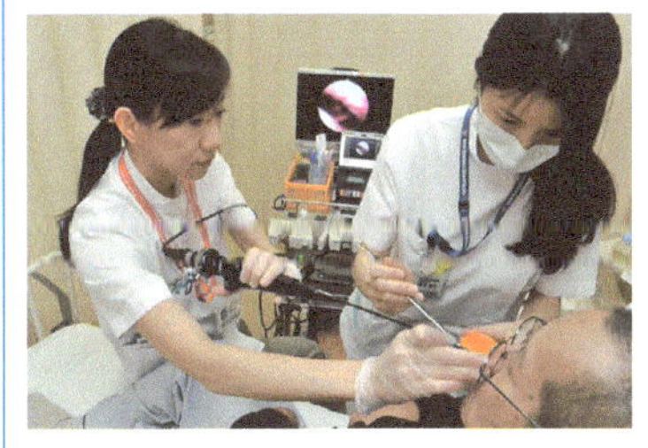

医師(左)と言語聴覚士(右)による嚥下機能評価場面

図 5.2.6 嚥下内視鏡画像と解剖名称

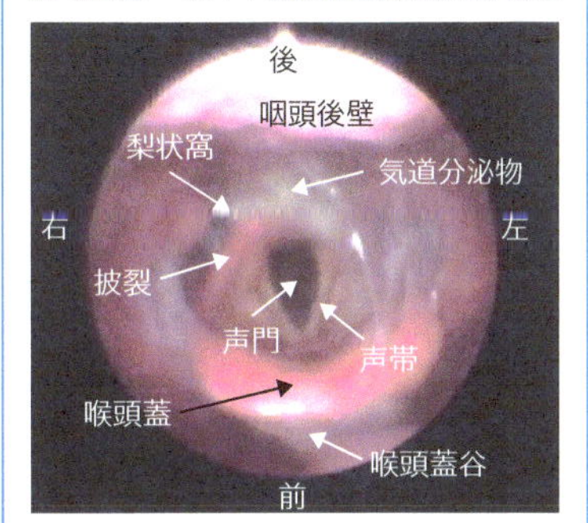

気道分泌物で咽頭が汚染されている。

図 5.2.7　嚥下造影検査側面静止画像と解剖名称

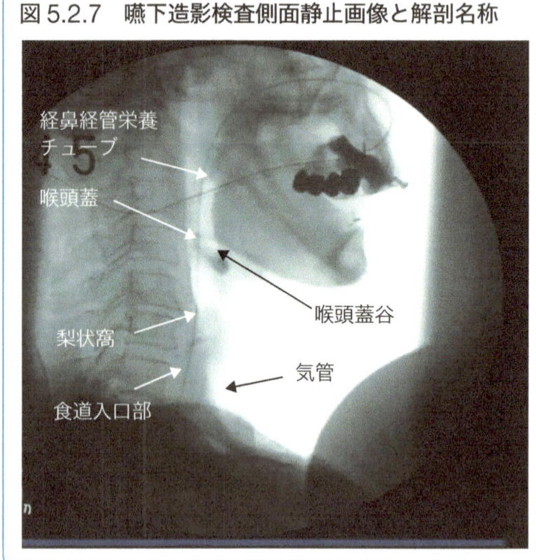

経鼻経管栄養チューブが挿入されている。

検査ができること、直接粘膜の状態を観察できることです。短所としては、口腔期や咽頭期の観察ができないこと、嚥下の瞬間が観察できないことなどがあげられます。

VF は造影剤を含む食品を嚥下することで、X 線透視下に口腔期、咽頭期、食道期すべてについて嚥下障害の病態を評価することができます（図 5.2.7）。器質的病変や機能的異常について評価（診断的検査）しますが、嚥下障害に対する治療効果の判定、経口摂取の可否や食物形態の選択についての判断も行います。リハビリテーション（リハ）で必要な訓練や代償的方法の効果を評価（治療的検査）しその場で確認することもでき、得られる情報は多い検査です。短所としては、被曝や場所・時間の制約の問題、検査食が通常の食品と異なるなどの問題があります。

（4）嚥下障害の治療

嚥下障害の治療の目標は、経口摂取能力の回復と肺炎などの呼吸器合併症の予防ですが、もとの機能を回復することにだけこだわるのではなく、少量でも楽しみとしての経口摂取を可能とすることで得られる、QOL の改善も治療目標になります。

嚥下リハの訓練の組み立ては、機能予後を考慮して「改善する見込みがあれば機能訓練」を主に行い、「改善しないか悪化が予想される場合は代償法

表 5.2.6　嚥下障害の治療方針

原疾患の治療	
薬　　物	嚥下に悪影響を与えるものを減量・中止
	嚥下に好影響を与える薬剤を使用
リハビリテーション	改善する可能性がある障害→機能訓練
	改善しない障害→代償法中心、環境改善
手　　術	機能改善手術
	誤嚥防止手術

や環境改善」を優先したり、場合によっては外科的治療も検討します。

嚥下障害の治療方針を表 5.2.6 に示します。嚥下障害の治療は、まず原疾患の治療をしっかり行うことが前提となりますが、表 5.2.6 に示すように使用する薬剤は嚥下に悪影響を与えるものを控え、好影響を与えるものを使用します。並行してリハを行いますが、機能訓練にこだわるのではなく、代償法や環境改善を疾患や障害に応じて使い分けます。保存的治療で対応できない重度の嚥下障害に対しては手術も検討します。

基礎訓練（間接訓練）や摂食訓練（直接訓練）で用いる手技や対処法が多数ありますが、実際には嚥下障害の原因や病態を考慮しながら多岐にわたる訓練法や対処法から、個々の症例に応じて部分的に取捨選択していくことになります。詳細は日本摂食嚥下リハビリテーション学会ホームページの訓練法のまとめや成書を参照してください[11,12]。

嚥下障害の治療目的の一つに肺炎の予防がありますが、姿勢（リクライニング角度の調整、頸部前屈、頸部回旋など）や食形態の調整などの代償法がしばしば用いられます。嚥下訓練は、実際の食物を利用する「直接訓練」と、食物を利用しない「間接訓練」に分けられますが、運動学習の課題特異性の原理の考えから「嚥下障害治療の最良の方法は嚥下させること[13]」とされ、経口摂取が可能と評価されれば原疾患に限らず経口摂取を行います。誤嚥性肺炎患者の初期治療では絶食管理とされることも多いのですが、絶食管理が結果的に嚥下機能低下や治療期間延長など有害なアウトカムに寄与するとされており[14]、安全な摂食条件の設定が可能であれば摂食訓練は積極的に行い、安易な絶食は回避することが大切です。

経管栄養を併用している時は、経鼻チューブが嚥下運動の妨げとなる可能性を考慮して、小径（8～10 Fr）のチューブを用います[15]。太いチューブは、

図 5.2.8　経鼻チューブによる圧迫の例

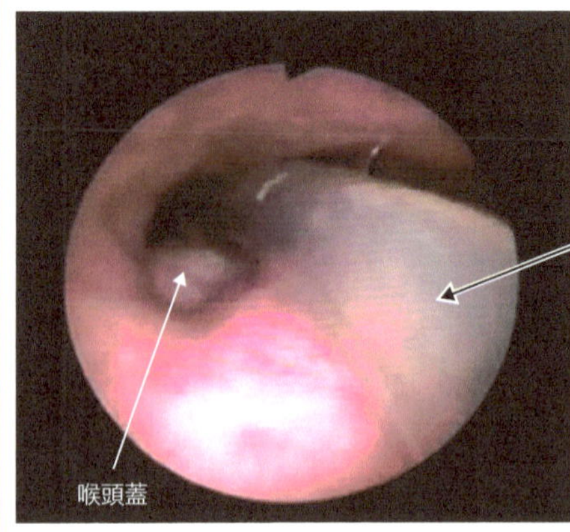

16 Fr の太いチューブが喉頭蓋を圧迫している（経鼻内視鏡で観察したところ）。このような状態では嚥下時に喉頭蓋の反転を阻害してしまう。

喉頭蓋の反転を阻害するなど嚥下障害の原因となります（図 5.2.8）。また、間欠的口腔食道経管栄養（intermittent oro-esophageal tube feeding：OE 法）の適応も検討します[16)]。

口腔ケアは口腔の衛生状態を改善して、肺炎発症のリスクを軽減するため、全症例が適応になるといっても過言ではありません。嚥下障害における呼吸理学療法は、基礎的訓練の一つで排痰法や呼吸訓練、姿勢管理などを組み合わせて対応することで呼吸機能を維持・改善させることができます。また、咳嗽訓練は気道防御力を高めて誤嚥性肺炎の予防になります。全身の筋力、体力、関節運動、基本動作に着目した運動療法の実施は、嚥下機能においても間接的効果をもたらすことが多いとされており、積極的に行います。

（5）嚥下障害患者に対する薬の飲ませ方

図 5.2.9[17)] に嚥下障害患者に対する薬の飲ませ方を示します。嚥下障害の重症度に応じて安全で確実な内服を行うことが大切です。

①錠剤の場合：スライス状ゼリーに埋め込み丸飲みしてもらいます。

②破砕した場合：ミキサー食や粥、砕いたゼリーに混ぜます。

③錠剤をトロミ形態にする場合：砕いて②と同様に行うか、簡易懸濁法により溶かした薬に増粘剤でとろみをつけます。

④経口で飲むことが困難な場合：簡易懸濁法で経管栄養チューブから投与したり間欠的経管栄養法を用いる場合もあります。

図 5.2.9 嚥下障害患者に対する薬の飲ませ方

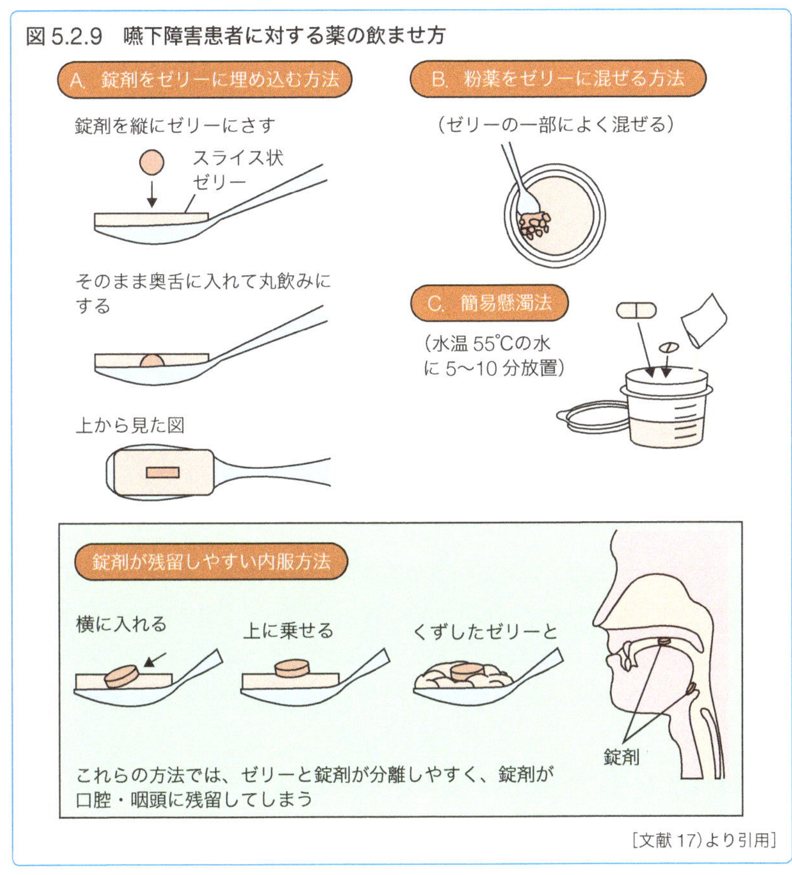

[文献 17)より引用]

経鼻経管チューブからの薬物投与に際し、散剤や粉砕した薬剤を水や湯に溶いてチューブから入れる方法が多くとられてきましたが、チューブの閉塞や、手間がかかる、薬物投与量が安定しない、粉砕時の薬剤飛散・吸引による介護者被曝などの問題があります。簡易懸濁法は、これらの問題をすべて解決できる方法で、錠剤を粉砕せず白湯（55℃が良いが常温でも可）に 5〜10 分入れておくだけです。粉砕するよりも簡易懸濁法のほうが投与可能な薬剤の種類も多く、チューブが挿入されている患者では簡易懸濁法を積極的に利用します。

(6) 多職種連携

筆者らの施設では、嚥下障害のリスクを有する患者も含め嚥下障害患者全

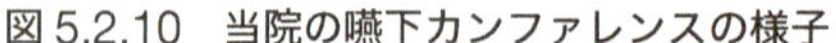
図 5.2.10　当院の嚥下カンファレンスの様子

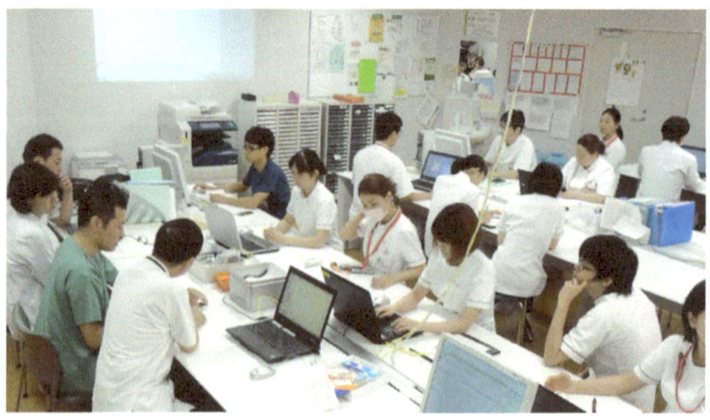

週に1回当院で行われている嚥下カンファレンスの様子。医師、歯科医師、薬剤師、歯科衛生士、言語聴覚士、病棟看護師、栄養士など多職種が集まり、嚥下障害患者の治療方針の決定や確認を行っています。内服薬の剤形や投与方法などについても検討しています。

員の摂食状況を、医師、歯科医師、薬剤師、病棟看護師、栄養士、言語聴覚士、歯科衛生士など多職種が集まる嚥下カンファレンスで毎週評価を行っています（図 5.2.10）。患者の摂食状況は、前述した FILS を用いて確認していますが、肺炎など有害事象の有無、栄養状態、家族背景や患者の心理状態、今後の方針等について多職種で方針の確認を行い、必要に応じて嚥下造影検査の動画を見たりしながら治療方針の確認や決定をしています。このように、嚥下障害の診療においては多くの医療職による多職種融合（transdisciplinary approach）がたいへん重要です。

C. 症　例

81 歳の男性。165 cm、42 kg、BMI 15.4。脳梗塞の既往あり。杖歩行で ADL は入浴以外自立していました。半年ほど前からむせを認め食事摂取量も減少し、3 か月で 4 kg 体重が減少しました。今回、誤嚥性肺炎で入院となり抗菌薬治療が開始されました。入院時、反復唾液飲みテスト（RSST）3 回、水飲みテストでむせあり。経管栄養を導入し口腔ケアを徹底的に行いました。内服薬は簡易懸濁法でチューブから投与しました。入院時より身体リハ、呼吸理学療法を行いました。第 3 病日の嚥下造影検査では、咽頭収縮減弱、食道入口部の開大不全を認め、とろみの咽頭残留、喉頭侵入を認めました。ゼリーの交互嚥下や 45°リクライニング位の姿勢で残留は減少し喉

図 5.2.11 リクライニングと頭頸部前屈を利用した姿勢

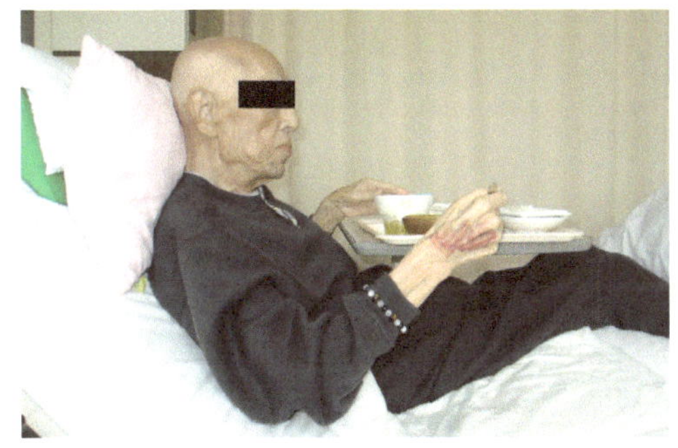

81 歳の男性。ベッドを約 45° にリクライニング。枕を 2 個使用して頸部を前屈させ、体位を調整することで、繰り返していた肺炎の再発がなくなった。円背が強い患者でも、この体位の調整法は有効である。

頭侵入は改善しました。栄養は経管栄養主体に 45° リクライニング、昼 1 食から開始しました（FILS 5）。内服薬は簡易懸濁法を用いて投与しました。不足分を経管栄養で補いつつ、3 食経口摂取が安定したところで経管栄養を終了しました（FILS 7）。多職種が集まる嚥下カンファレンスで毎週摂食条件を確認しながら徐々に食事の形態を上げていき、退院時には特別食べにくいものを除いて 3 食経口摂取となりました（FILS 8）。姿勢は 45° リクライニングとし、この食事条件で家族指導を行いました（図 5.2.11）。リクライニングベッドの導入など環境調整や訪問リハ導入も行い第 24 病日、自宅退院となりました。

浜松市リハビリテーション病院リハビリテーション科
國枝　顕二郎、藤島　一郎

引用・参考文献

1) 厚生労働省：平成 23 年人口動態統計月報年計（概数）の概況．http://www.mhlw.go.jp/toukei/saikin/hw/jinkou/geppo/nengai11/
2) 聖隷嚥下チーム：嚥下障害ポケットマニュアル第 3 版，pp10–11，医歯薬出版，2011
3) 藤島一郎，藤森まり子，北條京子：新版ナースのための摂食・嚥下障害ガイドブック，pp2–3，中央法規出版，2013
4) 聖隷嚥下チーム：嚥下障害ポケットマニュアル第 3 版，pp93，医歯薬出版，2011
5) 中村智之，藤島一郎，片桐伯真ほか：精神疾患を持つ患者における向精神薬の内服種類数・総量と摂食・嚥下障害の帰結との関係—高齢者を主な対象とした事後的検証—．Jpn J Rehabil Med 50：743–750, 2013

6) Gottibeb D, Kipnis M, Sister E, et al.：Validation of the 50 ml³ drinking test for evaluation of post-stroke dysphagia. Disabil Rehabil 18：529-532, 1996
7) 奥井美枝，馬場　尊，松尾浩一郎ほか：摂食・嚥下障害の臨床的重症度分類と改訂水飲みテスト・食物テストとの関係．日摂食嚥下リハ会誌 5(Suppl)：75，2001
8) 小口和代，才藤栄一，馬場　尊ほか：機能的嚥下障害スクリーニングテスト「反復唾液嚥下テスト」(the Repetitive Saliva Swallowing Test：RSST)の検討(2)　妥当性の検討．リハビリテーション医学 37：383-388，2000
9) 大熊るり，藤島一郎，小島千枝子ほか：摂食・嚥下障害スクリーニングのための質問紙の開発．日摂食嚥下リハ会誌 6：3-8，2002
10) Kunieda K, Ohno T, Fujishima I, et al.：Reliability and Validity of a Tool to Measure the Severity of Dysphagia: The Food Intake LEVEL Scale. J Pain Symptom Manage 46：201-206, 2013
11) 日本摂食嚥下リハビリテーション学会：http://www.jsdr.or.jp/wp-content/uploads/file/doc/18-1-p55-89.pdf
12) 藤島一郎：よくわかる嚥下障害．改訂第３版．永井書店，pp175-260，2012
13) Groher ME, Crary MA：成人の治療．Groher & Crary の嚥下障害の臨床マネジメント（高橋浩二監訳），医歯薬出版，pp277-312，2011
14) Maeda K, Koga T, Akagi J：Tentative nil per os leads to poor outcomes in older adults with aspiration pneumonia. Clin Nutr 35：1147-1152, 2016
15) 大野　綾，藤島一郎，大野友久ほか：経鼻経管栄養チューブが嚥下障害患者の嚥下に与える影響．日摂食嚥下リハ会誌 10：125-134，2006
16) 塚本芳久：重度嚥下障害患者に対する新しい栄養管理法の紹介：OE 法(間欠的口腔食道経管栄養)について．Med Postgrad 34：124-127，1996
17) 聖隷嚥下チーム：嚥下障害ポケットマニュアル第３版，pp108-109，医歯薬出版，2011

5.3 口腔ケア

はじめに

わが国の歯科保健行政ならびに日本歯科医師会をはじめとする関連団体の永年の努力により、80 歳で 20 歯以上持つ割合は 50%にものぼります[1)]。これは国民一人ひとりに口腔疾患の予防啓発が普及した賜物であり、自ら健康へと行動する、WHO の提言するヘルスプロモーションやわが国の健康日本 21（第２次）にもつながる良い傾向であると筆者は喜んでおります。ライフステージを通じて、歯科保健予防活動を実践してきたからこそ、国民自らセルフケアを実践できている時代に突入したともいえます。ところが、健康寿命を超えてしまった在宅療養者（多くの要介護高齢者）や入院患者・要介護高齢者の口腔ケアは、自らではなく、他の人にケアを任せなければならない点に大きな相違があります。また、広くわが国の医学教育のなかで、歯科医学だけが特殊な成り立ちをしているため、多職種連携のなかでも「口腔ケア」は単なる歯磨きから、特殊な器具・薬液を用いたプロフェッショナルケアまで幅広い範囲を指すこととなります。

A. 口腔ケアの必要性

（以下、『昭和大学口腔ケアセンター　基本マニュアル 2011』[2] の内容をもとに抜粋、改変して、解説しています。）

(1) 口腔ケアとは

種々の疾患により入院中や在宅療養中の高齢者は、服薬も多種類にわたることが多く、唾液分泌の低下や、口をあまり開けることができないなど、ケアの困難さから口腔内の環境は悪くなりがちです。そして口腔内の乾燥、出血などに加えて、呼吸や嚥下機能の減退などにより、歯科疾患や感染症に罹患しやすい状態にあります。このような口腔内環境の中で、歯科疾患や呼吸器感染を予防し、機能減退への対応を行うのが、歯科医師や歯科衛生士が行う「専門的口腔ケア（Professional Oral Health Care)」とされています。本稿では、多職種が連携して行う「口腔ケア」という視点で説明します（「専門的口腔ケア」の具体的内容も含んでいます）。

口腔ケアの目的を**表 5.3.1** に示しました。口腔ケアを行うことにより、口腔内の清潔度が向上し、また口腔諸器官の動きもスムーズになります。また、口腔ケアを行うことにより、本来の唾液分泌による口腔の防御機能も賦活され、患者の QOL の向上にも寄与します。

口腔ケアは、以下に示す「器質的口腔ケア」と「機能的口腔ケア」の双方を担ったものを指します。

表 5.3.1　口腔ケアの目的

1. 感染予防
   - 口腔疾患の予防（齲蝕、歯周病など）
   - 呼吸器感染症の予防（誤嚥性肺炎など）
2. 口腔機能の維持・回復
   - 摂食嚥下機能の改善
   - 口腔感覚の向上に伴う味覚の増進
   - 構音機能の改善（言語の明瞭化）
   - 唾液分泌の促進（口腔乾燥の予防）
3. 健康の維持・回復
   - 口腔内の爽快感
   - 口臭の改善
   - 消化吸収の改善

①器質的口腔ケア（口腔疾患と呼吸器感染の予防を主目的とした口腔ケア）

入院や在宅療養中の高齢者は、感染に対する抵抗力が落ちることが多く、種々の感染症に罹患しやすくなります。歯垢や歯周疾患の原因菌である嫌気性菌の多くは肺炎の起因菌としても知られており、肺炎などの呼吸器感染症の予防には口腔内の清掃が必須となります。このような疾病を予防して健康を維持するための、「適切な口腔清掃を中心にした口腔ケア」が器質的口腔ケアです。

②機能的口腔ケア（口腔機能の維持・回復を主目的とした口腔ケア）

口腔の機能減退を早期から評価して、器質的口腔ケアとともに、機能減退を補う口腔の機能療法などによる「機能の回復を目的にしたケア」が機能的口腔ケアです。機能的口腔ケアを行うことによって摂食嚥下機能を改善して誤嚥や誤嚥性肺炎を予防するばかりでなく、手術後や在宅療養の生活期などにおいて早期の経口摂取を促すことも目的としています。

（2）誤嚥や感染症に関して知っておくべき知識

①誤嚥性肺炎の原因

誤嚥性肺炎を引き起こす誤嚥の例としては、食物の誤嚥、口腔内細菌の誤嚥、喀出反射の減退、GERD（胃食道逆流症）による誤嚥、挿管時の不潔物の挿入、不顕性誤嚥などがあげられます。

②人工呼吸器関連肺炎（VAP）の感染経路

挿管チューブのカフは必ずしも誤嚥を防止できないため、気管切開を行っても誤嚥は生じます。また、口腔内が不潔になると唾液とともに種々の細菌

表 5.3.2　気管切開および経管栄養と誤嚥について

1. 挿管チューブのカフは必ずしも誤嚥を防止できない
2. 気管切開を行っても誤嚥は生じる
3. 経鼻胃チューブでも誤嚥は生じる
4. チューブに共通する為害性
   1）チューブにより粘膜が損傷し細菌が定着する
   2）気管内の繊毛運動を阻害する
   3）チューブ表面に細菌の汚染によるバイオフィルムを形成する
5. 中心静脈栄養（IVH）中でも誤嚥は生じる
   1）口腔の自浄性の低下により細菌数が増加する
   2）IVH などによる腸粘膜の萎縮による免疫能の低下と胃内容物・胃液の逆流

注）誤嚥＝肺炎ではない。一度肺炎になると繰り返しやすい→予防が非常に重要

が誤嚥され誤嚥性肺炎の原因となるため、十分な口腔衛生管理が不可欠です。

・挿管時（口腔、咽頭部を清潔にすることで細菌を気管内へ押し込むリスクを低くする）
・チューブのカフ周囲からの不顕性誤嚥
・挿管チューブ、人工呼吸器回路内汚染
・回路の交換頻度
・気管内吸引時の不潔な操作による感染

誤嚥の基本的確認事項を表 5.3.2 にまとめました。

③口腔ケアのターゲットとする細菌

口腔ケアではすべての微生物を消失させる必要はありません。口腔内の滅菌はむしろカンジダ症などの日和見感染症を引き起こします。標的はあくまで「病原微生物」であり、口腔内細菌の量的コントロールが重要です。また、口腔内常在細菌が起炎菌となる場合も多く、細菌の塊である歯垢・バイオフィルムがターゲットとなります。

B. 口腔ケアの基本的知識

(1)（専門的）口腔ケアを行うための検査・評価

①対象者の状態の把握

専門的口腔ケアを行う際は、対象者について下記の点を把握しておくことが求められます。

・現病歴と既往歴
・感染症の有無（B 型肝炎、C 型肝炎、MRSA など）
・出血傾向とその服薬（抗凝固薬、抗血小板薬の服用など）
・バイタルサイン
・栄養状態（食事指示せん：食形態）
・意識レベル（＋医療面接で確認）
・認知機能（＋医療面接で確認）
・ADL（座位、立位、上肢・手指機能など）（＋医療面接で確認）

②口腔清掃自立度の評価

厚生省（現厚生労働省）が示した「障害老人の日常生活自立度（寝たきり度）判定基準」に即して作成された、「口腔清掃の自立度判定基準（BDR 指標）」を用いて評価するのが一般的です（表 5.3.3）[3]。また、口腔清掃自立

表 5.3.3　改訂 BDR 指標(口腔清掃自立度)

	自　立	一部介助	全介助
BDR指標	B　歯磨き(Brushing)		
	a　ほぼ自分で磨く a1：移動して a2：寝床で	b　部分的には自分で磨く b1：座位を保つ b2：座位を保てない	c　自分で磨けない c1：座位、半座位をとる c2：半座位もとれない
	D　義歯着脱(Denture Wearing)		
	a　自分で着脱する	b　着脱のどちらかができる	c　自分ではまったく着脱しない
	R　うがい(Mouth Rinsing)		
	a　ブクブクうがいをする	b　水を口に含む程度はする	c　水を口に含むこともできない
口腔と義歯の清掃自立状況	自発性		
	a　自分から進んで清掃する	b　いわれれば自分で清掃する	c　自発性はない
	習慣性		
	a　毎日清掃する a1：1日2回以上 a2：1日1回程度	b　ときどき清掃する b1：週1回以上 b2：週1回以下	c　ほとんど清掃していない
	有効性(部位到達・操作・時間)		
	a　清掃具を的確に操作し口腔内をほぼまんべんなく清掃できる	b　清掃部位への到達や刷掃動作など、一部の清掃行為で有効にできない傾向がある	c　清掃部位への到達や刷掃動作など、多くの清掃行為で有効にできていない

【有効性の判断基準】

主に以下の3点から観察

①清掃具(毛先)の基本的な部位到達性：有歯顎部位について上下前後左右内外への到達、義歯は裏表と鉤歯部位への到達性で判断

②基本的な操作性：全面での刷掃動作ができている、義歯では義歯洗浄剤の使用ができる

③適正な持続時間：おおむね歯牙もしくは義歯を清掃するにたる時間、清掃行為を持続することができる(最低約1分程度)

［文献3)より引用］

支援の必要度を評価して、ケアプランの参考にするものとして「口腔清掃自立支援必要度（BDR-SN 指標)」があります。

(2) 口腔ケア処置直前のアセスメント

①実施時の注意

口腔ケア処置実施の前に以下の点に注意を払う必要があります。

・患者情報の把握

・現在の禁忌事項の把握

表 5.3.4 口腔ケアの用具・用品選択

器質的ケアの用具・用品の選択
1. 口腔清掃用具 　1）主たる清掃用具の選択：歯ブラシ(刷毛部の大きさ、硬さ)、スポンジブラシ 　2）補助的な清掃用具の選択：歯間ブラシ、舌ブラシ、デンタルフロス、タフトブラシなど 2. 口腔清掃剤 　1）歯磨き剤　2）含嗽剤 3. そ の 他 　1）保湿剤、開口器、アングルワイダー
機能的ケアの用具・用品の選択
1. 訓練用器材 　1）スティック　2）綿棒　3）開口補助器

・患者の状態を把握

・患者本人の能力（コミュニケーション能力、ROM、可動状況）の把握

・介助者の把握

②用具・用品の選択

器質的および機能的口腔ケアの用具・用品選択について、**表 5.3.4** にまとめました。

③口腔ケアを行う場所

居宅や病室で口腔ケアを行う場合、術者のポジショニングが重要となります。特に、居宅の場合ですと、吸引の有無や嘔吐した際の対応方法を確認しなければなりません。また、嚥下障害の有無も確認して、安全に飲み込める姿勢が口腔ケアに適した姿勢です。長時間の口腔ケアですと、術者の腰に負担がかかる場合が多いので、患者にも術者にも安楽なポジショニングが、日々の口腔ケアに大変重要です。

(3) 器質的口腔ケアのプランニング

①使用する清掃用具の選定

主な清掃用具（歯ブラシ・吸引ブラシ、スポンジブラシなど）は、口腔の状況に合わせて選択します。

・病棟、在宅における対象者には、やわらかめのものを選択します。

・主たる清掃用具だけでは清掃困難な場合に、補助用具を選択します。

・必要に応じて補助的清掃用具を選択します。

②清掃に用いる薬液

1）口腔内清拭用薬

0.025%ヂアミトール®水（塩化ベンザルコニウム）など。日常の口腔ケア（p. 153）においては、感染の危険がない場合には、水または滅菌水を使用します。

2）口腔清掃剤

含嗽剤は、刺激や着色があるので、使用には十分注意が必要です。歯磨き剤は流水において水洗を要するので、口腔清掃自立者（p. 148）または一部介助者に適用します。水歯磨きは研磨剤・発泡剤無配合になっており、歯肉や粘膜を傷つけないよう出血傾向のある者などに適用します。

3）その他

保湿剤なども使われています（塗布量に注意）。

③ そ の 他

1）ガーゼ

通常は清潔なガーゼを使用し、感染を危惧する場合は滅菌ガーゼを使用します。

2）紙コップ

消毒薬、清拭用滅菌水などを入れて使用（1回ごとに廃棄）します。

3）ゴミ袋

使用する材料は基本的にディスポーザブル用品を使用し、ディスポーザブル用品の廃棄のためゴミ袋を携帯します。

（4）具体的な口腔ケア用具と使用方法の紹介

①基本セット

1）歯ブラシ（図5.3.1A）

歯ブラシは口腔内の状況に応じて選択します。

挿管されている場合（特にバイトブロック・挿管チューブが留置されている側）、開口困難な場合は柄の小さい乳歯用の歯ブラシを使用するとすみまで磨けます。ただし、毛足が短いので毛の硬さが硬めになるので注意が必要です。

挿管されていない場合は、永久歯用の歯ブラシを使用します。

2）スポンジブラシ（図5.3.1B）

使用前に、スポンジが柄から外れていないことを確認してから使用します。

図 5.3.1　歯ブラシとスポンジブラシ

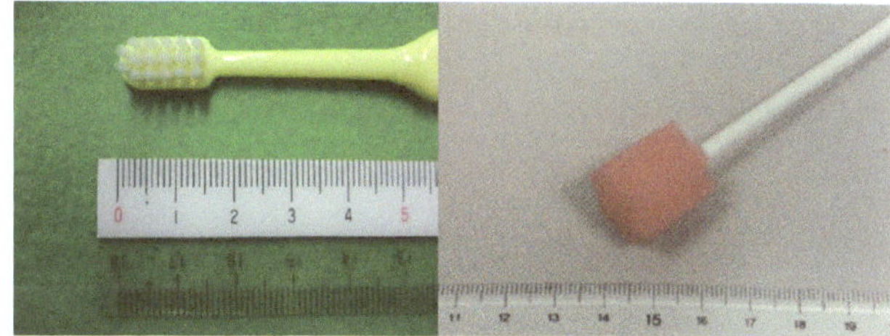

A. 乳歯用歯ブラシ　　B. スポンジブラシ

図 5.3.2　舌ブラシの例

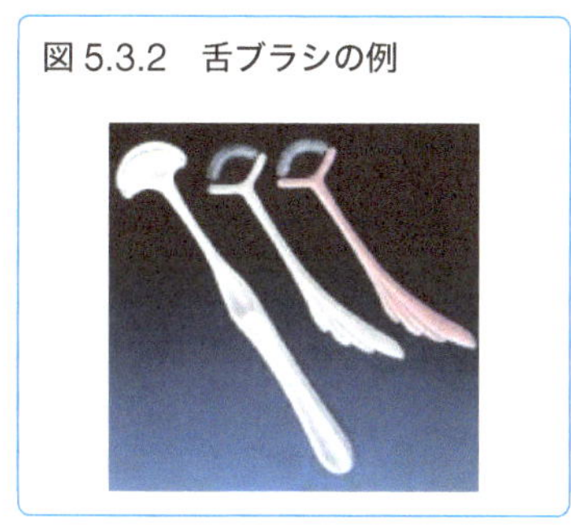

水を十分に含ませ、よく絞った状態にして使用します。奥から前（臼歯部から前歯部）へ向かって清拭します。清拭中に噛まれても無理に引き抜かないでください。回転力には強いのですが、引き抜く力にはとても弱くなっています。

3）舌ブラシ（図 5.3.2）

舌にブラシを当て、表面を軽く奥から手前に拭って舌苔や汚れを落とすのに使用します。舌の奥まで入れすぎると嘔吐感があるので注意してください。

②口腔清掃に使用する薬液

0.025％ヂアミトール® 水（塩化ベンザルコニウム）を用います。歯ブラシやスポンジブラシを薬液で軽く湿らせ、十分に水気を切って使用します。発疹や発赤が認められた場合には使用を中止します。

③補助的清掃器具や薬剤とその使用法

1）義歯ブラシ

義歯を清掃する時は歯磨き剤は使用しません。義歯を口から外し、軽く水洗して義歯ブラシで磨きます。義歯の汚れは義歯洗浄剤につけただけでは落ちません。必ずブラシで機械的に汚れを落とす必要があります（図 5.3.3）。

2）口腔粘膜保湿剤

口腔粘膜保湿剤は口腔乾燥症状がみられた場合に用います。チューブから少量（約 1 cm）押し出し指先でまんべんなく塗ります。義歯を使用している場合は、義歯の裏全体に塗って使用します。

図 5.3.3　義歯ブラシの例

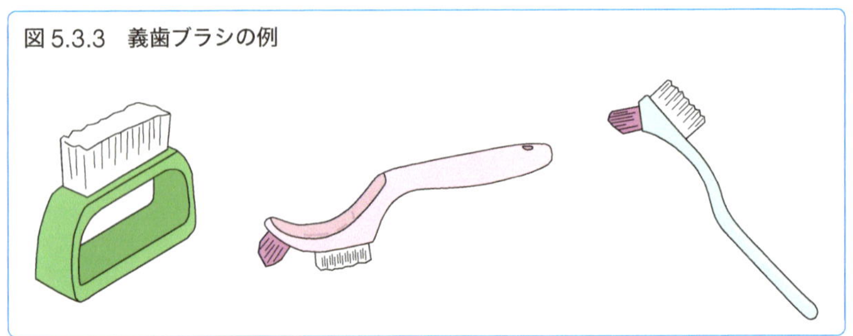

表 5.3.5　含嗽などに使用する薬剤・薬液

薬剤・薬液	用　　法	適　応	留　意　点
万能含嗽液（生理的食塩水）	水 1 L に食塩 9 g を溶かして 1 日 5〜8 回うがいする。	口内炎、口腔感染。	重症で痛みが強い場合も粘膜刺激が少ないことがあげられる。
粘膜保護（ハチアズレ®）	1 回 2 g を微温湯に溶かしてうがいする。	軽度の口内炎、粘膜炎、咽頭炎、扁桃炎。	粘膜保護、治癒促進作用はあるが消毒作用はない。
消毒作用（イソジン® ガーグル）	1 回 2〜4 mL を水 60 mL に薄めてうがいする。	口内炎、咽頭炎、扁桃炎の感染予防、消毒。	アルコールが含まれ、消毒作用が強く、刺激も強いので注意して使用。
鎮痛作用（生理的食塩水＋キシロカイン®）	上記の生理的食塩水に 4％キシロカイン® 5〜15 mL を添加、1 回 10 mL を口に含みゆっくり 2 分間程度口の中を回す。	放射線、抗がん剤による口腔粘膜炎、咽頭炎、食道炎の嚥下痛。	咽頭痛が強い場合は少量飲み込むのも良い。
消炎鎮痛（ポンタール® シロップ）	食事の 15 分前、1 回にシロップ 10 mL を飲み込む。	放射線、抗がん剤による口内炎で食事の際の痛みや嚥下痛がひどい場合。	キシロカイン® 入り含嗽薬と併用すると良い。抗がん剤のシスプラチンを使う場合は、腎障害のリスクが高まるので使用不可。

3）口腔ケア用ジェル

口腔ケア用ジェルは、研磨剤、発泡剤が配合されていない、水歯磨きに分類されるもので、歯肉を傷つけるおそれのある、出血傾向にある患者などに用います。保湿効果のあるジェル状のものもあります。

④含嗽などに使用する薬剤・薬液

表 5.3.5 にまとめました。

C. 器質的口腔ケアの方法・手技

(1) 介助を必要としない患者への口腔清掃（日常の口腔ケア）

・洗口ができる（むせ・誤嚥がない）

・口腔清掃ができる

①使用する用具・用品

歯ブラシ、清掃補助用具（デンタルフロス、歯間ブラシなど）。義歯使用者は義歯ブラシを使用。うがい用の薬剤、口腔粘膜保湿剤は必要に応じて用います。

②手　技

歯ブラシは、奥から手前に汚れをかき出すように動かし（図 5.3.4A）、歯と歯肉の境目に毛先を当てるようにします（図 5.3.4B）。歯の表・裏・噛む面に分けて磨きます（図 5.3.4C）。

図 5.3.4　歯ブラシの手技

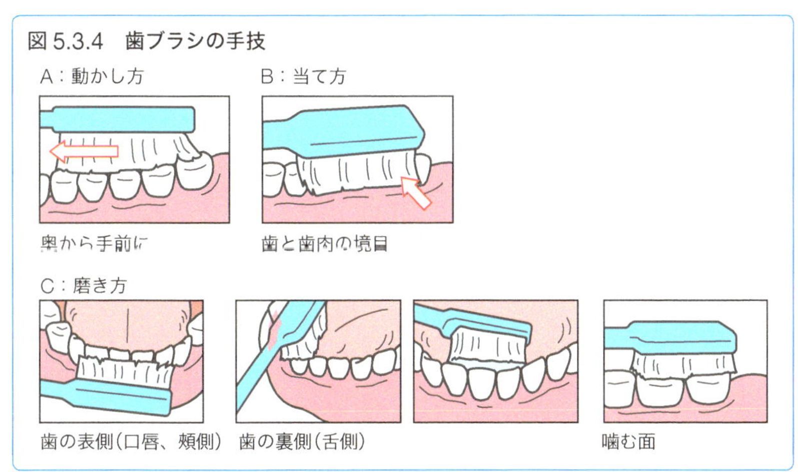

(2) 介助を必要とする患者の口腔清掃

・口腔乾燥が著しい、舌苔付着が著しい

・出血傾向がある

・開口困難

・誤嚥または誤嚥の疑いがある

①使用する用具・用品

1）用具

歯ブラシ、スポンジブラシ、ガーゼ、紙コップ。必要に応じて清掃補助用具を用います。

2）薬剤

口腔内清拭用薬（例：0.025％ヂアミトール® 水（塩化ベンザルコニウム））、口腔粘膜湿潤剤。

②標準手技

1）口腔乾燥・舌苔付着が著しい患者

①患者情報の確認：原疾患、既往歴、バイタルサインの確認。

②口腔周囲・口腔内診査：過敏、出血、乾燥、傷、潰瘍などに注意。口唇に口腔粘膜湿潤剤を塗布（図 5.3.5A）。歯式、動揺（ゆれ）、出血、乾燥、傷、潰瘍、唾液の貯留等の有無を確認（必要に応じて吸引）。

図 5.3.5　口腔清掃の標準手技

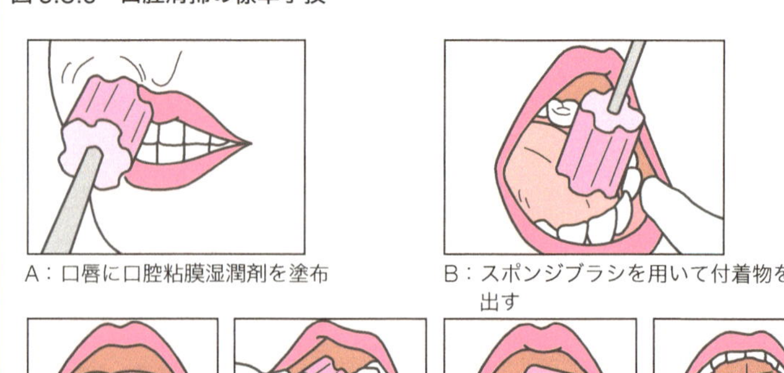

A：口唇に口腔粘膜湿潤剤を塗布

B：スポンジブラシを用いて付着物を掻き出す

C：操作は臼歯部から前歯部へ使用する

D：舌、上あごなどの清掃

③口腔ケアの実施

㋐スポンジブラシを用いて口腔内に口腔粘膜湿潤剤を塗布（汚れをやわらかくする）

㋑歯ブラシを用いて口腔清掃

・歯に動揺がある場合、指で支えて磨く

・口腔内状況により、歯ブラシを用いないこともある

㋒スポンジブラシを用いて口腔内の水分、その他の付着物を除去（掻き出す）（図 5.3.5B〜D）

㋓吸引

㋔スポンジブラシを用いて口腔内に口腔粘膜湿潤剤を塗布

㋕口唇に湿潤剤を塗布

2）出血傾向のある患者

【口腔内に出血がみられない場合】

①状態の確認：入院背景・疾患名・バイタルチェックを確認する。

②口唇・口角に出血部位がある場合は口腔粘膜湿潤剤を塗布する。

③スポンジブラシにて口腔内を清拭し、出血しやすい部位を確認する。出血しやすい部位を避け、歯ブラシは軟毛を用い、歯肉に当てないように操作する。この場合は刺激の少ない口腔ケアジェル、洗口剤等を使用する。また、可能ならスポンジブラシによる粘膜清拭を行う。

④口腔清掃後、口腔粘膜湿潤剤を塗布。

【口腔内に出血がみられる場合】

①状態の確認：口腔・出血状況、部位・疾患名、全身状態の確認。

②ケア内容、使用器具、薬剤等を患者に十分説明する。

③実施可能であるか、または、バイタルチェックを確認する。

④出血のある場合には止血剤を用いてから口腔清掃を行う。

例：ボスミンなどの止血剤を含ませたガーゼを指に巻き、口腔内の出血部位を圧迫するなど。止血と同時に血液を飲み込まないように指導。

⑤清掃用具（綿棒・スポンジブラシなど）に洗口剤や含嗽水を含ませて、歯、歯肉を刺激しないように拭う。

⑥疼痛、出血のある場合には、閉口下での含嗽のみ行う場合もある。（その場合には消毒効果のあるものや痛みを抑えるものを使用すると

よい。凝血が歯肉や粘膜に付着している部位は無理に剥がさないよう注意。）

3）開口困難な患者

標準手技と同様に行います。必要に応じてバイトブロックを用います。バイトブロックは小臼歯より奥に入れるようにします（取り外す場合にも歯が抜けたり脱臼・破折させないよう注意します）。

(3) 全介助を必要とする、またはそれに相当する患者の口腔清掃

VAP・開口不能・口腔乾燥症・清掃不良患者の器質的な口腔ケアは高度の手技を必要とします。実施の際は事前に担当医師、担当看護師、病棟薬剤師にケア内容の同意を得る必要があります。

D. おわりに

これまで、在宅療養者・入院患者の多くは、高齢者で総義歯装着者が多くみられていましたが、8020運動の推進により、歯が多く残っている患者が多くなっています。これは喜ばしいことなのですが、反面、意識がなく、挿管されて治癒を待っている在宅療養者・入院患者をケアする側にとっては、不潔域が拡大したこととなり、複雑な補綴物（義歯等）も歯科以外の他職種にとっては理解を超えるものもあります。在宅の医療も口腔ケアが鍵となっています。口腔の健康を通じて全身の健康づくりに関与することがわれわれ歯科関係者の願いです。どうぞ、気軽にお尋ねください。

昭和大学歯学部スペシャルニーズ口腔医学講座
弘中　祥司

引用・参考文献

1）厚生労働省：平成28年歯科疾患実態調査 http://www.mhlw.go.jp/toukei/list/62-28.html
2）昭和大学口腔ケアセンター：昭和大学口腔ケアセンター基本マニュアル 2011http://www10.showa-u.ac.jp/~suohc/manual11.pdf
3）厚生労働省：口腔機能の向上マニュアル，2005
・朝日新聞：重病でも口をきれいに．2004年1月13日
・厚生労働省：平成27年医療施設調査 http://www.mhlw.go.jp/toukei/saikin/hw/iryosd/15/dl/02_01.pdf
・厚生労働省：H24年度診療報酬改定の概要 http://www.mhlw.go.jp/bunya/iryouhoken/iryouhoken15/dl/gaiyou.pdf
・Ooka T, Inoue Y, Hironaka S, et al. : Effect of Difference of Oral Health Care on Oral Health. J Jpn Soc Disability Oral Health 34 : 626–636, 2013

5.4 サルコペニア・フレイル予防

はじめに

「世界最高齢でエベレスト登頂に成功」

「105 歳のスプリンター、世界最高齢の 100 m ギネス記録を更新」

日本人高齢者の活躍を紹介する報道には毎回驚かされます。そして思います。日本の高齢者は、みんな元気だと。

しかし世界最速で超高齢社会を迎えるわが国には、さまざまな問題が山積しています。いわゆる 2025 年問題もその一つです。団塊の世代が後期高齢者になる年、日本国民の 5 人に 1 人が 75 歳以上となります。その時、病院や介護施設は間違いなく不足することが予測されています。さらに 2030 年から 20 年間は、死亡者数のピークを迎えるといわれており、その末期医療のために急性期医療への影響が懸念されています。「病院から在宅医療へ」さらには「在宅医療から予防医療へ」、つまり「健康寿命を延ばし、いかに介護を必要とせず最期まで過ごせるか」について早急に取り組むべき状況となっています。国レベルではすでに、要介護につながる寝たきりへの対策が始まり、多くの職種が活躍しています。そこで注目されているのが、「サルコペニア・フレイル」です。本節では、薬局病院問わず今後医療に携わるであろう薬学生も含め知っておくべき内容について取り上げます。

5.4.1 フレイル

A. フレイルとは

フレイルとは、老化に伴うさまざまな機能（予備能力）の低下で、疾病発症や身体機能障害に移行しやすい状態（要介護に近い状態）をいいます。

もともとは、欧米の医療現場で使用されていた「frailty」がその語源です。その日本語訳については、「虚弱」が主に使われていましたが、「脆弱・老

図 5.4.1　フレイル・プレフレイル・ロバストの関係

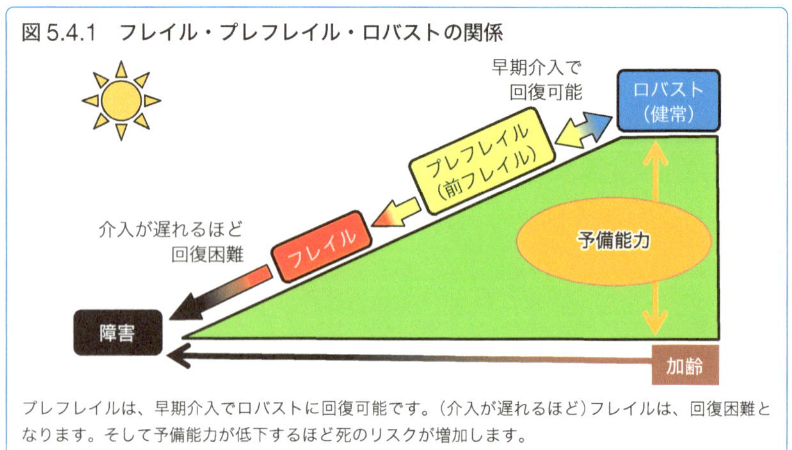

プレフレイルは、早期介入でロバストに回復可能です。（介入が遅れるほど）フレイルは、回復困難となります。そして予備能力が低下するほど死のリスクが増加します。

衰・衰弱」なども引用されており「不可逆的に老い衰えて」との印象を受けます。しかし「frailty」は、早期にしかるべき介入で「robust（ロバスト）（健常）」に戻せる可能性があります（図 5.4.1）。また、フレイルの持つ多面的な要因に対して「虚弱」だけでは、そのニュアンスを十分に伝えきれません。そこで日本老年医学会において再検討され、2014 年 2 月に「frailty」の適切な日本語訳として、英語読みに近い「フレイル」と決定されました[1)]。

B. フレイルの評価

国際的に統一されている診断基準はありませんが、Fried ら[2)] の基準では体重減少、疲労感、活動量低下、歩行速度低下、筋力低下の 5 項目中 3 項目以上該当した場合を「フレイル」、1～2 項目で「プレフレイル（前フレイル）」と判定します。

ほかには FRAIL scale[3)]（表 5.4.1）があります。これは疲労、抵抗、移動、疾患、体重減少の 5 項目で評価します。合計得点が 0 点で「正常」、1～2 点は「プレフレイル」、3～5 点なら「フレイル」と判定します。

国内では、介護予防事業の一環で用いられる基本チェックリスト 25 項目（表 5.4.2）が有用です。これは介護保険の認定を受けていない高齢者を対象に、要介護リスクの高い人をスクリーニングするためのツールです。自己記入式の総合機能評価で、質問 1～3 は手段的 ADL、4 と 5 は社会的 ADL、

表 5.4.1 FRAIL scale

疲労(Fatigue)	過去 4 週間の疲労感が、いつもしくはほとんどの時間の場合
抵抗(Resistance)	10 段の階段を上がる際に、休憩もしくは支援が必要な場合
移動(Ambulation)	数百ヤード(1 ヤード=91.44 cm)の歩行が困難もしくは支援が必要な場合
疾患(Illnesses)	関節炎、糖尿病、狭心症もしくは心筋梗塞、高血圧症、脳卒中、気管支喘息・慢性気管支炎・肺気腫、骨粗鬆症、大腸がん・皮膚がん、うつ病もしくは不安障害、アルツハイマー病もしくは他の認知症、下肢潰瘍のうち、5 疾患以上を認める場合
体重減少(Loss of weight)	過去 12 か月間で 5%以上の体重減少を認める場合

各項目に該当する場合、1 点とし合計点で判定します。

[文献 3)より改変引用]

6～10 は運動・転倒、11 と 12 は栄養、13～15 は口腔機能、16 と 17 は閉じこもり、18～20 は認知症、21～25 はうつに関する事項となります。7 項目以上に該当すると要介護になりやすいとの報告があり、少なくとも「プレフレイルあり」と判断できます。

C. フレイルの要因と対応

身体的問題（筋力低下、低栄養など）に由来する身体的フレイル（physical frailty)、精神・心理的問題（認知機能障害、うつなど）に由来する認知的フレイル（cognitive frailty）や精神的フレイル（mental frailty)、社会的問題（独居、社会的孤立、経済的困窮など）に由来する社会的フレイル（social frailty）など、フレイルは多面的です。そのためフレイルに早期介入するためには、医療だけではなく社会全体での基盤を確立する必要があります。

5.4.2 サルコペニア

A. サルコペニア（sarcopenia）とは

サルコペニアは、1989 年に Irwin Rosenberg が「年齢と関連する筋肉量の低下」として提唱した概念で、ギリシャ語の「sarx：筋肉」と「penia：喪失」を合わせた造語です。

表 5.4.2　基本チェックリスト 25 項目（厚生労働省作成）

基本チェックリスト

	No	質問項目	回答		得点	
暮らしぶり　その1	1	バスや電車で１人で外出していますか	0.　はい	1. いいえ		
	2	日用品の買い物をしていますか	0.　はい	1. いいえ		
	3	預貯金の出し入れをしていますか	0.　はい	1. いいえ		
	4	友人の家を訪ねていますか	0.　はい	1. いいえ		
	5	家族や友人の相談にのっていますか	0.　はい	1. いいえ		
			No.1〜5 の合計			
運動器関係	6	階段を手すりや壁をつたわらずに昇っていますか	0.　はい	1. いいえ		
	7	椅子に座った状態から何もつかまらずに立ち上がってますか	0.　はい	1. いいえ		
	8	15 分間位続けて歩いていますか	0.　はい	1. いいえ		
	9	この１年間に転んだことがありますか	1.　はい	0. いいえ		
	10	転倒に対する不安は大きいですか	1.　はい	0. いいえ		
			No.6〜10 の合計			3 点以上
栄養・口腔機能等の関係	11	6 ヶ月間で 2〜3 kg 以上の体重減少はありましたか	1.　はい	0. いいえ		
	12	身長（　　cm）　体重（　　kg）（＊BMI 18.5 未満なら該当） ＊BMI（＝体重(kg)÷身長(m)÷身長(m)）	1.　はい	0. いいえ		
			No.11〜12 の合計			2 点以上
	13	半年前に比べて堅いものが食べにくくなりましたか	1.　はい	0. いいえ		
	14	お茶や汁物等でむせることがありますか	1.　はい	0. いいえ		
	15	口の渇きが気になりますか	1.　はい	0. いいえ		
			No.13〜15 の合計			2 点以上
暮らしぶり　その2	16	週に１回以上は外出していますか	0.　はい	1. いいえ		
	17	昨年と比べて外出の回数が減っていますか	1.　はい	0. いいえ		
	18	周りの人から「いつも同じ事を聞く」などの物忘れがあると言われますか	1.　はい	0. いいえ		
	19	自分で電話番号を調べて、電話をかけることをしていますか	0.　はい	1. いいえ		
	20	今日が何月何日かわからない時がありますか	1.　はい	0. いいえ		
			No.18〜20 の合計			
			No.1〜20 までの合計			10 点以上
こころ	21	（ここ２週間）毎日の生活に充実感がない	1.　はい	0. いいえ		
	22	（ここ２週間）これまで楽しんでやれていたことが楽しめなくなった	1.　はい	0. いいえ		
	23	（ここ２週間）以前は楽にできていたことが今ではおっくうに感じられる	1.　はい	0. いいえ		
	24	（ここ２週間）自分が役に立つ人間だと思えない	1.　はい	0. いいえ		
	25	（ここ２週間）わけもなく疲れたような感じがする	1.　はい	0. いいえ		
			No.21〜25 の合計			

☆**チェック方法**：回答欄のはい、いいえの前にある数字（0 または 1）を得点欄に記入してください。

☆**基本チェックリストの結果の見方**

基本チェックリストの結果が、下記に該当する場合、市町村が提供する介護予防事業を利用できる可能性があります。お住まいの市町村や地域包括支援センターにご相談ください。

●項目 6〜10 の合計が 3 点以上　●項目 11〜12 の合計が 2 点

●項目 13〜15 の合計が 2 点以上　●項目 1〜20 の合計が 10 点以上

高齢者に認められるサルコペニアは、身体的フレイルの主たる要因となります（図 5.4.2）。そのため運動療法と栄養管理などの介入によりサルコペニアを改善させることは、フレイルの治療につながります。

臨床で、サルコペニアは高齢者とは限りません。そのため、その概念も広

図 5.4.2　サルコペニアと身体的フレイルの関係

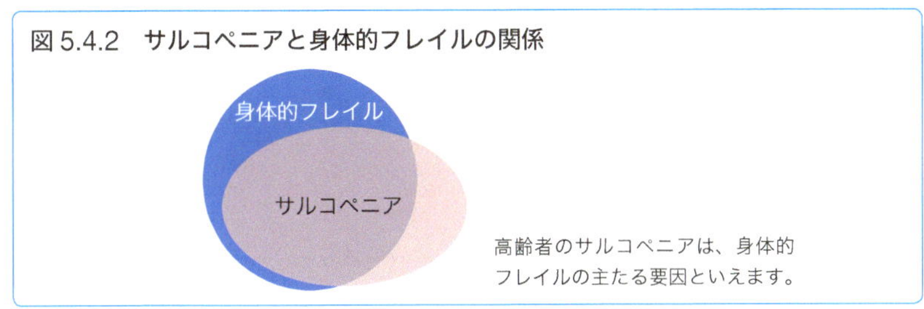

高齢者のサルコペニアは、身体的フレイルの主たる要因といえます。

表 5.4.3　サルコペニアの原因

原発性サルコペニア	加齢	生理的な筋肉減少、ホルモン変化、炎症性サイトカイン変化
二次性サルコペニア	活動	廃用性筋萎縮、無重力
	栄養	飢餓、エネルギー摂取量不足、蛋白質不足
	疾患	侵　襲：急性疾患・炎症（手術、外傷、骨折、感染症、熱傷など） 悪液質：慢性疾患・炎症（がん、慢性心不全、慢性腎不全、慢性呼吸不全、慢性肝不全、化膿性・結核性関節炎などの慢性感染症、関節リウマチなどの膠原病など） 原疾患：筋萎縮性側索硬化症、多発性筋炎、甲状腺機能亢進症、骨粗鬆症など

サルコペニアと関連する原因はさまざまで、治療アプローチも異なります。

がり「加齢」に由来する原発性サルコペニアと「活動、栄養、疾患」が原因である二次性サルコペニアに分類されています（表 5.4.3）。

B. サルコペニアの評価

従来は筋肉量減少の有無だけでサルコペニアを診断していました。しかし European Working Group on Sarcopenia in Older People（EWG-SOP）では、筋肉量減少（若年の 2 標準偏差以下）と筋力低下（握力：男性 30 kg 未満、女性 20 kg 未満）もしくは身体機能低下（歩行速度：0.8 m/s 以下）で、サルコペニアとしました[4)]。また、筋肉量減少のみの場合を「プレサルコペニア」、筋肉量減少と筋力低下もしくは身体機能低下を有する場合を「サルコペニア」、すべてを有する場合を「重症サルコペニア」としています（表 5.4.4）。この診断基準でのサルコペニア研究のレビュー論文では、地域在宅高齢者の 1～29%、長期ケア施設の 14～33%、急性期病院の

表 5.4.4　サルコペニアの段階(EWGSOP)

段　　階	筋肉量	筋　力	身体機能
プレサルコペニア	⬇		
サルコペニア	⬇	⬇　　または	⬇
重症サルコペニア	⬇	⬇	⬇

図 5.4.3　簡易なサルコペニアチェック

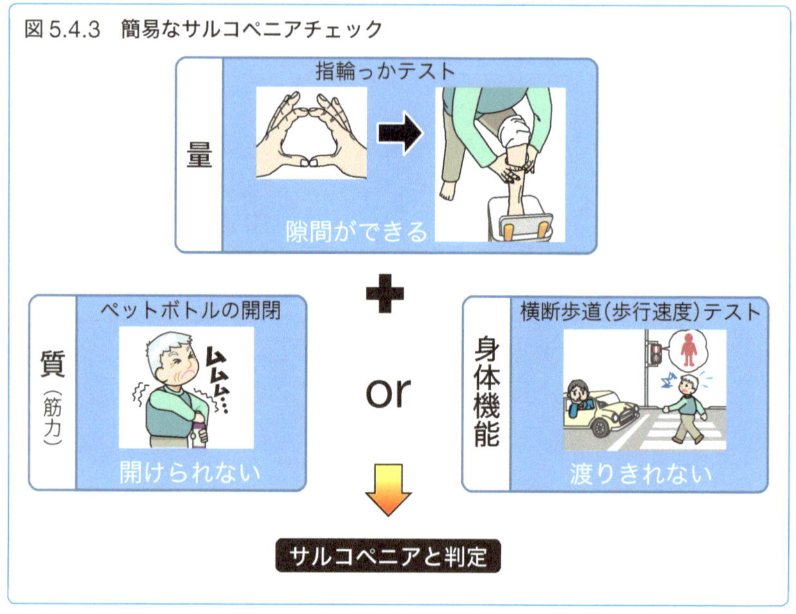

10%にサルコペニアを認めました[5)]。なお 2018 年に示された EWGSOP2 では、主に診断の流れに関して改訂されています。

Asian Working Group for Sarcopenia（AWGS）についても，2019 年に改訂されました（AWGS2019)。変更点としては、①診断プロセスが 2 段階（一般診療所や地域での診断 or 設備の整った施設での診断）に分かれている事、②身体機能測定の新たな方法として 5 回椅子立ち上がりテスト（図 5.4.4）と Short Physical Performance Battery（SPPB）が加わった事、③一部基準値（男性握力、歩行速度）が変更となった事が挙げられます。サルコペニア確定診断は、筋力低下（握力：男性 28 kg 未満，女性 18 kg 未満）もしくは身体機能低下（6 m 歩行速度 1.0 m/s 未満 or 5 回椅子立ち上がりテスト 12 秒以上 or SPPB 9 点以下）を評価し、共に正常であれば除外します。次に筋肉量減少（DXA；二重 X 線吸収測定法や BIA；

図 5.4.4 椅子からの立ち上がりテスト

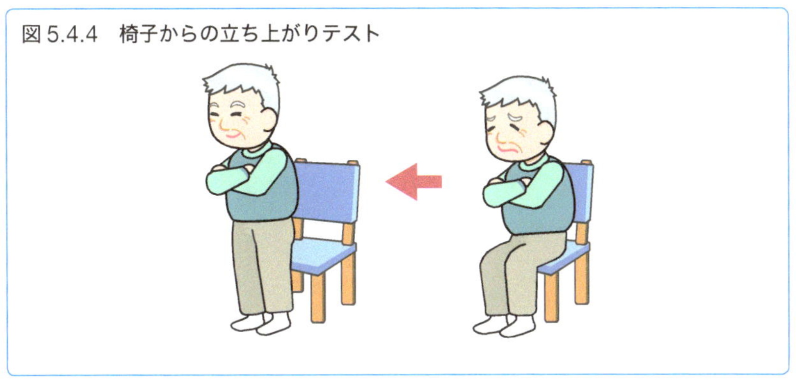

生体電気インピーダンス解析で評価）も認めた場合にサルコペニア（または重症サルコペニア）としています[6)]。

簡易的チェックとしては、①筋肉量を調べる「指輪っかテスト」、②筋力の質を調べる「ペットボトル開けの可否」、③身体機能を調べる「横断歩道での歩行速度確認」などがあります。①に加えて②または③を有する場合、サルコペニアと評価します（図 5.4.3）。

なお診断基準については今後も継続的な改訂が予定されており最新の診断基準を用いることが推奨されます。

C. サルコペニアの要因と対応

単一ではなく、複合的に有するケースが多いです。患者ごとに要因を検討し、対処する必要があります（表 5.4.3）。

（1）加　齢

加齢とともに骨格筋の筋線維数は減少し、筋繊維自体が萎縮します。一般に、50 歳以降毎年 1～2％程度筋肉量が減少し、その変化は、上肢よりも下肢で著しいと報告[7)] されています。また主に萎縮する筋線維は、type Ⅰ（遅筋、赤筋）よりも type Ⅱ（速筋、白筋）が主となります[8)]。俊敏性を必要とする歩行速度が低下するのは、このためと思われます。一方で、高齢者でも骨格筋再生能力を有する筋衛星細胞の存在も明らかにされており、後述しますが適度なレジスタンストレーニングは、年齢に関係なくサルコペニアに有用です。また、筋肉において構成比率の高い BCAA（分岐鎖アミノ酸）2 g 以上、蛋白質 10 g 以上で糖質を含む栄養剤等をリハビリテーション

（リハ）直後に摂取すると、筋蛋白合成に有利とされています。

加齢による、ホルモン変化も影響します。アナボリック（蛋白同化促進）作用のあるテストステロン、成長ホルモン、グレリン（胃から産生されるペプチドホルモン）、デヒドロエピアンドロステロン（副腎から分泌される性ホルモンの前駆体）は、分泌が低下するため、筋肉量や筋力低下に影響を与えると考えられています。これらの知見から、前立腺刺激作用を持たず、筋・骨格筋系の脆弱性を是正する選択的アンドロゲン受容体修飾薬（selective androgen receptor modulator：SARM）は、サルコペニア治療の新薬の一つとして応用が期待されています[9)]。

加齢とともに炎症性サイトカインであるIL-6、IL-1、TNFαの産生も増加します。これらはカタボリック（異化）作用を有するためサルコペニアの一因となります。例えばがん悪液質患者でみられる著明な骨格筋減少についても、炎症性サイトカインが過剰に分泌されることが要因の一つと考えられています。炎症性サイトカインが、サルコペニアのバイオマーカーや治療標的となる可能性が示唆されており、こちらも臨床への展開が期待されています。

(2) 活　動

活動量低下によるサルコペニアは、廃用性筋萎縮です。すなわち入院患者では、廃用症候群、外来患者では、閉じこもりがちな生活が、サルコペニアの原因となります。安静臥床によって筋肉量は１日約0.5％減少し、筋力は１日0.3～4.2％減少します[10)]。そのため、不要な閉じこもりや安静臥床を避けて、外出機会をつくること、早期離床を行い全身の筋肉量を減少させないことが予防、治療となります。

入院中の不要な安静指示でサルコペニアを生じた場合は、医原性サルコペニアといえます。廃用症候群の高齢入院患者の88％に低栄養も認めるため[11)]、廃用症候群は安静臥床に加えて、低栄養や疾患の影響も受けていると考えられます。意図しない禁食指示も、低栄養や嚥下機能低下につながるため注意が必要です。

日常生活においては、心血管系および筋骨格系疾患などの面でも良好な健康状態を保つ必要があります。そこで、男女とも１日15～20分の適度な（時速約4～5 km程度の）ウォーキングに加え、45～60分以上の軽度な活動（家事など）を行うことが望ましいといえます。ただし、高齢者の場合は、無理に高負荷（３メッツを超える）運動を続けると、かえって運動器や循環

表 5.4.5　身体活動のメッツ

メッツ	生活活動/運動の例
1.0	横になって静かにテレビを観る、睡眠
1.3	座って静かにする、立位で静かにする
1.5	座位：会話をする、食事をする
1.8	トイレ：座位、立位、しゃがんでの排泄
2.0	家の中を歩く、シャワーを浴びる（タオルで拭く、立位）、身支度をする（手を洗う、髭を剃る、歯を磨く、化粧をする、座位、または立位）
2.5	着替え（立位、または座位）
3.0	歩行（4.0 km/時、平らで固い地面）
3.5	レジスタンストレーニング（複合的エクササイズ、さまざまな種類のレジスタンストレーニングを 8〜15 回繰り返す）、階段を下りる
4.0	階段を上る（ゆっくり）
6.0	レジスタンストレーニング（ウエイトリフティング、フリーウエイト、マシーンの使用）、パワーリフティング、ボディービルディング、きつい労力
8.8	階段を上る（速い）

メッツとは、運動時酸素消費量を安静座位時酸素消費量（3.5 mL/kg/min）で割った値です。

器に過度のストレスをもたらすことがあります。高強度負荷にこだわらずに、低強度負荷の運動（2〜3 メッツ）を短時間頻回に、自宅や屋内など安全な場所で、楽しく気軽に続けられるように工夫することが望ましいといえます（表 5.4.5）。

(3) 栄　養

サルコペニアは、エネルギー摂取不足による飢餓でも生じます。飢餓（1 日エネルギー摂取量が基礎エネルギー消費量より少ない状態）が持続すると肝臓グリコーゲンが枯渇するため、筋肉の蛋白異化によって糖原性アミノ酸を作り出し、そこからグルコースを再合成（糖新生）します。その結果、筋肉量は減少します。

例えば入院中に禁食で 1 日 300 kcal 程度の水電解質輸液のみの静脈栄養を継続するなど、飢餓に相当する不適切な栄養管理でサルコペニアを生じた場合は、医原性サルコペニアといえます。廃用症候群の高齢入院患者の 44％に飢餓を認めており[11]、その多くの場合は栄養が原因と考えられます。一方、日常生活における飢餓は、うつ病や認知症、嚥下障害といった身体的問題や社会・経済的問題などさまざまな要因が考えられます。いずれの場合も治療は適切な栄養管理が重要となります。

飢餓の場合、Refeeding 症候群に注意しながら、1日エネルギー必要量＝1日エネルギー消費量＋エネルギー蓄積量（1日 200～750 kcal）として栄養改善を目指す「攻めの栄養管理」が必要です。高齢者の場合は、1 kg 増加させるには、8,800～22,600 kcal が必要との報告があります[12)]。また特に高齢者の場合、代謝上の観点から蛋白質を十分量摂取する必要があります。事実、「日本人の食事摂取基準 2015 年度版」では、腎障害のない高齢者（70 歳以上）の蛋白質推定平均必要量（0.85 g/体重 kg/日）は、成人（0.72 g/体重 kg/日）よりも高い値が設定されています[13)]。

しかし栄養だけでは骨格筋への効果は不十分なため、リハを併用します[14)]。一方、不適切な栄養管理のままで、筋力強化訓練を行うと筋肉量はかえって減少し、サルコペニアは悪化するため禁忌です。廃用性筋萎縮を起こさない機能維持のために低強度負荷の運動（2～3 メッツ）とする必要があります。すなわち「栄養ケアなくしてリハなし。リハなくして栄養ケアなし」です。

(4) 疾　患

疾患によるサルコペニアは、侵襲、悪液質、原疾患に分類されます。

侵襲とは、手術、外傷、骨折、感染症、熱傷などの、生体内の恒常性を乱す可能性のある刺激のことです。代謝変化としては、一時的に代謝が低下する「傷害期」、代謝が亢進して骨格筋分解が増加する「異化期」、骨格筋や脂肪を合成できる「同化期」に分類され、それぞれの時期に合わせたアプローチが必要です。なお CRP 5 mg/dL 以上を異化期、CRP 3 mg/dL 以下を同化期とする目安があります。

傷害期は、短期間であり疾患の治療を優先します。異化期は、栄養状態維持が目標です。筋蛋白分解で生じる内因性エネルギーを考慮し、15～30 kcal/体重 kg/日程度を目安とします。リハも機能維持にとどめます。同化期ではエネルギー蓄積量を考慮した「攻めの栄養管理」（前述）を行います。また筋肉量を増やすために積極的なレジスタンストレーニングを開始します。

悪液質とは、がん、慢性心不全、慢性腎不全、慢性呼吸不全、慢性肝不全、化膿性関節炎や結核性関節炎などの慢性感染症、関節リウマチなどの膠原病が関連する複雑な代謝症候群で、筋肉喪失が特徴です。脂肪の喪失の有無は問いません。成人であれば体重減少（水分管理中は除く）、小児は、成長障害（内分泌疾患除く）を臨床的特徴とします。具体的には、上記疾患の患者が、サルコペニアで６か月に５%以上の体重減少とCRP 0.5 mg/dL以上が持続する場合に、悪液質の存在を疑います。終末期ではない悪液質の場合、栄養療法、運動療法、薬物療法を含めた包括的な対応を行います。高蛋白質食（１日1.5 g/体重kg）やエイコサペンタエン酸（１日2～３g）、六君子湯（１日7.5 g）などが有用な可能性があります。また、運動療法（持久性トレーニング、レジスタンストレーニング）自体にも抗炎症作用があるため、可能なかぎり実施します。運動療法が、悪液質の慢性炎症を改善させる理由としては、①抗炎症性サイトカイン分泌が増加し、筋蛋白分解を抑制し、②抗炎症性サイトカインが筋蛋白合成を増加させ、③男性ホルモン分泌が増加し、筋蛋白合成を増加させる、以上３つのメカニズムが考えられています[15)]。

原疾患としては神経筋疾患などがあげられますが、その治療が優先されるためまず服薬アドヒアランスなどの面で支援することが重要といえます。骨粗鬆症[16)]、糖尿病[17)] などサルコペニアとの関連が示された疾患もあり、その治療薬（例えばビスホスホネート）を処方されている患者へは、サルコペニアのリスクを有するものとして注意が必要です。

サルコペニアに肥満（BMI 25 kg/m^2 以上）が合併したサルコペニア肥満（sarcopenic obesity）も注目されています。健常者（運動不足と高エネルギー・低蛋白食が関連）、高齢者（加齢と運動不足と高エネルギー食が関連）、障害者（疾患と運動不足と高エネルギー食が関連）の３種類に分類できますが、いずれもサルコペニアによる身体機能低下と肥満による心疾患危険因子を併せ持つため、死のリスクがより高くなります。サルコペニア肥満の栄養管理は、１日エネルギー必要量＝１日エネルギー消費量－エネルギー蓄積量（１日200～750 kcal）として、まずは5%の体重減少を目標に治療を開始します。また、サルコペニアを悪化させないために蛋白質の摂取量は減らさずに、糖質と脂質のみ減少させることが、重要となります。

5.4.3 事例の紹介

(1) 症　例

77歳、男性。１年前に肺がんの手術をしてから、抑うつ・意欲低下が続き、うつ病と診断されました。今回は、間質性肺炎でステロイドパルス療法を受けるために入院となりました。自宅でも食事摂取は少なく（2割程度）、ここ1か月で体重が5 kg減少していました。面談時、身長160 cm、体重40 kg、BMI 15.6 kg/m^2、Alb 3.3 g/dL、CRP 0.2 mg/dL、下腿は細く、握力は左15 kg/右12.5 kg、PS（performance status）2でした。

(2) 評　価

FRAIL scale（**表5.4.1**）では、疲労、抵抗、移動、体重減少に該当（計4点）し、フレイルと判断しました。また筋肉量低下（下腿周囲30 cm以下）、筋力低下（握力28 kg未満）、身体機能の低下（歩行速度1.0 m/s以下）を有するため重度のサルコペニアに該当します。加齢・活動・栄養・疾患すべてが要因と判断し対処することとしました。

(3) 介　入

必要栄養量は「攻めの栄養管理」として、約2,000 kcal（40 kg×30 kcal/kg＋750 kcal）としました。本人の嗜好に合わせた食事を提供しましたが、全量摂取には至らず、栄養補助食品（800 kcal/日）と末梢輸液（210 kcal/日）を併用しました。また、活動量を増やすため積極的なレジスタンストレーニングを行いました。

その後も、食事摂取は半量程度でしたが、栄養補助食品やBCAA強化ゼリー食品で補うことができた（計2,000 kcal/日）ため、末梢輸液を終了でき、退院可能となりました。

(4) 課　題

平均在院日数が短縮するなかで、入院中にすべての問題を解決することはできません。この患者の場合も、退院できるまでに回復しましたが、体重増加は1 kg程度でありサルコペニア・フレイルは改善できないままでした。退院後も活動と栄養を維持することが重要となります。厚生労働省では、重度の要介護状態となっても高齢者が住み慣れた地域に戻り、自分らしい暮らしを、最期まで続けることができることを目標に、住まい・医療・介護・予防・生活支援が一体的に提供される「地域包括ケアシステム」の構築を推進しています。そして「患者のための薬局ビジョン」が策定[18]され、かかりつけ薬局・薬剤師の役割の一つに「医療機関等との連携強化」が明記されています。身近な「健康サポート機能」として、健康の維持・増進に関する相談に対応し、そのやりとりを通じて、必要に応じ医療機関への受診勧奨を行うことなどが求められています。今回紹介した評価を用い、地域におけるサルコペニア・フレイルのリスクマネジメントとしての役割を担っていただければ幸いです。

横浜市立大学附属市民総合医療センター薬剤部　牛島　大介
東京女子医科大学病院病院リハビリテーション科　若林　秀隆

引用・参考文献

1) フレイルに関する日本老年医学会からのステートメント. https://www.jpn-geriat-soc.or.jp/info/topics/pdf/20140513_01_01.pdf
2) Fried LP, Tangen CM, Walston J, et al. : Frailty in older adults : evidence for a phenotype. J Gerontol A Biol Sci Med Sci 56 : M146-M156, 2001
3) Morley JE, Malmstrom TK, Miller DK : A simple frailty questionnaire (FRAIL) predicts outcomes in middle aged African Americans. J Nutr Health Aging 16 : 601-608, 2012
4) Cruz-Jentoft AJ, Baeyens JP, Bauer JM, et al. : Sarcopenia : European consensus on definition and diagnosis Report of the European Working Group on Sarcopenia in Older People. Age Ageing 39 : 412-423, 2010
5) Cruz-Jentoft AJ, Landi F, Schneider SM, et al. : Prevalence of and interventions for sarcopenia in ageing adults : a systematic review. Report of the International Sarcopenia Initiative (EWG-SOP and IWGS). Age Ageing 43 : 748-759, 2014
6) Chen LK, et al : Asian Working Group for Sarcopenia : 2019 Consensus Update on Sarcopenia Diagnosis and Treatment. J Am Med Dir Assoc21 : 300-307, 2020
7) Janssen I, Heimsfield I, Heimsfieled SB, et al. : Skeletal muscle mass and distribution in 468 men and women aged 18-88 yr. J Appl Physiol 89 : 81-88, 2000
8) Larsson L, Grimby G, Karlsson J : Muscle strength and speed of movement in relation to age and muscle morphology. J Appl Physiol 46 : 451-456, 1979
9) Bhasin S, Jasuja R : Selective androgen receptor modulators as function promoting therapies. Curr Opin Clin Nutr Metab Care 12 : 232-240, 2009
10) Wall BT, van Loon LJ : Nutritional strategies to attenuate muscle disuse atrophy. Nutr Rev 71 : 195-208, 2013
11) Wakabayashi H, Sashika H : Malnutrition is associated with poor rehabilitation outcome in elderly inpatients with hospital-associated deconditioning a prospective cohort study. J Rehabil Med 46 : 277-282, 2014
12) Hébuterne X, Bermon S, Schneider SM : Ageing and muscle : the effects of malnutrition, re-nutrition, and physical exercise. Curr Opin Clin Nutr Metab Care 4 : 295-300, 2001
13) 葛谷雅文：日本人の食事摂取基準 2015 年度版　高齢者, pp373-396, 第一出版, 2014
14) Fiatarone MA, O'Neill EF, Ryan ND, et al. : Exercise training and nutritional supplementation for physical frailty in very elderly people. N Engl J Med 330 : 1769-1775, 1994
15) Battaglini CL, Hackney AC, Goodwin ML : Cancer cachexia : muscle physiology and exercise training. Cancers 4 : 1247-1251, 2012
16) Miyakoshi N, Hongo M, Mizutani Y, et al. : Prevalence of sarcopenia in Japanese women with osteopenia and osteoporosis. J Bone Miner Metabol 31 : 556-561, 2013
17) Volpato S, Bianchi L, Lauretani F, et al. : Role of muscle mass and muscle quality in the association between diabetes and gait speed. Diabetes Care 35 : 1672-1679, 2012
18) 厚生労働省：患者のための薬局ビジョン, 2015

5.5 緩和ケア

A. 取り組みの必要性

(1) 緩和ケアとは

「緩和ケア」と聞くと、みなさんはどのようなイメージをお持ちでしょうか。「がん治療の終末期に行うケア」「抗がん剤が効かなくなった時のケア」「副作用が強いからなるべく行わないほうがいい」など、消極的なイメージを持っている方はまだまだ多いのではないでしょうか。

日本緩和医療学会は、緩和ケアを「重い病を抱える患者やその家族一人一人の身体や心などのさまざまなつらさをやわらげ、より豊かな人生を送ることができるように支えていくケア」と定義しています[1)]。この定義にみられるように、近年の高齢化社会が反映され、緩和ケアは「がん」に限らず呼吸器疾患や循環器疾患、認知症などを含む重い病を抱える患者や家族すべてに適用されるものとされており、過去の緩和ケアの考え方からどんどん変化しています（表5.5.1）。ここでは特に、がん緩和ケアについてお話したいと思います。

(2) 緩和ケアの目的

身体や心の痛みを抱えていると、ごはんが食べられなかったり夜も眠れなかったり、家族や友人と話をすることも嫌になってしまうことでしょう。また、自分らしく生きることや趣味を楽しむことも難しくなります。こういったQOL（quality of life：生活の質）の低下により、積極的な治療を受け

表5.5.1　過去と現在の緩和ケアの考え方

過去の緩和ケア	現在の緩和ケア
・がん治療の終末期に行う治療 ・抗がん剤が効かなくなった時の治療 ・副作用が強いからなるべく行わないほうがいい治療 ・がん患者のみ適応がある治療	・がんと診断された時から行われる治療 ・がん治療の柱の一つ、がん治療と一緒に行う治療 ・通院しながらでも安全に行える治療 ・がん患者に限らず重い病を抱える患者や家族すべてに適用する治療

がん患者の早期からの緩和ケアが重要とされています。近年の考え方として、がん患者に限らず重い病を抱える患者や、またその家族も対象としています。

図 5.5.1 がんの治療と緩和ケアの関係

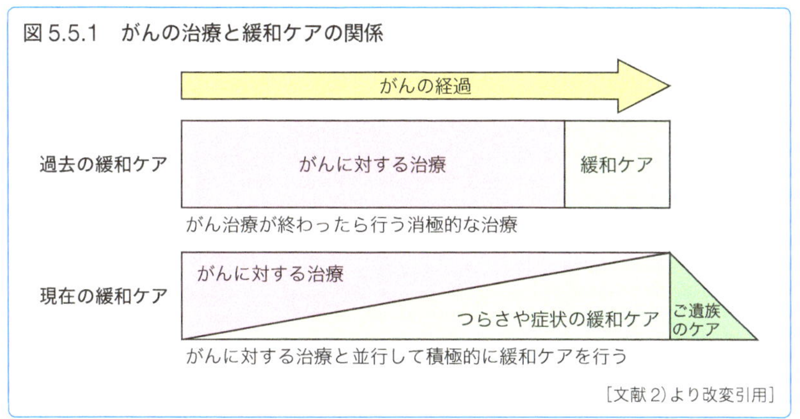

［文献 2）より改変引用］

られなくなることがあります。

緩和ケアは、心と身体の苦痛を取り除き、前向きな生活が送りやすくなることで積極的な治療を行う手助けをします。また、治療が難しい時期でも、患者さんが最期まで自分らしい時間を過ごしていただけるよう手助けをします。ですので、緩和ケアは決して終末期だけのものではなく、がんと診断された時から、がん治療の柱（手術、化学療法、放射線治療、緩和ケアなど）の一つとして行われます（図 5.5.1）[2]。

緩和ケアは、質の高い日常生活を送っていただくために治療初期から行われます。終末期においても、つらい症状の緩和や家族の心のケアも行います。

(3) 全人的苦痛（トータルペイン）

全人的苦痛とは、痛み、息苦しさ、だるさなどの「身体的苦痛」だけではなく、不安やいらだちなどの「精神的苦痛」、仕事や家族、経済的な問題などの「社会的苦痛」、さらには死に対する恐怖や生きる意味への問いかけなどの「スピリチュアルな苦痛」の４つの側面があり、これらの苦痛は個々に独立したものではなく密接に重なっています（図 5.5.2）[3]。

(4) 緩和ケアチーム

緩和ケアチームを組織する職種は施設によって異なりますが、身体症状を担当する医師、精神症状を担当する医師、看護師、薬剤師、ソーシャルワーカー、放射線治療医師、化学療法科医師、リハビリテーション療法士、栄養士、臨床心理士、牧師、僧侶など、さまざまな職種が見受けられ、それだけ患者や家族が抱える問題が多種多様であることがわかります。

図 5.5.2　全人的苦痛(トータルペイン)

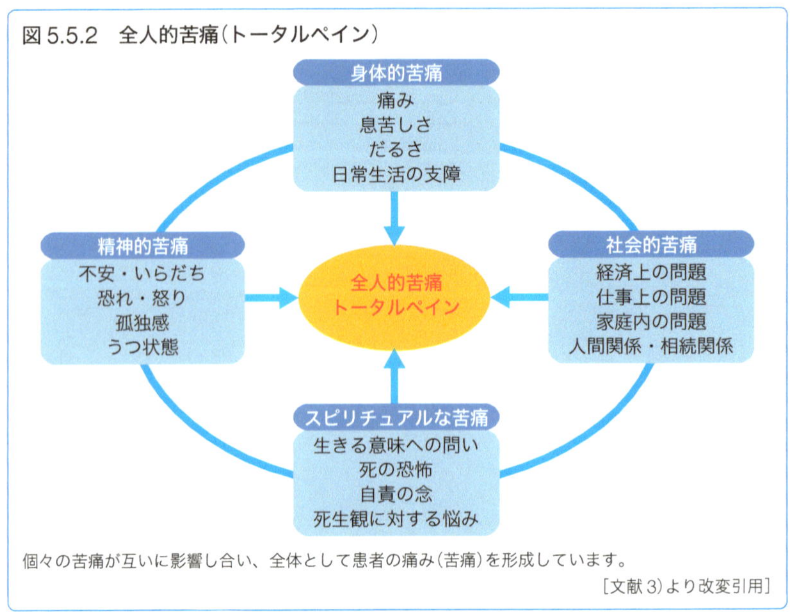

個々の苦痛が互いに影響し合い、全体として患者の痛み(苦痛)を形成しています。

［文献 3)より改変引用］

(5) 緩和ケアで期待される薬剤師の役割

薬剤師は患者の状態に合わせた適切な薬物療法を提供し、その効果や副作用をモニタリングすることが求められていて、薬剤の適正使用評価や服薬指導は、薬剤師に期待されている専門的な役割です。

また、患者の意思や家族の意向などを踏まえた処方提案をするためには、薬剤師は患者に常に寄り添い、心のケアができる必要があります。そのためには、薬剤師の専門性を磨くとともに、患者や医療者と上手なコミュニケーションが取れる態度を身につけ、患者はもちろん、チームで信頼される薬剤師にならなくてはなりません（表 5.5.2）[4]。

医療用麻薬を誤解している患者・家族は多くいます。安心して効果的に使用していただくためには、薬剤師は十分に医療用麻薬を理解することが重要です。また、緩和ケアで使用される薬剤は適応外使用であることも少なくありません。医師としっかり協議し、薬剤の安全な使用を確保しなければなりません。

表 5.5.2 薬剤師の役割

薬剤師の役割	ポイント
病態生理の理解と心理状況の把握	・疼痛の病態生理を十分に理解し、痛みの特徴に合った薬剤を選択する ・心理的な要因も含め、トータルペインの考え方を実践する
薬物動態の理解	・吸収、分布、代謝、排泄、効果発現時間、効果持続時間、最高血中濃度到達時間、血中濃度半減期などを理解する ・肝腎機能に応じた薬剤選択、投与量を調整する ・オピオイドスイッチングを提案する
科学的根拠のある薬剤選択	・緩和領域では科学的根拠が明らかな薬剤は少ない ・論文検索し、批判的吟味を行い、目の前の患者に応用できる技能が望まれる
副作用・相互作用チェック	・薬剤の副作用を予測し、副作用対策も含めた処方を提案する ・薬剤同士の相互作用をチェックし、適切な薬物療法を検討する
薬物療法の効果判定	・客観的な情報や検査データ(肝腎機能、電解質、栄養状態、炎症反応、痛みの評価表など)を加味し、効果判定する
薬剤情報提供	・モルヒネなどは終末期に使用する怖い薬であると誤解している患者・家族は多い ・安全な薬剤であることを説明し、安心して使用できるよう関わる

[文献 4)より引用]

B. 取り組みの実際

(1) 痛みの評価

薬剤を使用する前に、患者がどのような痛みで困っているかを確認する必要があります。ポイントは、痛みの部位、痛みの性質(表 5.5.3)、痛みの強さ(図 5.5.3)[5,6]、痛みのパターン(図 5.5.4)[7]の評価です。どこが、どのように、どのくらい痛むか、そして痛みが出やすい時間帯や痛む頻度を確認します。

高齢者は、症状をはっきりと伝えられないことがあります。そのような場合には、家族にお話を伺ったり、バイタルサインや食事の量、採血結果を注意深く観察したりするなどの工夫をしましょう。

(2) 鎮痛薬の基本的な使い方[8]

痛みの評価を行ったら、次はどのような治療を行っていくかを多職種で検討します。痛みの治療は薬物療法と非薬物療法の組み合わせが必要ですが、鎮痛薬の使用が主となります。鎮痛薬の使用は「鎮痛薬使用の 5 原則」を参考に検討していきます(表 5.5.4)。使用する薬剤は「除痛ラダーに沿っ

表 5.5.3　痛みの性質の評価

侵害受容性疼痛	・健常な組織が障害されたり物理的な刺激を受けたりすることによって、刺激エネルギーが侵害受容器を介した痛み
・体性痛	・ズキッとした痛み（皮膚や骨、関節、筋肉など体性組織の切る、刺すなどの機械的刺激によるもの） ・基本的には NSAIDs やアセトアミノフェンを使用するが、骨転移痛にはビスホスホネート製剤、筋攣縮には筋弛緩作用のある薬剤など、病態に基づく鎮痛補助薬の併用が必要な場合がある
・内臓痛	・ズーンとした痛み（食道、胃、小腸、大腸などの管腔臓器の炎症や閉塞、肝臓や腎臓、膵臓などの炎症や腫瘍による圧迫、臓器被膜の急激な伸展などによるもの） ・オピオイドが効果的なことが多い
神経障害性疼痛	・痛覚を伝える神経の直接的な損傷やこれらの神経の疾患に起因する痛み
・発作性	・電気が走るような、槍で突き抜かれるような、ビーンと走るような、鋭い痛み
・持続性	・灼けるような、しびれるような、締め付けられるような、突っ張るような痛み ・難治性で、抗けいれん薬や抗うつ薬など、鎮痛補助薬が必要になることが多い

薬剤ごとに得意とする痛みがあるので、痛みの性質を評価することはとても重要です。

図 5.5.3　痛みの強さの評価

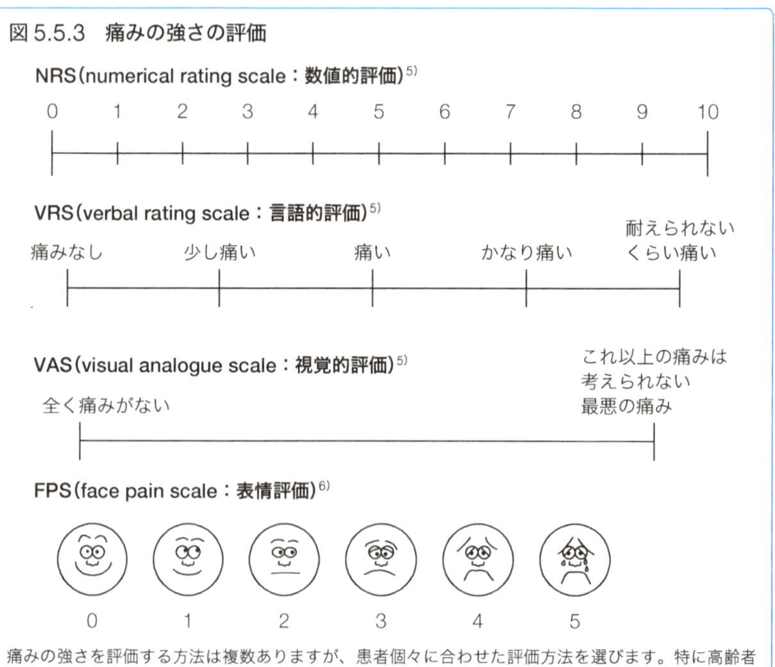

痛みの強さを評価する方法は複数ありますが、患者個々に合わせた評価方法を選びます。特に高齢者は数値的評価が難しいことがあるので、その際には言語的評価や表情評価を選択するとよいでしょう。また、患者によって痛みの表現はさまざまです。日々の変化や、薬剤使用の前後を評価することが重要です。

図 5.5.4 痛みのパターン

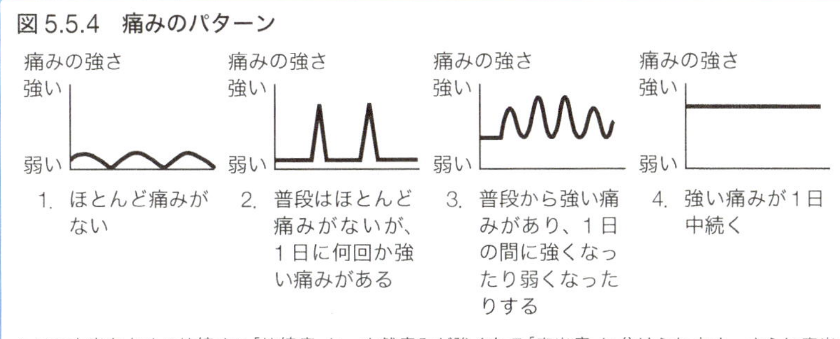

1日の大半を占める持続する「持続痛」と、突然痛みが強くなる「突出痛」に分けられます。さらに突出痛は「予測できる突出痛」「予測できない突出痛」「定時鎮痛薬の切れ目の痛み」に分けられます。これらの痛みのパターンにより、薬剤を使用するタイミングや量を検討します。

［文献7）より改変引用］

表 5.5.4 鎮痛薬使用の5原則

by the mouth 可能なかぎり経口投与	簡便で用量調節がしやすく、安定した血中濃度が得られる
by the clock 時刻を決めて規則正しく	通常、がん疼痛は持続的 痛みのない状態を保つために定期的に内服を
by the ladder WHO 3段階除痛ラダーに沿って効力の順に薬剤選択を	NSAIDsは可能なかぎり併用し、必要により鎮痛補助薬の併用を試みる
for the individual 患者ごとに個別的な有効量を決定し投与する	患者の痛みの感じ方は人それぞれ異なる 適切な投与量は、投与を繰り返して患者の痛みが消失する量とする
with attention to detail そのうえで細かい配慮を行う	患者の病状変化による鎮痛効果の減弱や副作用発現に注意し、その都度適切な鎮痛薬への変更や鎮痛補助薬の追加を検討する

大切なことは、薬剤を使いっぱなしにせず、患者ごとに有効な薬剤を選択し、刻々と変化する病状に合わせて細かい配慮を行うことです。

て効力の順に」とあるように、WHO 3段階除痛ラダーに従い選択します（図5.5.5）。痛みのマネジメントは、現実的かつ段階的な目標（表5.5.5）を設定し、患者や家族、また医療スタッフも含めてその目標を共有し治療していくことが大切です。

(3) 疼痛コントロールの実際

いざ、治療が始まります。医師は、患者の身体的および精神的症状をアセスメントし、患者や家族のQOLを最大限に改善できる薬物療法を提示しま

図 5.5.5　WHO 3 段階除痛ラダー（薬剤名は一例）

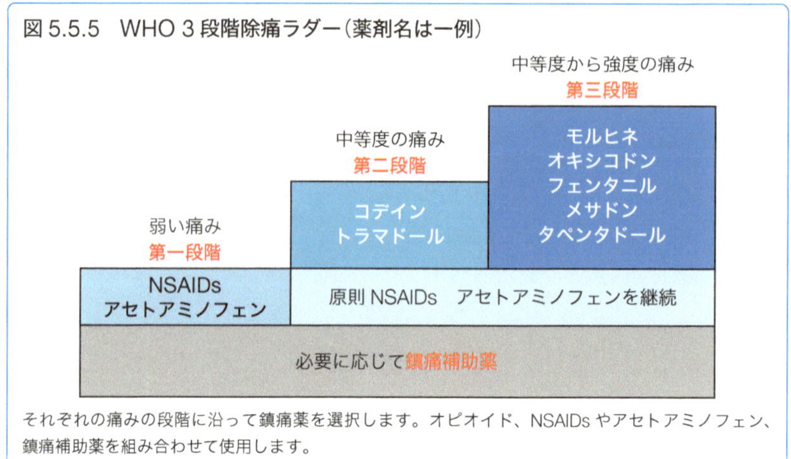

それぞれの痛みの段階に沿って鎮痛薬を選択します。オピオイド、NSAIDs やアセトアミノフェン、鎮痛補助薬を組み合わせて使用します。

表 5.5.5　疼痛治療の段階的な目標

第一目標	痛みに妨げられず、夜間の睡眠が得られること
第二目標	安静時の痛みがなくなること
第三目標	体動時の痛みもなくなること

患者や家族と現実的な目標を設定するためには、繰り返し丁寧に説明することが重要です。

す。薬剤師は、医師により処方された薬物療法が安全かつ有効に行えるかを確認します。特に高齢者では、基礎疾患の存在や腎機能の低下がみられていることが多いので、使用する薬剤の選択や投与量には配慮が必要です。看護師は、痛みのコントロールや副作用の有無、そのほか問題となっている症状の探索、および評価を行います。

これらの情報を多職種で共有し、評価と治療プランの立案を繰り返していくことで、その患者・家族にとってのベストな選択を検討していきます。この際、薬剤師は薬の専門家として、看護師には注意すべき副作用のモニタリングポイントを、医師には薬物療法に問題がある場合の代替案などを提案することが大切です。

緩和領域では科学的根拠が明らかな薬剤が少なく、添付文書上の適応症とは異なる疾患に使用されることもあります。薬剤師は、緩和領域における薬物療法に精通し、各診療科医師のサポートをすることが求められています。

表 5.5.6　投与経路の特徴

投与経路	メリット	デメリット
経口投与	侵襲がなく、簡便で経済的	腸管の酵素の影響や初回通過効果を受ける
直腸内投与	吸収が速やか	投与に不快を伴うため長期使用には適さない
経皮投与	投与が簡便	血中濃度の立ち上がり・消失時間が長い 迅速な投与量の変更が難しい
持続皮下注	持続静注と比べ侵襲が少ない 安全で簡便、迅速な投与量の変更も可能	投与速度の上限が 1 mL/hr 程度
持続静注	確実・迅速な効果が得られる 大量の投与も可能	血管を確保する必要がある 針の刺入部トラブルに注意が必要
経口粘膜投与	吸収が速やか	突出痛に対する薬剤のみ

患者の嚥下状況や使用感の好み、投与部位（口腔内、皮膚、腸管など）の病変、提供可能な医療資源などを考慮して投与経路を選択します。

一口に「鎮痛薬」といっても、オピオイドや NSAIDs、鎮痛補助薬など、種類は多岐にわたり剤形も数多くあります。基本的な投与経路は経口ですが、悪心・嘔吐や消化管閉塞患者、特に高齢者だと嚥下障害やせん妄、認知障害などにより投与経路の変更が必要となる場合があります。代替経路としては直腸内投与、経皮投与、皮下投与や静脈内投与などがあり、個々の患者の状態にあわせて投与経路を選択します（表 5.5.6）。

また、副作用が強くオピオイドの増量や継続が困難な場合や、鎮痛効果が不十分な場合には、ほかのオピオイドに変更する「オピオイドスイッチング」をします。この際、各オピオイドの特性を熟知し、換算比や安全係数、その時の疼痛コントロールの状況などに留意し、スイッチします。

(4) オピオイドの副作用

オピオイドにはいくつかの注意すべき副作用があります（表 5.5.7）。その代表的なものには便秘、嘔気・嘔吐、眠気、せん妄などがあげられます。副作用がみられた際には、オピオイドスイッチングや副作用対策の薬剤の追加を行うことになりますが、特に高齢者では多剤併用や生理機能・薬物動態の加齢変化により薬剤の影響を受けやすい傾向にあるので、症状の変化を十分に観察し、早期に原因薬剤の中止・変更を図ることが重要です[9]。

表 5.5.7　オピオイドの副作用

副作用	特　徴	対　策
便秘	高頻度で起こり、耐性形成はほとんど起こらない	下剤の使用 水分摂取・運動・食物繊維摂取
吐気・嘔吐	投与初期や増量時に起きやすい 耐性が形成され 1〜2 週間程度で症状が治まることが多い 化学受容器引き金帯や前庭器の μ 受容体刺激 消化管蠕動運動抑制による胃内容物の停滞	ドパミン受容体拮抗薬や抗ヒスタミン薬、消化管運動促進薬などの使用 上記が無効の場合、非定型抗精神病薬の使用も検討する
眠気	投与初期や増量時に起きやすい 耐性が形成され 1〜2 週間程度で症状が治まることが多い	不快な眠気が改善しない場合は、減量を検討する
せん妄・幻覚	投与初期や増量時に起きやすい 本人のみならず、家族の QOL も低下する	オピオイド以外にもベンゾジアゼピン系抗不安薬、抗コリン薬などが投与されている場合には中止や変更を検討する リスペリドンやハロペリドールなど、抗精神病薬の投与も検討する
口内乾燥	唾液分泌の抑制	唾液分泌を抑制する薬剤(ドパミン受容体拮抗薬、抗コリン薬、抗ヒスタミン薬など)の中止や変更を検討する 水分や氷片の摂取 人口唾液や口腔内保湿剤の使用
排尿障害	尿管の収縮 排尿反射の抑制	コリン作動薬や α_1 受容体遮断薬の使用
呼吸抑制	二酸化炭素に対する呼吸中枢の反応低下	酸素投与、覚醒と呼吸を促す 重篤な場合にはオピオイド拮抗薬の使用

服薬アドヒアランスを損なうことにつながることも多いため、適切な評価と対策が重要です。上記対策で対応困難な場合には、オピオイドスイッチングを検討します。

C. 具体的な事例の紹介

76 歳、男性、肺がん患者の A さん。普段は温厚な方でしたが、ある日の午前 3 時頃、突然点滴ルートを抜き取り「ここはどこだ？　俺は帰るんだ！」と大きな声を出し暴れ始めました。夜勤の看護師が付ききりで傾聴を続け、その後はなんとか落ち着きを取り戻し入眠しました。翌日、看護師（Ns）は夜間の出来事を医師（Dr）と薬剤師（Ph）に報告し、今後の対応について話し合いました。

処方薬

フェンタニルパッチ 8 mg　1 回 1 枚　24 時間ごとに貼り替え
(2 日前に 6 mg から増量。2 週間前に吐き気で一時的に内服困難となり、オキシコドン錠からオピオイドスイッチングされていました。)

モルヒネ坐薬	1 回 30 mg	疼痛時	
ブロチゾラム錠	1 回 0.25 mg	1 日 1 回	寝る前（2 日前に開始）
プレガバリンカプセル	1 回 75 mg	1 日 2 回	朝夕食後
アセトアミノフェン錠	1 回 600 mg	1 日 3 回	毎食後
酸化マグネシウム錠	1 回 330 mg	1 日 3 回	毎食後

Ns　昨夜、A さんが暴れてしまって大変だったんです。21 時頃は何ともなかったんですけどね。今は精神症状の変化はみられていません。最近、下腿のしびれるような痛みのコントロールがいまいちで、あまり眠れていなかった日が続いていましたね。

Dr　これはせん妄かなあ。精神状況の変化をきたすような病状の悪化はみられていないし、フェンタニルパッチの増量を 2 日前にしたばかりだから、その影響もあるのかな。

Ph　そうですね、他にせん妄の原因となりそうな高カルシウム血症や発熱もないですし、やはりフェンタニルパッチの増量によるものでしょうか。ただ、いままでフェンタニルパッチを増量した時には特に問題がなかったのは気になりますね。そういえば、フェンタニルパッチを増量した日、ブロチゾラムも開始していましたね。ブロチゾラムはベンゾジアゼピン系の薬剤で、せん妄の原因となる抗コリン作用を持ち合わせています。もしかするとその影響かもしれません。

Dr　では、睡眠薬を変えてみましょう。薬剤師さん、どのような睡眠薬がいいですか。

Ph　せん妄の改善と睡眠効果を期待して、リスペリドン錠 1 回 1 mg 1 日 1 回寝る前はいかがでしょうか。(添付文書上の適応はありません)

Dr　そうですね、興奮状態もみられていたので、それでいきましょうか。

Ph　看護師さん、念のため無表情や手足のしびれ、むずむずするとか動きが鈍いなどの錐体外路症状の確認をお願いしますね。

Ns　パーキンソン病のような症状ですね、わかりました！

事例のまとめ

せん妄は、終末期に高頻度でみられる症状の一つです。せん妄の原因は、薬剤性、脱水、電解質異常、感染症、呼吸不全など多岐にわたります。薬剤性だけでなく、他の原因も考えながらアプローチする必要があります。また今回処方提案したリスペリドンに、せん妄の改善や睡眠薬としての適応はありませんが、ガイドラインや論文を参考に、医師と協議して薬物療法を検討していく必要があります。

草加市立病院薬剤部
鈴木　慶介

引用・参考文献

1) 日本緩和医療学会．http://www.kanwacare.net/formedical/press/kanwacare_pressrelease140523.pdf
2) 国立がん研究センター　がん情報サービス：がんの療養と緩和ケア．http://ganjoho.jp/public/support/relaxation/palliative_care.html
3) 日本緩和医療薬学会：緩和医療薬学，p3-5，南江堂，2013
4) 日本緩和医療薬学会：緩和医療薬学，p8-9，南江堂，2013
5) 日本緩和医療学会緩和医療ガイドライン作成委員会：がん疼痛の薬物療法に関するガイドライン 2014 年版，p32，金原出版，2014
6) Wong DL, Baker CM : Pain in children comparison of assessment scale. Pediatr Nurs 14 : 9-17, 1988
7) 日本緩和医療学会緩和医療ガイドライン作成委員会：がん疼痛の薬物療法に関するガイドライン 2014 年版，p36，金原出版，2014
8) 日本緩和医療薬学会：緩和医療薬学，p26-28，南江堂，2013
9) 岩佐和夫：副腎皮質ステロイド，鎮痛薬によって誘発される認知症・認知障害，医薬ジャーナル 52：2499-2502，2016

第6章

医師やさまざまな医療職・介護職との連携

6.1 医師との連携

はじめに

一般に高齢であるほど複数の慢性疾患を罹患していることが多く、特に高血圧や糖尿病、慢性腎臓病などの生活習慣病、COPD や心房細動、骨粗鬆症・骨折などは、高齢になるほど頻度の高くなる慢性疾患で、まさに老年病といえます。これらの疾患は認知症または要介護状態のリスクであり、今後これらの病状はますます増加することが懸念されます。認知症や要介護状態の高齢者が増加するにあたり、チーム医療は欠かせません。高齢者医療の現場において薬剤師のより積極的な関与が望まれており、特に高齢患者における背景・内容については他章で述べられているため、本稿では薬剤師に求めたい役割について概説します。

A. 医師の立場から薬剤師へ

(1) 薬物有害事象とポリファーマシー

薬学的管理の中に薬効の観察や有害事象の発現の確認が含まれますが、高齢者の有害事象は発見が難しく注意を要します。例えば、ふらつきや食欲低下、意識障害など、一見すると薬物有害事象とわかりにくい病態であらわれることが多いため、薬をやめる必要性を考慮するよりも新規に疾患にかかったと考えてしまいがちです。医師はもちろん、薬剤師も新規の病状悪化の際には使用薬剤に伴う薬物有害事象の可能性を積極的に鑑別することが求められます。これを見逃すと薬物有害事象を薬で治療しようとする極めて非効率な事態となり、さらにこの薬剤で薬物有害事象が出れば、いわゆる「処方カスケード」と呼ばれる状態に陥ります。

一方で薬物有害事象が起こらないように予防に努めることも重要です。高齢者の薬物有害事象は頻繁に観察されるものであり、重症例が多いことが特徴ですが、一方で若年者と比べると予防可能なものも多いです。特にポリファーマシー（多剤併用）の患者では薬物有害事象が多く、ポリファーマシー患者を診た際には薬物有害事象の発現状況の確認はもちろんのこと、ハイリスクの薬剤についてはその薬剤を中止・減量できないかについて確認をしていただきたいと思います。

処方薬剤数は疾患の数に比例しており、高齢者では多疾患を有するがゆえにポリファーマシーになりやすいのです。大学病院の調査では高齢入院患者の約10%に薬物有害事象が認められていて、6種以上の薬を内服する高齢患者で特に多かった[1)]という結果が出ています。ポリファーマシーにより病状の悪化など日常生活のQOLが低下する可能性があるだけでなく、目的がはっきりしない薬剤や効果が十分に認められない薬剤の使用により医療費の増大の恐れもあります。

では、ポリファーマシーの解消のためにとにかく薬を減らせばよいかというと、簡単にはいきません。一度に多数の薬剤を減らすことは疾患の良好なコントロールを乱し、過少医療につながる恐れがあります。これまでの研究から系統的に減薬を試みて病状が改善または維持できたとする研究は少数であり[2)]、減薬の際にはその後の病状の増悪に注意が必要です。特に有益性（ベネフィット）より有害性（リスク）が高いと思われる薬剤（potentially inappropriate medication：PIM）の処方を控えたり、処方してもその後の有害事象の発症を早期に発見したりすることが重要です。一般的には、PIMには有害性の発現頻度が高い薬剤や発現時に重度の障害を来たしかねない薬剤などが含まれます。近年、PIMのリストの最新版が各地域で発表されており、ヨーロッパでは「STOPP/START version 2」[3)]が、アメリカでは「Beers基準2015年版」[4)]が、そしてわが国でも「高齢者の安全な薬物療法ガイドライン2015」[5)]が発表されました。これらはいずれもEBMや医療者の経験則を踏まえて作成された実用性のあるものであり、薬剤師も現場で使用していただきたいものです。

(2) 薬学的管理の有用性

また処方される薬の種類にも注意が必要ですが、このようなポリファーマシー解消の取り組みは調剤薬局を含めさまざまな現場においても可能です。まず高齢者診療の外来において薬剤師を中心に積極的にポリファーマシーによる薬物関連問題に対して多職種にて検討を行い、疑義照会を行った結果、98.6%が処方に反映され、図6.1.1の通り、平均処方薬剤数が薬剤師介入群では有意に減少できることが判明しました[6)]。この研究では医療費削減に

図6.1.1　ポリファーマシーへの介入効果

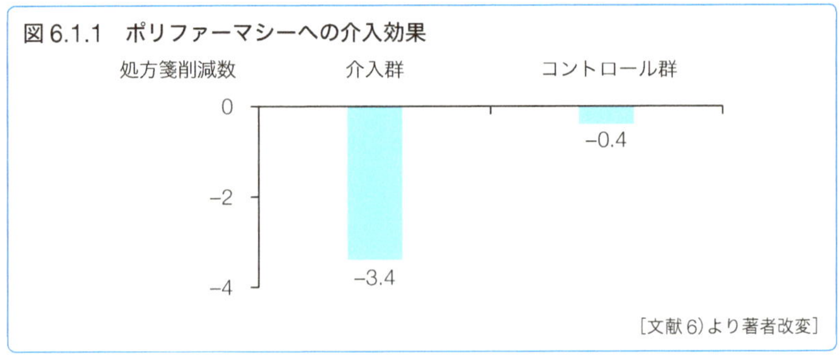

［文献6）より著者改変］

図6.1.2　調剤薬局の薬学的管理の有効性

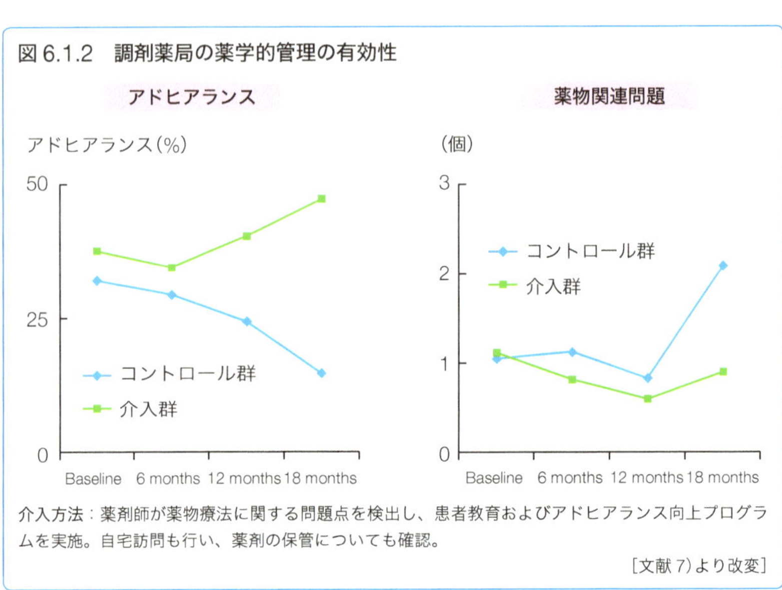

介入方法：薬剤師が薬物療法に関する問題点を検出し、患者教育およびアドヒアランス向上プログラムを実施。自宅訪問も行い、薬剤の保管についても確認。

［文献7）より改変］

もつながっていることが示されており、薬剤師による薬学的管理が医療の質・費用両面から有効であることがわかります。調剤薬局の薬剤師が患者の薬剤に関する問題点をスクリーニングし、患者教育によるアドヒアランス向上や薬物有害事象発症への有効性を調査した介入研究では、図6.1.2の通りアドヒアランスの改善や薬物有害事象の抑制効果が認められました[7)]。

このように高齢者の薬物療法に関する薬学的管理は有用性が非常に高いのです。

(3) 服薬アドヒアランスをあげるための工夫

処方された通りに複雑な服薬を行うことは高齢者にとって困難なことがあり、できるだけ簡便な飲み方になる処方がなされるべきです。アドヒアランス低下の原因としては、薬の用法薬効の理解度の低さや認知機能低下、薬剤容器の開封能力の衰え、ポリファーマシー、頻繁な処方変更、などが報告されています[8)]。わが国では処方権は医師にのみありますが、患者にとって適切でない薬剤が処方されている場合には、積極的な疑義照会を求めるべきであり、特に薬剤師が患者の病状や機能障害に関する情報を最低限把握することができていれば、有効かつ安全な処方提案もできます。同系統の薬剤を複数内服している場合には、それらの薬の種類を減らすことができないか、内服回数の少ない薬剤にできないか、症状が安定していればやめることができないか、医師・薬剤師・介護者が検討することができます。時間帯も同居・介護者の都合に合わせた内服時間に調整することも有効です。一包化調剤や貼付薬、口腔内崩壊錠（OD 錠）などの剤形変更の提案も認知機能障害を有する高齢患者には有効です。

(4) 患者・介護者との情報の共有

薬を服用するにあたっては、患者の好み・優先順位などが処方する医師と乖離があることがあります[9)]。便秘薬、睡眠薬、痛み止めなどは、患者の希望により処方される薬剤で、医師・薬剤師は予後に影響しない薬、症状がなければ中止してよい薬と考えています。一方で医療者は生活習慣病治療薬のような長期間服用継続すべき薬を勧めたいと考えています。高齢者の慢性疾患の薬剤の中には効果が実感できないものが多く、そのためにアドヒアランスを維持することは大変難しいです。治療にあたっては患者や介護者と医療の情報をできるだけ共有し、治療方針や服薬状況に関して共通認識を得ることは非常に重要です。規則正しい服薬の必要性や中断による危険性を認識していただけるよう説明することが大切です。その薬によってどの病気がどこまで改善することが期待されるのか、治療のゴール（服薬を中止できるタイミングなど）も伝えたほうがよいです。

(5) おわりに

さらに薬効や薬物有害事象は、同居家族や介護者のほうがメディカルスタッフよりも共有時間が長い分、発見しやすいといえます。しかしながら、同居家族や介護者には十分な医学・薬学的な知識がないため、どの症状が薬の効果で、薬物有害事象なのか判断ができません。高齢患者が新たな症状を訴えた場合には、薬物有害事象の可能性を薬剤師が疑い、薬剤処方の履歴や症状の出現時期などを考慮しながら判定することが必要です。

東京大学医学部附属病院老年病科
小島　太郎

引用・参考文献

1) Kojima T, Akishita M, Kameyama Y, et al.：High risk of adverse drug reactions in elderly patients taking six or more drugs：analysis of inpatient database. Geriatr Gerontol Int 12：761-762, 2012
2) Johansson T, Abuzahra ME, Keller S, et al.：Impact of strategies to reduce polypharmacy on clinically relevant endpoints：a systematic review and meta-analysis. Br J Clin Pharmacol 82：532-548, 2016
3) O'Mahony D, O'Sullivan D, Byrne S, et al.：STOPP/START criteria for potentially inappropriate prescribing in older people：version 2. Age Ageing 44：213-218, 2015
4) The American Geriatrics Society 2015 Beers Criteria Update Expert Panel：American Geriatrics Society 2015 Updated Beers Criteria for Potentially Inappropriate Medication Use in Older Adults. J Am Geriatr Soc 63：2227-2246, 2015
5) 日本老年医学会・日本医療研究開発機構研究費・高齢者の薬物治療の安全性に関する研究研究班：高齢者の安全な薬物療法ガイドライン 2015，メジカルビュー社，2015
6) Blakey SA, Hixson-Wallace JA：Clinical and economic effects of pharmacy services in geriatric ambulatory clinic. Pharmacotherapy 20：1198-1203, 2000
7) Sturgess IK, McElnay JC, Hughes CM, Crealey G：Community pharmacy based provision of pharmaceutical care to older patients. Pharm World Sci 25：218-226, 2003
8) 葛谷雅文，遠藤英俊，梅垣宏行ほか：高齢者服薬コンプライアンスに影響を及ぼす諸因子に関する研究．日老医誌 37：363-370，2000
9) 鳥羽研二，秋下雅弘，水野有三ほか：老年者の薬物療法．薬剤起因性疾患　日老医誌 36：181-185, 1999

COLUMN 薬剤師の立場から

1. 薬剤師の仕事

ここ数年、薬局薬剤師の業務は変わってきました。激変しているといっても過言ではないと思います。計数調剤、用法指示だけの第一世代から、モニタリングや在宅訪問指導、多職種連携を行う第五世代へ、さらにかかりつけ薬剤師、健康サポート薬局といった、地域住民のコンサルティングを行う薬剤師であり薬局であることが求められています。つまり、そもそも街の薬局が持っていた、地域住民の生活とセルフメディケーションに対する支援機能に、より高度な薬の専門家としての役割を合わせて、地域住民の健康と在宅療養をサポートするというものです。社会構造の変化とともに、新たな転換が求められているといえます。

2. 医師との連携

在宅医療にとって、多職種との連携は不可欠です。より良いチーム医療を行うためには、いくつかのポイントがあります。病気の治療というより、患者さんのQOL（quality of life）向上を優先すること、それぞれの専門職の視点でみた情報を共有すること、そのうえで多職種で協力しあっていくことなどがあげられると思います。さらにさまざまな環境や家庭の事情、介護者への配慮も忘れてはいけません。それぞれが職種の枠を超えて、人として関わるともいえます。

チームのリーダーは、何といっても医師です。個々の症例においては、主治医によって在宅療養の目的やケアの方針、病状変化に伴う対応についてチーム内で情報共有できていることが、質の良いサービス提供につながります。薬剤師による訪問指導は、医師の指示が前提です。訪問指示書等によって主治医がチーム内の薬剤師に対して何を求めているのかを、しっかり把握しておくことが必要と考えます。同時に多職種がそろって対応することが可能な病棟と違って、在宅では各職種が時間差で訪問することがほとんどです。そのため行き過ぎた対応を求められたり、つい応じてしまうこともありうるわけですが、職能を超えた行為は避けなければなりません。勝手な判断は避け、主治医の指示が受けられるよう、連絡手段を確保しておくことが必要です。調剤や訪問指導に対する責任は、当然薬剤師にありますが、在宅チーム全体の責任者は医師であることをしっかりと意識しておくことが重要だと思います。

医師は多忙なため、緊急の場合は携帯電話で、それほど急がない場合はメールやファックス、次回の訪問までで間に合う場合は報告書で、といった使い分けも必要でしょう。ケースによっては、患者さんが病院を受診していて在宅医がいないこともあります。入院加療を行った病院に受診しつつ、在宅医がフォローしている場合や、関わる医師が複数の場合もあり、さまざまなパターンがあります。薬剤師は、訪問指示を受けた医師に対して報告や相談を行い、場合によっては他の医師への報告を行うこともあります。それぞれの場合に合わせた対応が必要になります。

調剤の際は患者さんの状況に合わせた用法・用量のチェックが必要になります。腎機能の低下した高齢者に対する薬用量の調整、剤形・投与法の提案などがこれにあたります。処方前に電話などで主治医からの問い合わせに答える場合もありますが、こちらから調整をお願いすることも行っています。

最近では、連携のためのさまざまなツールも開発・整備されて、有効活用ができるようになってきました。医師とだけではなく、チーム全体での情報共有も簡単にできるシステムの利用も進んできています。筆者も「あじさいネット」というITを使った地域連携システムに参加しています。高いセキュリティで血液検査やバイタルのデータも閲覧することができ、医師の方針や患者さんへの説明内容も容易に確認できるようになっています。チームでの書き込みも可能で情報交換ができます。患者さんや家族がすべての人に心を開いてはくれない場合もあるかもしれませんが、チームの誰かに打ち明けて知り得た情報をも、必要に応じて共有できるのです。薬剤師は、他の職種に比べて訪問の頻度が高くありません。そのため、嚥下など身体機能の変化や有害事象と思われる変化については、看護師やヘルパーに観察をお願いしておくことがあります。医師と各専門職との縦の関係性だけではなく、多職種との横の関係を活用し、薬剤師としての視点で情報分析し、情報提供や処方提案へとつなげていくことが可能になっています。

独居で服薬コンプライアンスが悪く、服薬量が増え続けていた高齢患者さんの訪問指導の事例があります。管理方法の工夫を続けながら、他職種からの情報をもとに、食事パターンが不規則であり服薬コンプライアンスに影響しているとの報告を行い、服薬時点の変更をお願いしたことがありました。病院主治医は往診ではなかったため、こちらからの報告で服薬状況の把握をしていただき、規則正しい食事と服薬についての指導をしていただくことができました。受診時の指導内容のみならず、その後のアドヒアランスの向上もあじさいネットで確認することができています。服薬時点はそのままで服薬状況は徐々に改善、それとともに血液検査の結果にも改善がみられ、薬の減量に至りました。

薬剤師は、処方箋により指示どおりに調剤を行うという長年の業務体制から、自ら「処方提案する」ということには抵抗があると思われます。そして、「待ち」の態勢です。しかし、薬剤師の業務は変わってきているのです。医師からの指示を待つだけではなく、医師への積極的なアプローチで情報を得て、薬剤師ならではの視点で提案することによってチームの役に立つことが求められていると感じます。しかし、専門職とはいえ、実際はかなりのプレッシャーがあるものですし、個人での知識や技術にはやはり限界があります。そこはそれぞれが専門職どうしの連携を利用して補完するということも、時には必要なことです。筆者も、「長崎薬剤師在宅医療研究会（P–ネット）」にお

図1　長崎を支えるさまざまなネットワーク

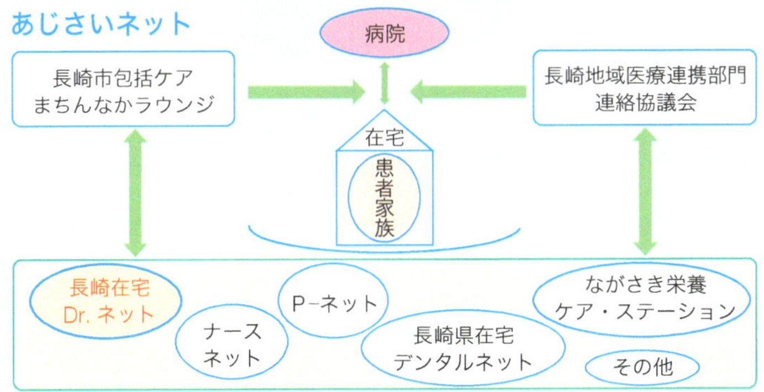

［詫摩和彦氏（たくま医院院長、長崎在宅 Dr. ネット副理事長）より提供］

いて、研修や症例検討を重ねるとともに、メンバーといつでも相談できる体制にあることが、大きな力になっています。

3. 地域内のネットワーク

個々のチーム内の医師との連携にとどまらず、地域内の医療連携も重要です。普段から地域内の医師や多職種の研修会に参加して知識を深め、必要な地域情報を共有するとともに、顔の見える関係を作っておくこともとても大切なことです。やはり人と人ですから、普段からのコミュニケーションができていることこそが基本だと思います。長崎には、在宅医療を支援する医師による「長崎在宅 Dr. ネット」というネットワークがあります。力強いリーダーシップのもと、在宅医療に関わるさまざまな研修会を主催していただいています。そしてさらに、長崎在宅 Dr. ネットの周りには専門職によるさまざまなネットワークが構築されているのです。一緒に研修会や学会の準備に関わり、参加してディスカッションし、懇親会で親交を深めるということが日常的に行われており、信頼関係の構築に大いに役立っていることはいうまでもありません（**図1**）。

4. おわりに

長い生涯を終える時期に、住み慣れた地域で家族と共に過ごしたいというのは、誰もが抱く共通の願いではないでしょうか。個人の思いを尊重し、多様な環境の違いにできるだけ対応したケアを提供することによって、やがて感謝の思いを持って旅立っていけることは、本人にとって最も幸せなことではないかと、日々考えているところです。人として薬剤師としての視点を磨き、医師や看護師たちと上手に連携をとりながら、「地域での看取り」を支えていきたいものです。

長崎市 ペンギン薬局　中村　美喜子

6.2 在宅におけるチーム医療

はじめに

滋賀県では2012年10月に、県民3,000人に医療福祉に関する県民意識調査が行われました。人生の最期を迎えたい場所について、延命医療の希望について、などが問われるなかで、筆者が注目したのは、在宅医療の各サービスの認知度についての問いでした。

在宅医療の各サービスについて、「実際に利用したことがある」のは多くても5%程度で、「利用したことはないが、内容は知っている」サービスでは、「訪問介護（ヘルパーの訪問）」の54.5%が最も多く、次いで「訪問診療（往診）」の49.2%、「訪問看護（看護師の訪問）」の42.6%となっていました。一方、「全く知らない」が多いサービスでは、「歯科衛生士の訪問指導」の69.1%や「薬剤師の訪問指導」の67.6%、「管理栄養士の訪問指導」の63.1%、「訪問歯科診療」の53.9%があり、これらのサービスについては認知度が低いといえます。訪問診療、訪問看護、訪問介護以外のサービスは、内容を知らない人が6割以上という残念な結果でした（図6.2.1）[1]。

在宅の現場に医療職が足りないわけではなく、認知不足であることがわかり、啓発活動を強化することとしました。

山あり谷ありでしたが、5年が経過しました。そのなかで、さまざまな医療職・介護職とうまく連携する秘策も見えてきたような気がします。本稿では、そのあたりについて述べさせていただきます。

A. 在宅医療と在宅療養を支える職種

外来や入院でなく、自宅などの生活の場で、診療や治療、処置などを行うのが在宅医療です。主に、医師や看護師、薬剤師などが、病院への通院が難しい患者の自宅または入居施設へ訪問し、医療の継続や支援を受けることをいいます。訪問診療も往診も在宅医療に含まれますが、訪問診療は、定期的

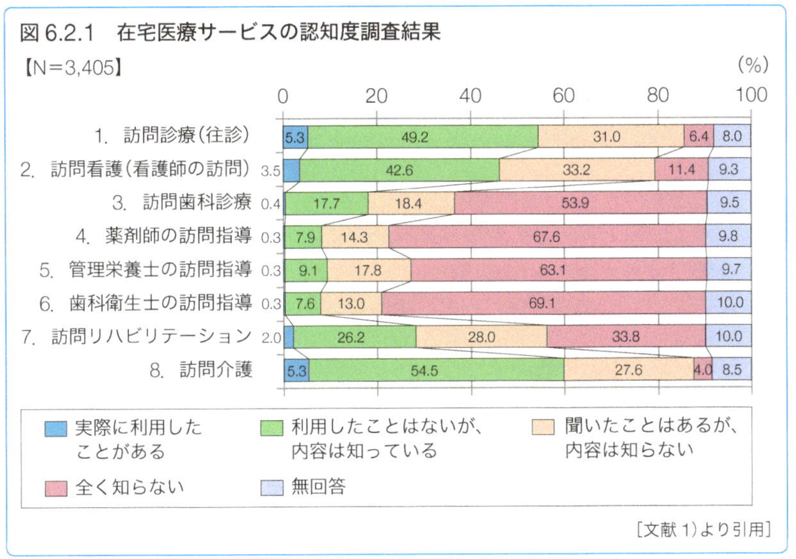

図 6.2.1 在宅医療サービスの認知度調査結果

に訪問して行う医療処置で、往診は、主に急変時などに不定期に行う治療をいいます。

(1) かかりつけ医・病院医師

普段の訪問診療は近くの診療所のかかりつけ医が、状態が悪化して入院治療が必要になった時は病院医師が、状態に応じて医療ケアを担当します。

(2) 看護師・保健師

バイタルチェックなど健康状態の確認、医師の指示に基づいた医療処置、入浴や排泄などの療養生活の支援、栄養指導、リハビリテーションなどを行います。患者と家族の心のケアも行います。

(3) 薬剤師

医師の指示に基づく処方箋の調剤、医薬品や衛生材料の供給、薬の飲み合わせなど薬歴管理（複数の医療機関の場合も多い）、服薬指導、服薬状況と保管状況の確認などを行います。

(4) 歯科医師・歯科衛生士

口腔内の診察、う歯・歯周病の治療、入れ歯の製作・調整、口腔ケア、誤嚥防止の指導・訓練など、訪問により継続的な口腔機能の維持、管理を行います。

(5) 管理栄養士

疾患や病状、栄養状態に適した栄養食事指導を行います。介護者やホームヘルパーに対して直接栄養指導を行うこともできます。

(6) セラピスト〔理学療法士（PT）、言語聴覚士（ST）、作業療法士（OT）〕

医師の指示に基づいて、麻痺など体に不自由がある場合に、機能回復を目的として、拘縮予防や日常動作などのリハビリテーションを行います。

(7) 介護福祉士・ホームヘルパー

家事や炊事など身の回りの生活全般のサポートや身体介護など、日常生活の支援を行います。医療的な処置を行うには、資格が必要になります。

(8) ケアマネジャー〔介護支援専門員（CM）〕

介護が必要になった場合、要介護者や家族からの相談を受け、ケアプランを作成したり、介護サービス事業者との調整などを行います。在宅療養のキーマンとなります。

(9) メディカルソーシャルワーカー（MSW）

主に病院内において、福祉の視点から療養生活上の経済的、心理的、社会的問題に対して相談を受けたり、関係者との調整を図ります。

(10) 地域包括支援センター

主に在宅において、在宅医療や介護サービスを希望される場合に相談窓口となって、在宅医療が可能な診療所やケアマネジャーを紹介してくれます。

B. 医療職と介護福祉職との連携

(1) 医療と療養

医療と療養の違いを確認しておく必要があります。医療は、医学的対応・治療（キュア）を重視する命の支援です（生きていること）。また、療養にも医療支援は含まれますが、こちらはケアを重視する生活への支援です（生きていくこと）。

在宅療養の支援には、5つの支援があります。

①医療支援（医療、看護、介護、リハビリテーション、予防など）
②介護支援（移動、移乗、外出、歩行、食事、排泄介助など）
③生活支援（住まい、食事、掃除、ごみ出し、買い物など）
④生きがい支援（思いや願いを達成する、QOLの向上）
⑤こころの支援（自分らしい生活、愛する家族、慣れ親しんだ暮らし）

在宅療養にはこの５つの支援すべてが必要です。携わる医療職は、介護福祉職を含めた多職種と協働していかなければ、かないません。病院にもキュアだけでなくケアが必要とされ、在宅にもケアだけでなくキュアが必要であることはいうまでもありません。どこの地域でも、医療職と介護福祉職の垣根を超えることに苦労されているのではないでしょうか。

(2) おうみ在宅療養連携シート

大津市では 2012 年４月より、おうみ大津在宅医療ケアメーリングリスト〔現在メンバーは 60 人以上、医師・歯科医師・薬剤師、看護師、管理栄養士、歯科衛生士、介護福祉士、社会福祉士、ヘルパー、福祉用具専門相談員、ケアマネジャー、セラピスト（PT・ST・OT)、鍼灸師、マッサージ師、行政とまさに多職種が参加〕や、チーム大津京（モデルチーム）にて議論し、大津市医師会在宅療養推進委員会（現在：在宅療養推進部）にて承認を得て、

図 6.2.2　おうみ在宅療養連携シート

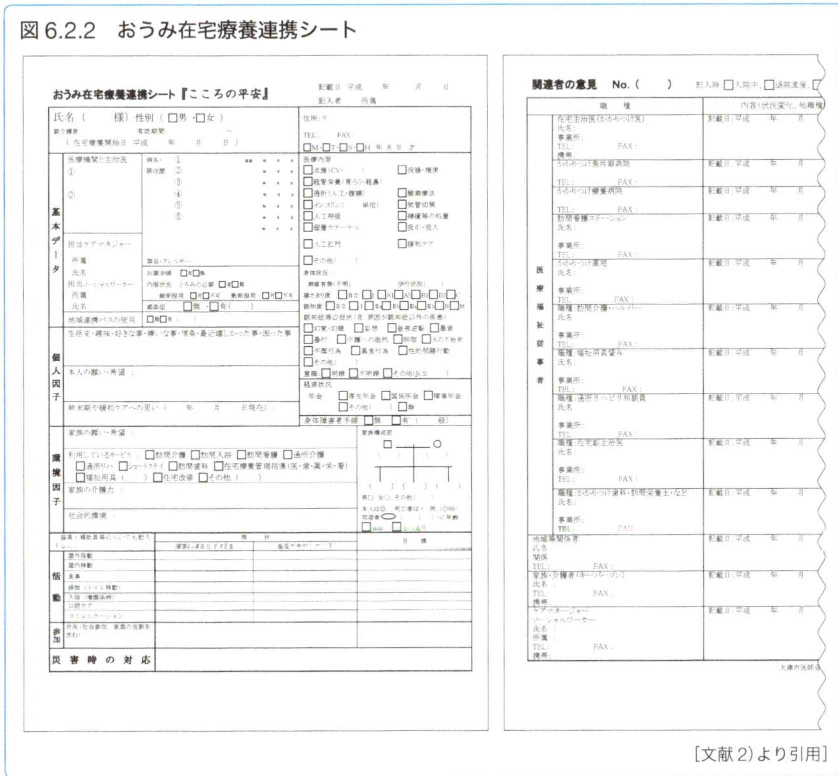

おうみ在宅療養連携シート『こころの平安』

記載日 平成　年　月　日
記入者　所属

氏名（　　様）性別（□男・□女）
要介護度　有効期間：　～
（在宅療養開始日 平成　年　月　日）
住所：〒
TEL：　FAX：
□M・□T・□S・□H 年 月 日 才

基本データ
医療機関と主治医 ①　②
病名・既往歴 ①②③④⑤⑥
担当ケアマネジャー　所属　氏名
担当ソーシャルワーカー　所属　氏名
禁忌・アレルギー
お薬手帳 □有□無
内服状況　とろみの必要 □有□無
錠剤服用 □可□不可　散剤服用 □可□不可
感染症 □無・□有（　）
地域連携パスの使用 □無□有（　）
医療内容
□点滴（CV・　）　□浣腸・摘便
□経管栄養（胃ろう・経鼻）
□透析（人工・腹膜）　□酸素療法
□インスリン（　単位）　□気管切開
□人工呼吸　□褥瘡等の処置
□留置カテーテル　□吸引・吸入
□人工肛門　□緩和ケア
□その他（　）
身体状況
麻痺有無（不明）　歩行状況（　）
寝たきり度 □自立 □J □A1□A2□B1□B2□C
認知度 □自立 □I □Ⅱa□Ⅱb□Ⅲa□Ⅲb□Ⅳ□M
認知症周辺症状（含：原因が認知症以外の疾患）
□幻覚・幻聴　□妄想　□昼夜逆転　□暴言
□暴行　□介護への抵抗　□徘徊　□火の不始末
□不潔行為　□異食行為　□性的問題行動
□その他（　）
意識：□明瞭 □不明瞭 □その他（JCS:　）

個人因子
生活史・趣味・好きな事・嫌いな事・信条・最近嬉しかった事・困った事
本人の願い・希望：
終末期や緩和ケアへの思い（　年　月　日現在）：
経済状況
年金　□厚生年金 □国民年金 □障害年金
□その他（　）□無
身体障害者手帳 □無　□有（　級）

環境因子
家族の願い・希望：
利用しているサービス：□訪問介護 □訪問入浴 □訪問看護 □通所介護
□通所リハ □ショートステイ □訪問歯科 □在宅療養管理指導（医・歯・薬・栄・看）
□福祉用具（　）□住宅改修 □その他（　）
家族の介護力：
社会的環境：
家族構成図
男□ 女○ その他（　）
本人は◎ 死亡者は× 例（◎80）
同居者⬭（　）に年齢

福具・補助具等についても記入すること	現状		目標
活動 屋外移動			
屋内移動			
食事			
排泄（トイレ移動）			
入浴（清潔保持）			
口腔ケア			
コミュニケーション			
参加 状況（社会参加　家庭の役割を含む）			
災害時の対応			

関連者の意見　No.（　）　記入時：□入院中、□退院直後、□

職種	内容（状況変化、他職種）
医療福祉従事者 在宅主治医（かかりつけ医） 氏名： 事業所： TEL：　FAX： 携帯：	記載日：平成　年　月
かかりつけ急性期病院 TEL：　FAX：	記載日：平成　年　月
かかりつけ療養病院 TEL：　FAX：	記載日：平成　年　月
訪問看護ステーション 氏名： 事業所： TEL：　FAX：	記載日：平成　年　月
かかりつけ薬局 氏名： 事業所： TEL　FAX：	記載日：平成　年　月
職種：訪問介護・ヘルパー 氏名 事業所： TEL：　FAX：	記載日：平成　年　月
職種：福祉用具貸与 氏名： 事業所： TEL：　FAX：	記載日：平成　年　月
職種：通所リハビリ相談員 氏名 事業所： TEL：　FAX：	記載日：平成　年　月
職種：在宅副主治医 氏名： 事業所： TEL：　FAX：	記載日：平成　年　月
職種：かかりつけ歯科・訪問栄養士・など 氏名： 事業所： TEL：　FAX：	記載日：平成　年　月
地域等関係者 氏名 関係 TEL：　FAX：	記載日：平成　年　月
家族・介護者（キーパーソン） 氏名： TEL：　FAX： 携帯：	記載日：平成　年　月
ケアマネージャー ソーシャルワーカー 氏名： 所属： TEL：　FAX： 携帯：	記載日：平成　年　月

大津市医師会

［文献 2）より引用］

図 6.2.3　国際生活機能分類(ICF)モデル 2001

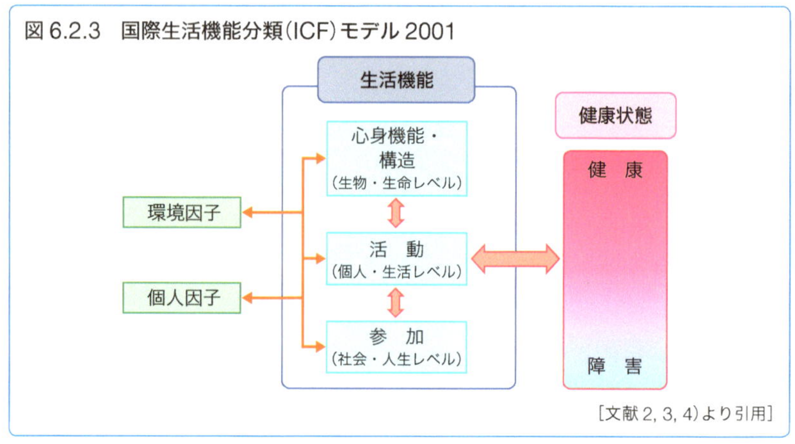

[文献 2, 3, 4)より引用]

2013年1月におうみ在宅療養連携シートを完成させました(図 6.2.2)[2)]。

医療が療養へシフトしていくなかで、また介護福祉職を加えた多職種連携を推進していくなかで、医療職と介護福祉職が共有できるシートが必要と考えて作ったものです、岡山プライマリ・ケア学会(元会長：宮原伸二先生)が作成した「むすびの和『連携シート』」を参考にしました。介護福祉職の基本的な考え方となっている国際生活機能分類(International Classification of Functioning, Disability and Health：ICF)(図 6.2.3)に重きを置いています。ケアカンファレンス、退院時のカンファレンスの際に、ケアマネジャーかメディカルソーシャルワーカーが作成します。在宅療養での情報が満載であり、訪問指導を行う医療職〔薬剤師、管理栄養士、歯科医師、歯科衛生士、セラピスト(PT、ST、OT)など〕にとって、患者(利用者)の生活模様のわかるツールとなっています。各種後方連携パスの使用状況も記載でき、病病連携・病診連携・診診連携・医薬連携・薬薬連携ともリンクできるように配慮しています。また、終末期療養での人工栄養の導入や、緩和治療などについての患者の思い、家族の思いも記載できるように工夫しています。

国際生活機能分類(ICF)とは

従来の国際疾病分類や国際障害分類では、社会的不利(生活の困難さ)は、障害（疾病）があることが主な原因とされてきました。ICF はそれとは異なり、たとえ脳卒中で上下肢に麻痺があり、車いす生活でも、車いすへの移乗を手助けしてくれる人がいて、駅にはエレベーターがあり、駅員の協力があれば旅行は可能であるという考えに基づいています。

障害や疾病を持つことが人の生き方を左右するのではなく、本人を支える方法が充実し、生き方や願いなどに目標が統一されていれば、本人の活動が増え、社会活動が活発になることを示しています。本人が知らなかった潜在能力も見いだされることにもなりえます。つまり、ICF は「健康状態」「心身機能・構造」「活動」「参加」「環境因子」「個人因子」がそれぞれ相互に影響し合っているという考え方です。

①「健康状態」：疾病や体の変調、外傷、妊娠、高齢、ストレスなどさまざまなものを含む広い概念となっています。「疾病」だけでなく、私たちが普段から関係するような心身の状態まで含まれています。

②「心身機能・構造」：「心身機能」の問題、「身体構造」の問題。感覚の特徴や、体の構造（例：腕が曲がらないなど）を示します。摂食嚥下機能の低下もここに分類されます。

③「活動」：「活動」とは「行動」を示します。本人が実際に行っている「している行動」、本人が能力的にできそうな行動である「できる行動」に分かれます。

④「参加」：「参加」は簡単にいうと、社会的参加です。実社会（地域）への参加、家庭への参加、…と、本人が「参加」している場面はたくさん考えられます。

⑤「環境因子」：「物的環境（例：道路の構造、階段や段差、建物の構造、交通機関、車いすなどの福祉機器など）」「人的環境（例：家族、教師、友人、まわりの人々の障害者に対する意識など）」「社会環境（自立支援法などの法律、医療や介護などのサービスなど）」に分けることができます。これら環境によって、「障害」そのもののとらえ方が大きく左右されます。

⑥「個人因子」：その人の「個性」。例：年齢、性別、民族、生活歴、価値観、ライフスタイル、興味関心、死生観など。

このモデルでは、双方向性ということが大事で、心身機能低下は活動を制限することもありますが、活動が活発になれば、機能低下も回復することもあります。社会参加が進めば、活動や機能低下も軽快することがあるという考え方です。さらに、「右がだめなら左を使う」という積極的な取り組みにより、できる仕事が見つかり、その結果、麻痺が軽快するというようなプラスの取り組みを進めることができます。例えば脳卒中、統合失調症、神経難病の人の社会参加などは、社会参加することにより活動や心身機能が向上していくことが期待できます。双方向性を心身機能・構造⇔活動⇔参加⇔心身機能・構造と読み取ることが大切です。

つまり、障害に対してどのような支援をするかより、障害を持ちながらその人の願いや思いを達成するにはどのような支援が必要か、そのために活動レベルの向上には何が必要か（例えば、福祉機器の活用など）、活動が上がれば心身機能・構造の向上を図ることも可能になるという考え方です。さらに、背景にある環境因子や個人因子をできるだけプラスに変えることにより生活機能はいっそう向上します。

さらに、障害者・要支援者・要介護者は生活環境を含めて大きな環境のなかで生きており、障害の重さもそれぞれ人により異なり、個人の個性も違います。しかし、それぞれに健常な生活機能は残されており、その秘められた能力の開発と増大、つまりプラスの増大（思いや願いの達成）が図られるならば、マイナス面は減少してQOLの高い生活が実現できます。ICFは生活機能水準を上げて、QOLの高い生活を保証するものであり、専門職の役割の分業（なわばり意識があったり、共通の「目標がない」「情報交換がない」「バラバラ」のケア）は、かえってマイナスを誇張する結果になります。ICFの心身機能・構造⇔活動⇔参加はすべてに相対的独立性がある活動であるので、なによりもチームでのケアが大事になってきます。

C. 大津市での在宅療養サポートチーム構想

(1) 多職種の連携だけでなく、同職種の連携も強化

大津市は地形的に南北に長く、各職種の代表者のみでカバーしていくことは困難でした。そこでまず、2012年10月、大津京駅周辺からチーム大津京（小さなモデルチーム）を結成しました。

また、大津には7つの地域包括支援センター（あんしん長寿相談所・すこやか相談所）が開設されており、行政も医療と福祉が協働し、事務局を担っていただき、リーダーをケアマネージャーが、サブリーダーを医師か歯科医師か薬剤師が担当することも決定し、2014年10月に7つのエリアすべてで在宅療養サポートチーム（Home care Support Team：hST）が稼働しました。

多職種の連携だけでなく、同職種での連携も強化することで（薬剤師にお

いては、薬薬連携、夜間の体制、お薬手帳の一本化、電子化の導入など)、より強固なhSTに発展するものと考えています。大津市の高齢化率が27.0%になると予測されているOlympic year (2020年) には、7つのエリアそれぞれが1つの大きな病院のように、いくつもの診療所 (医科・歯科)、いくつもの薬局、いくつもの訪問看護ステーション、いくつもの居宅介護支援事業所、入院施設、療養施設が連携して、栄養ケアステーションも完備、道路は廊下で自宅が病室となり、自宅で最期を過ごせる環境となっていくことを目標としています。

(2) hSTでの薬剤師の役割

①フレイルとポリファーマシー

高齢者医療において予防対策が重要とされている「フレイル (frailty)」は、Friedらによると、体重減少、易疲労感、筋力 (握力) 低下、歩行速度の低下、身体活動性の低下のうち3項目以上該当した場合とされ、1~2項目の該当はプレフレイルと定義されています。また、フレイルは身体的要素、精神的要素、そして社会的要素と広範な概念と考えられています。身体的要素のなかにはロコモティブシンドローム (運動器症候群)、あるいはサルコペニア (加齢性筋肉量減少症) などが含まれ、精神的要素には老人性うつや軽度認知障害 (MCI)、そして初期のアルツハイマー病などが含まれることになります。さらに社会的要素としては社会的結びつきの減少に基づく「活動」や「参加」の低下、孤立、閉じこもりといった状態が含まれることになります。これらの3要素は相互に強く関連し、フレイルの予防対策にはいずれの要素も欠くことができません。

日本老年医学会は、フレイルを健常な状態と要介護状態 (日常生活でサポートが必要な状態) の中間の状態と提唱しています。多くの人は健常な状態から、フレイルの時期を経て要介護状態に至ります。フレイルの状態の人は、健常の人に比べて、要介護状態に至る危険性が高いだけではなく、生命予後が悪く、入院のリスクが高く、転倒する可能性も高いといわれています (図6.2.4A, B)。また、複数の疾患を持ち、複数の薬剤を内服している人が多い傾向にあります。年齢を重ねるとともに疾病罹患率は増加してくることに対して、医師は加薬を重ねていく傾向にあります。この積み重ねこそがポリファーマシーの温床となっています。薬剤師は、この時期において薬剤の適正使用を呼びかけ、減薬の方向に持っていくことが一つの役割となるので

図 6.2.4　フレイルとポリファーマシー

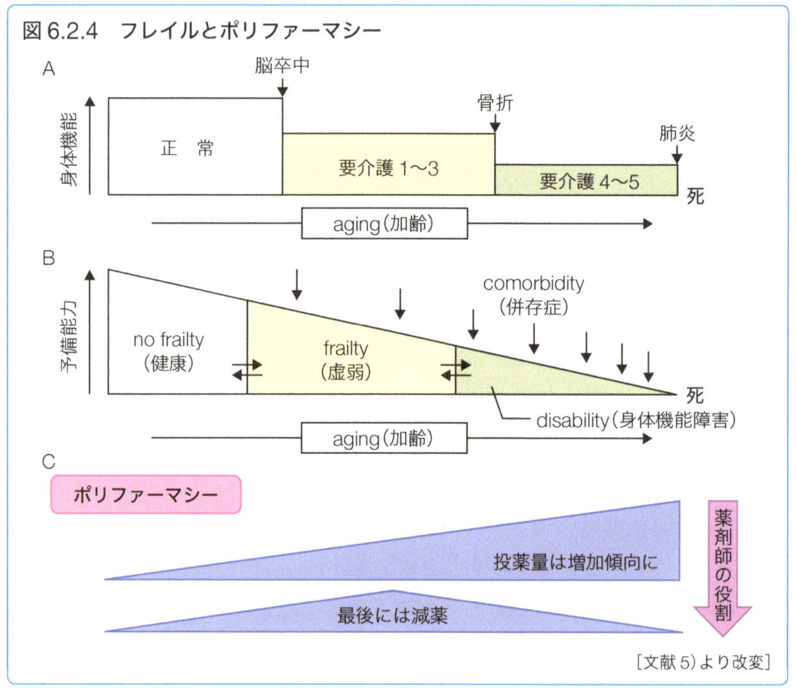

［文献 5）より改変］

はないでしょうか（ポリファーマシーバスターズ）（図 6.2.4C）。

病院薬剤師、薬局薬剤師の方々には、患者が安心して服薬できるよう、コンプライアンス、アドヒアランスを高めるようにサポートしてもらうことも重要な業務です。ただ、そのために日々の業務のなかで、患者のケアよりも、キュアをスムーズに進めることや、医師のサポートのみになってしまっていないでしょうか。それだけでは、少し寂しいように思います。高齢者においては、意思疎通もたどたどしければアドヒアランスの向上には無理があり、しっかりと服薬するように指導しても、コンプライアンスを高められるわけではありません。服薬するように指導するのではなく、服薬できる内容（量）の薬剤に減薬することが重要ではないでしょうか。

②患者の生活機能の向上を目指す

ICF の構成要素に沿って患者の状態をあげてみていただくと、具体的な生活の様子が見えてきます。医療支援のみならず患者の生活機能の向上を目指して、できないことを補うだけでなく、その人が生活するなかでの「強み」を見いだし、その人らしく生活できるように薬剤師としての支援が求められています。

D. おわりに

かかりつけ薬局の1薬剤師ではなく「かかりつけ薬剤師」、1人ひとりの患者の在宅での生活までを意識した「患者へのキュアをサポートするだけでなく、患者をケアできるかかりつけ薬剤師」を目指していただきたいと、切に思います。薬剤師として、健康寿命を延伸することに力を注ぐことも必要ですが、「ポリファーマシーバスターズ」や「かかりつけ薬剤師」としての意識は、日常生活に制限のある期間（平均寿命と健康寿命の差）の患者（利用者）のQOLを向上させることにつながると考えます。

在宅療養の構築には、自助・互助・共助・公助が必要であるとされています。筆者らのhST（医療介護福祉職と行政）では、共助・公助とそのボランティア精神としての互助のみであり、自助と互助が足りていないのが現状です。最終的に、患者・家族・ご近所・宗教家などを巻き込んで、理想とするhSTを構築できればと考えています。皆さんの地域でもぜひ取り組まれることをお勧めします。

大津市　西山医院

西山　順博

引用・参考文献

1）滋賀の医療福祉に関する県民意識調査．2012　http://www.pref.shiga.lg.jp/e/lakadia/zaitaku/ishikityousa.html
2）理念こころの平安「おうみ在宅療養連携シート」　http://www.otsu.shiga.med.or.jp/kokoro_no_heian/
3）岡山プライマリ・ケア学会　連携シート「むすびの和」ホームページ　http://www.co-pass.jp/icf.html
4）大津市医師会ホームページ　http://www.otsu.shiga.med.or.jp/organ
5）葛谷雅文：老年医学における Sarcopenia & Frailty の重要性．日老医誌 46：279-285，2009
・西山順博：QOL を高める在宅栄養管理．特集：Quality of Life を高める栄養管理．日静脈経腸栄会誌 29：825-831，2014
・西山順博，矢守友樹，光吉　平ほか：胃瘻を利用した食支援．特集：終末期の摂食嚥下リハビリテーション―看取りを見据えたアプローチ―．MED REHABIL（186）：59-67，2015
・西山順博：最後まで食べるための在宅 NST．特集：地域の「食」を支える取り組み．日静脈経腸栄学会誌 30：1119-1124，2015

COLUMN 薬薬連携

1. はじめに

「薬薬連携」は医薬分業の進展と並行して、病院と薬局間の連携をメインとして20年以上前から語られ続けています。ご存じのように、多くの学会や研修会などで取り上げられ、全国で多くの連携実績が生まれています。

また近年求められている「薬薬薬薬薬連携」や「地域包括ケアシステムとの連動」も絡めながら、今一度「薬薬連携」について考えてみましょう。

2. 薬薬連携の目的

目的を考えるにあたり、「誰のために」「何のために」ということを明確にしましょう。2006年に日本薬剤師会医療事故防止検討会が作成した「医療安全のための薬局薬剤師と病院薬剤師の連携についての提言」中の言葉を引用します。

『患者の入退院時あるいは転院の際、前院の医師からの診療情報提供による病態の引き継ぎや、看護サマリーによるケアの引き継ぎは当然のこととして行われており、最近では理学療法士なども情報提供書による引き継ぎを行っている。

病院薬剤師と薬局薬剤師が、安全な薬物療法を継続して患者に提供することを目的に、互いに薬剤管理指導の内容を引き継ぐことは、他の医療職と同様、必要なことである。』

つまり、「患者さんの安全な薬物療法の継続のために連携をする」わけです。この目的を達成するために多くの連携要素が必要になってきます。

3. アンケート調査より

前述した2006年の日本薬剤師会提言では、2005年9〜10月に行った薬薬連携に関するアンケートの結果を載せています。回収枚数は保険薬局薬剤師801枚、医療機関薬剤師419枚です。

この調査結果によると、保険薬局の薬剤師が医療機関に求める情報の上位3つは、病名（処方目的）、病名告知の有無、指導時の留意点でした。一方、医療機関の薬剤師が保険薬局に求める情報上位3つは、アレルギー歴・副作用歴、服薬記録、調剤上の工夫となっています（**図1**）。

さて、皆さんなら、これらの情報のやり取りは何を介して行いますか？　薬剤サマリーを新たに作成することもよいと思われますし、最近では処方箋備考欄に検査値を掲載する医療機関も増えてきました。また、疑義照会に関するプロトコール作成を進めている地域もありますし、疾患や治療薬に関する研修会は数多く行われています。そんななか、筆者が最重要に位置づけているのは「お薬手帳」です。手帳を介した連携は病院薬剤師も薬局薬剤師も相互に書き込みができますから、必要かつオンタイムの情報を充実させられます。連携の必須アイテムですね。

図1　薬薬連携に関するアンケート結果

〈保険薬局の薬剤師〉

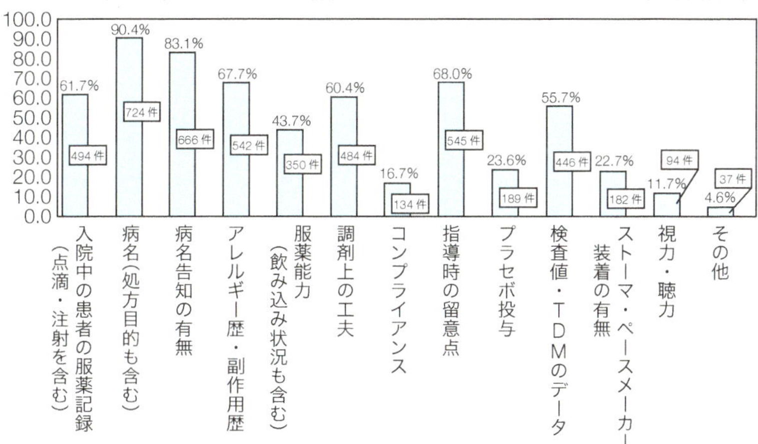

〈医療機関の薬剤師〉

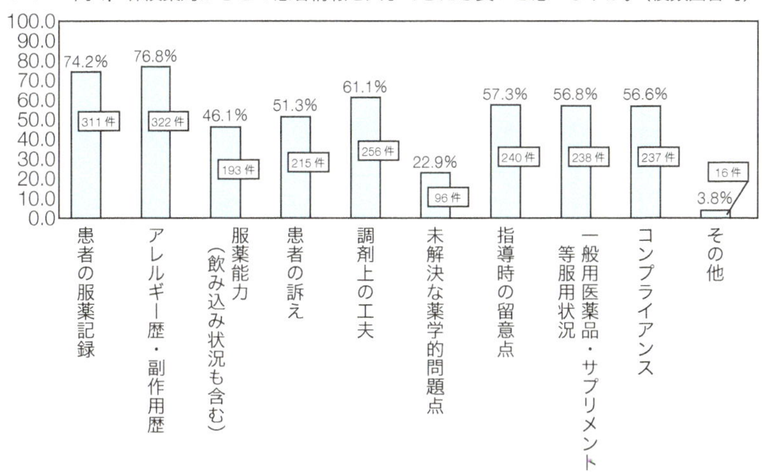

[医療安全のための薬局薬剤師と病院薬剤師の連携についての提言(2006年3月)より引用]

4. お薬手帳記載内容

ここで筆者が手帳に記載している内容を列挙しておきますので参考にしてください。自分も実践しているという方はよいのですが、まだできていない内容があればぜひすぐに真似ていただければと思います。

①医療機関、処方医、調剤した薬局名、調剤薬剤師
②処方内容、日数
③アレルギー歴・副作用歴（表紙裏。何年・何月にチェックしたかも記載し、更新していく）
④残薬数（持ち込んでくれた場合に計数して記載。服薬状況が正確に把握できる）
⑤調剤方法（一包化、シート、粉砕などを薬品ごとに明記）
⑥投与方法（経管、簡易懸濁など特殊な場合に記載）
⑦薬剤変更時のポイント（理由も必要に応じて記載）
⑧検査データ紙を縮小して貼付
⑨院内で使用した注射剤内容

①、②は100％書かれていますが③以降は未記載のところも多いので、必ず記載していきましょう。特に③はとても大切なのに未記載の場合が多いので、皆さんも気をつけてください。④は残薬が生じた理由とその対策を記しておくとより良い情報となります。⑤も未記載が多いですね。何をどう調剤したのかを記載している手帳を想像してください。入院時、退院後、双方フォローしやすくなることは明白です。

医療機関の薬剤師は、項目⑨にある注射薬の記載もお忘れなくお願いします。持効性の抗精神病薬注射剤は2～4週間に1回の注射ですが、その間効果は続いているので、併用薬の注意が必要となります。

これらの内容を充実させたお薬手帳は、前述したアンケート調査の内容の多くのことをカバーできています。もはや「連携パス」と言っても過言ではないと思います。

5. 薬薬薬薬薬連携（五薬連携）

2008年に札幌で行われた医療薬学会のシンポジウムで、倉田なおみ先生が提唱された言葉がこの五薬連携です。「高齢者への安全な薬物投与を考える時、医療機関と薬局の薬剤師だけではなく、大学、メーカーそして行政の薬剤師も関わることができる、いや、関わってもらう必要がある」というコメントに衝撃を受けたことを思い出します。

本当にそのとおりだと思います。現在の薬学部の先生には創薬に関わる基礎研究だけでなく、社会薬学や医療薬学の研究も多くしていただいています。メーカーの製造開発部門は高齢者に優しい剤形を懸命に追究してくださっています。そして行政の薬剤師も昔の指導ばかりするイメージとは違い、ともに残薬、災害、在宅医療といった問題の解決や整備事業に関わってくれています。

ぜひ皆さんも、五薬連携という言葉を意識して活動してみてください。患者さんの安全な薬物療法の継続のためになることは間違いありません。

6. 地域包括ケアシステムとの連動

厚生労働省のホームページにある解説をそのまま引用します。

『日本は、諸外国に例をみないスピードで高齢化が進行しています。

65歳以上の人口は、現在3,000万人を超えており（国民の約4人に1人）、2042年の約3,900万人でピークを迎え、その後も、75歳以上の人口割合は増加し続けることが予想されています。

このような状況のなか、団塊の世代（約800万人）が75歳以上となる2025年（平成37年）以降は、国民の医療や介護の需要が、さらに増加することが見込まれています。

このため、厚生労働省においては、2025年（平成37年）を目途に、高齢者の尊厳の保持と自立生活の支援の目的のもとで、可能な限り住み慣れた地域で、自分らしい暮らしを人生の最期まで続けることができるよう、地域の包括的な支援・サービス提供体制（地域包括ケアシステム）の構築を推進しています。』

地域の包括的な支援・サービス提供体制という部分が肝です。医療、介護、福祉がつながることが大切なのです。前述してきた内容はあくまでも「治療」が中心の話ですが、服薬状況の改善においては「介護」「支援」という側面が強くなります。つまりケアマネジャーから情報をもらいつつ、訪問看護、介護士、あるいは家族、ご近所らと連携しながら服薬状況を良くしていくわけです。

例えば、かなり服用できていない方がいるとします。この方の介護サービスが昼中心であれば、服用時点をできるだけ昼だけに集約すれば、服薬状況は相当改善します。しかし、服用時点の変更は勝手にはできません。ならば、これらの内容をもとに薬剤師が医師としっかり話し合えばいいですね。

この地域包括ケアや多職種連携を、「在宅訪問に関わる薬剤師のすること」、と勘違いしている方が時々いらっしゃいますが、それは大きな間違いです。**図2**を見ていただければイメージが湧くと思いますが、在宅訪問をしていなくても、外来でも考えるべきことですし、入院中の患者さんの場合は病院薬剤師が中心と

図2　地域包括ケアシステムの姿

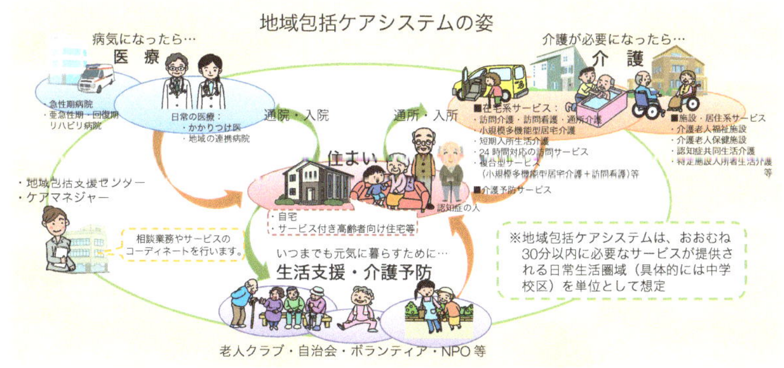

［地域包括ケア研究会報告書（2013年3月）より引用］

なり多職種連携でこのことに取り組めば、退院後の療養生活は非常に楽になるのです。

7. おわりに

「医療安全、治療促進、介護支援」を連動させていく多職種連携がこれからの時代に強く求められています。薬物治療の中の方への連携のキーパーソンは薬剤師にほかなりません。全薬剤師が、その自覚を持って働いてくれることを願っています。

もっとも、薬薬連携もしていないのに、多職種連携なんてできるはずがないというのも事実です。まずはしっかり薬薬連携を図っていきましょう。患者さんの安全な薬物療法の継続のために。

南国市　南国病院　川添　哲嗣

6.3 地域医療・制度

はじめに

わが国では急速な高齢化に伴い、医療費の増大が大きな社会問題となっています。現在の医療制度については、高齢社会の到来に備え、すでに1990年代からのたび重なる医療法の改正や2006年に成立した医療制度改革関連法により、医療費適正化の総合的な推進が図られました。その後も、病院の機能分化や急性期病院での平均在院日数の短縮、在宅医療などを推進しました。その結果、病院を退院する際に医療処置を抱えたまま自宅で療養生活を継続するケースや、在宅看取りのケースも多くみられるようになり、在宅介護・医療を行うための地域における医療・保健・福祉の連携の重要性が増してきています。

A. 地域包括ケアシステム

2013年に提出された、「社会保障制度改革国民会議報告書」では、病院完結型医療から地域完結型医療への転換と地域包括ケアの充実が打ち出されました。厚生労働省においては2025年を目途に、高齢者の尊厳の保持と自立生活の支援の目的のもと、**図6.3.1**のように病院からの退院後、在宅医療や訪問看護や介護保険サービス、生活支援・介護予防サービスなどが一定して提供されることで、可能なかぎり住み慣れた地域で、自分らしい暮らしを人生の最後まで続けることが可能な、地域の包括的な支援・サービス提供体制（地域包括ケアシステム）の構築を推進しています（**図6.3.2**）。

B. 在宅で利用できる医療福祉制度

(1) 介護保険制度

介護保険は65歳以上の人（第1号被保険者）、または40歳以上～65歳未満で医療保険に加入している人（第2号被保険者）のうち16の特定疾病

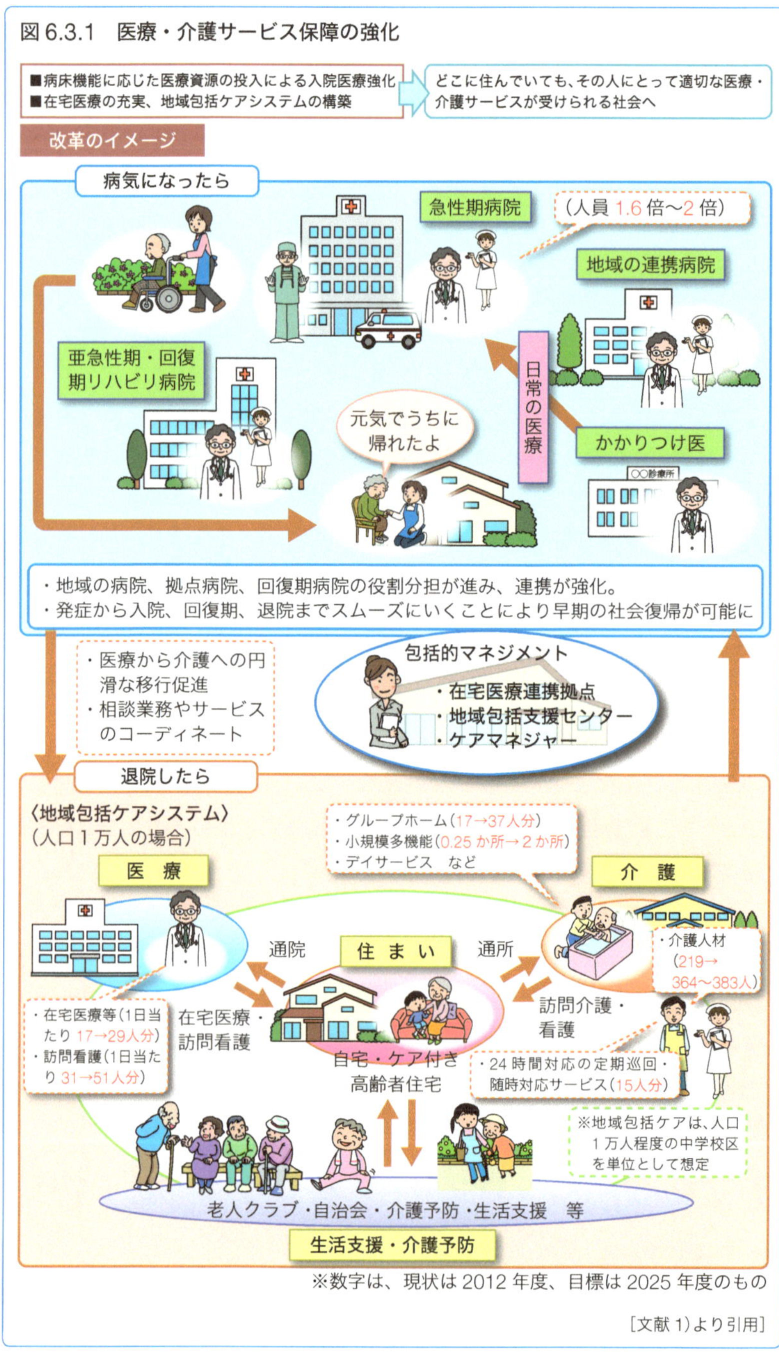
■病床機能に応じた医療資源の投入による入院医療強化
■在宅医療の充実、地域包括ケアシステムの構築
どこに住んでいても、その人にとって適切な医療・介護サービスが受けられる社会へ
改革のイメージ
病気になったら
急性期病院
（人員 1.6 倍～2 倍）
地域の連携病院
亜急性期・回復期リハビリ病院
元気でうちに帰れたよ
日常の医療
かかりつけ医
○○診療所
・地域の病院、拠点病院、回復期病院の役割分担が進み、連携が強化。
・発症から入院、回復期、退院までスムーズにいくことにより早期の社会復帰が可能に
・医療から介護への円滑な移行促進
・相談業務やサービスのコーディネート
包括的マネジメント
・在宅医療連携拠点
・地域包括支援センター
・ケアマネジャー
退院したら
〈地域包括ケアシステム〉
（人口 1 万人の場合）
・グループホーム（17→37 人分）
・小規模多機能（0.25 か所→2 か所）
・デイサービス　など
医　療
介　護
通院
住 ま い
通所
・介護人材（219→364～383 人）
・在宅医療等（1 日当たり 17→29 人分）
・訪問看護（1 日当たり 31→51 人分）
在宅医療・訪問看護
訪問介護・看護
自宅・ケア付き高齢者住宅
・24 時間対応の定期巡回・随時対応サービス（15 人分）
※地域包括ケアは、人口 1 万人程度の中学校区を単位として想定
老人クラブ・自治会・介護予防・生活支援　等
生活支援・介護予防
※数字は、現状は 2012 年度、目標は 2025 年度のもの
［文献 1）より引用］

図 6.3.1　医療・介護サービス保障の強化

図 6.3.2　介護の将来像(地域包括ケアシステム)

○住まい・医療・介護・予防・生活支援が一体的に提供される地域包括ケアシステムの実現により、重度な要介護状態となっても、住み慣れた地域で自分らしい暮らしを人生の最後まで続けることができるようになる。

【地域包括ケアの5つの視点による取組み】

地域包括ケアを実現するためには、次の5つの視点での取組みが包括的(利用者のニーズに応じた①〜⑤の適切な組み合わせによるサービス提供)、継続的(入院、退院、在宅復帰を通じて切れ目ないサービス提供)に行われることが必須。

①医療との連携強化
②介護サービスの充実強化
③予防の推進
④見守り、配食、買い物など、多様な生活支援サービスの確保や権利擁護など
⑤高齢期になっても住み続けることのできる高齢者住まいの整備(国交省と連携)

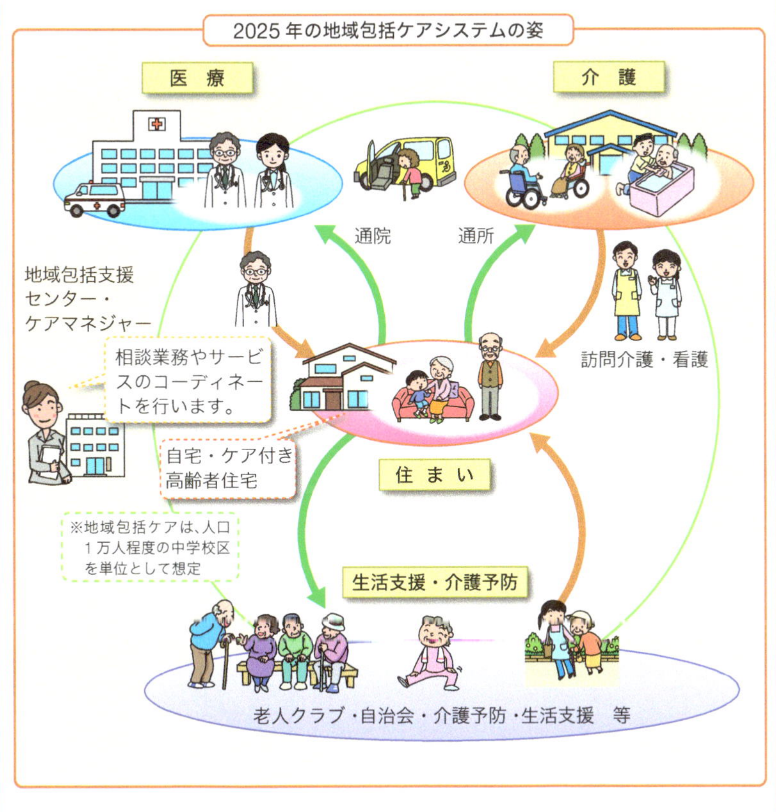

[文献 1)より引用]

に該当する人で、介護が必要になった人を対象としています。加齢による日常生活動作（ADL）の低下や疾患により介護サービスが必要になった際に、市区町村の介護保険課または地域包括支援センターに出向いて介護保険の認定申請を行います。申請後、本人への訪問調査と主治医の意見書を踏まえて認定審査会が開催されます。認定審査の結果、要介護の認定を受けた場合には、ケアマネジャーへケアプランの作成を依頼し、要支援の認定を受けた場合には、地域包括支援センターへケアプランの作成を依頼します。利用する介護サービス費用の自己負担については、介護度の利用限度額範囲内であれば、介護サービスを1割負担（所得によっては2割負担）で利用することが可能となっています。

介護保険は申請から認定までの期間は約1か月程度かかりますが、介護保険が認定されれば、申請日まで介護保険が遡って有効となります（**図6.3.3**）。そのため、介護保険申請後、病院からすぐに自宅へ退院する場合、認定の結果を待たず暫定で介護保険サービスの利用が可能となり、ケアマネジャーと調整してサービスが利用できます（**表6.3.1**）。しかし、認知症状やADLなどにも問題がなく認定結果が下りない場合、暫定で利用したサービス費用についてはすべて自費（10割負担）となるため、注意が必要です。

図6.3.3　介護保険申請の流れ

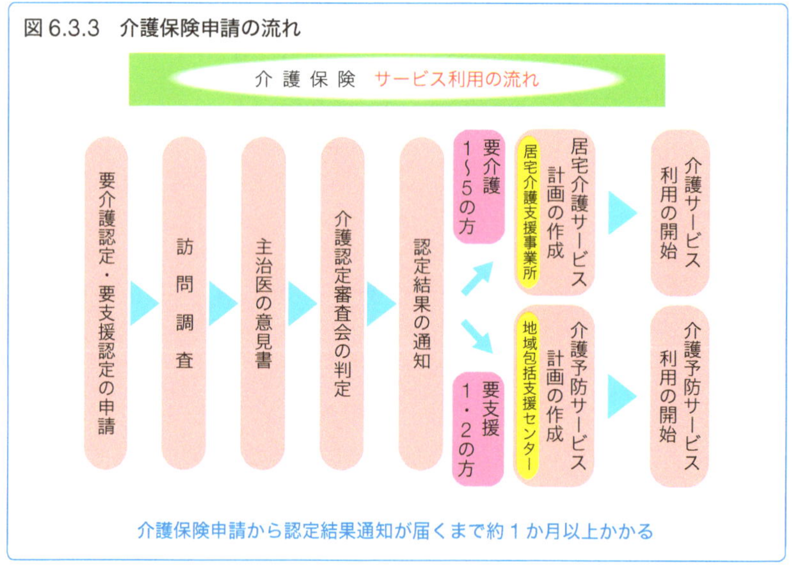
介護保険　サービス利用の流れ
要介護認定・要支援認定の申請
訪問調査
主治医の意見書
介護認定審査会の判定
認定結果の通知
要介護1～5の方
居宅介護サービス計画の作成
居宅介護支援事業所
介護サービス利用の開始
要支援1・2の方
介護予防サービス計画の作成
地域包括支援センター
介護予防サービス利用の開始
介護保険申請から認定結果通知が届くまで約1か月以上かかる

表 6.3.1　主な介護保険サービス内容

サービス	内　容
訪問介護（ホームヘルプ）	ホームヘルパーが在宅に訪問し、介護や家事などの日常生活上のケアを行う
訪問看護	看護師が在宅に訪問し、療養上のケアまたは必要な診療の補助を行う
訪問入浴	在宅に浴槽を持ち込み、入浴を行う
訪問リハビリテーション	理学療法士や作業療法士、言語聴覚士が在宅でリハビリテーションを行う
通所介護（デイサービス）	通所介護事業所に通い、入浴、食事などの日常生活上のケアやレクリエーションなどを行う
通所リハビリテーション（デイケア）	病院や老人保健施設などに通い、日常生活訓練、個別リハビリテーションなどを行う
福祉用具貸与	車いす、介護ベッドなどの福祉用具のレンタルを受ける（要支援 1〜2、要介護 1 の人は、一部対象外の用具がある）
福祉用具購入	ポータブルトイレ、入浴補助具などの福祉用具購入の際に払い戻しを受ける（支給限度額 10 万円で、1 割または 2 割が利用者負担となる）
住宅改修	手すりや段差の解消などの住宅改修の際に払い戻しを受ける（支給限度額 20 万円で、1 割または 2 割が利用者負担となる）
居宅療養管理指導	薬剤師、医師、歯科医師、管理栄養士などが訪問し、療養生活に必要な助言を行う

(2) 身体障害者手帳

身体障害者手帳は身体障害者福祉法に基づき、障害程度に該当すると認定された方に対して交付されるものであり、各種の福祉サービスを受けるために必要となるものです。疾病の結果としての障害の程度や生活動作の支障などにより認定されます。手帳の申請については、住民票のある市区町村の障害福祉課が窓口となり、指定医による診断書が必要となっています。

一般的に申請から手帳取得まで 1～2 か月程度の期間がかかります。自治体や障害の等級や部位によってサービス内容に多少違いがあるものの、手帳を取得することにより医療費助成（所得制限あり）や日常生活用具の給付、タクシー券、福祉手当など等級に応じた福祉サービスの利用が可能となります。

(3) 医療保険による訪問サービス

①訪問診療

訪問診療は定期的・計画的に患者の自宅に訪問をし、必要な医療を提供するものです。対象は通院が困難な患者であり、保険診療上、患者が訪問診療を受けられる場所は、自宅や高齢者住宅などの普段生活している所に限られています。在宅療養支援診療所では、24時間体制の往診や定期的な訪問診療を提供し、がん終末期の患者の在宅看取りを行うことも可能となっているところもあります。

②訪問看護

基本的には週3回まで利用することが可能です。病気や疾病を抱えた人が住み慣れた自宅でその人らしく生活できるよう、訪問看護師は主治医の指示により患者宅へ訪問し、療養上のケアや必要な診療補助を行います。訪問看護は医療保険と介護保険で利用できますが、介護保険認定を受けている40歳以上の人の場合、介護保険での訪問看護が優先されます。しかし、介護保険対象外の患者や終末期の悪性腫瘍、多発性硬化症や筋萎縮性側索硬化症など厚生労働大臣が定める疾病に該当する患者、特別訪問看護指示書が出ている場合には、医療保険からの訪問看護となります。

③訪問リハビリテーション

医師の指示に基づき、理学療法士や作業療法士などが患者宅へ訪問し、患者の日常生活の自立と家庭内さらには社会参加への向上を図ることを目的としています。具体的には、ADL指導、身体機能の維持、QOLの向上や趣味、社会参加のための助言などを行います。原則的に要介護認定者の訪問リハビリは介護保険での給付となりますが、介護保険対象外や急性増悪時の患者の場合においては、医療保険からの訪問リハビリテーションとなります。

C. 高齢者の在宅サービスの実際

当クリニックでは、患者本人や家族からの直接の相談だけでなく、訪問看護師、ケアマネジャーなどのケアスタッフからも多く相談が寄せられており、特に独居高齢者の生活問題についての相談が増加しています。

実際に独居高齢者で認知機能が低下してきている患者が、どのようなサービスを利用しながら薬の内服を行っているのか、ケアマネジャーが作成したケアプランを提示します。

①患者情報

患者：Aさん。87歳（女）　**世帯**：独居。　**介護保険**：要介護4。

疾患：関節リウマチ、逆流性食道炎、食道裂孔ヘルニア、骨粗鬆症、アルツハイマー型認知症。

キーパーソン：甥（他県に住んでいるため、実際の介護はできない）。

②経　過

担当ケアマネジャーより、B 病院に入院している患者 A さんの新規の相談。入院中に ADL 低下し通院や買い物など外出が難しくなってきているが、A さんより「自分ができることをし、いろいろなサービスを利用しながらこのまま、住み慣れた自宅で生活を続けたい」との希望があり、訪問診療導入となりました。

初診時に A さん宅を訪問すると、過去に複数の医療機関から処方された薬が、スーパーの袋一杯のものが 3 つほど、ベッド脇に置いてありました。本人へ確認すると「自分で止めた薬もあるし、飲み忘れたりしているうちに薬がたまってしまった」との話でした。

医師の指示どおりに内服ができていない状況であったため、訪問医師、訪問看護師、デイサービス職員、ヘルパー、ケアマネジャーと患者の自宅にてサービス担当者会議を行い、確実に薬を内服できるようサービス体制の調整、および処方の見直しについても医師と相談を行いました。

③ケアプラン

A さんのケアプランを**表 6.3.2** に示しました。

表 6.3.2　A さんのケアプラン：週間サービス計画表

		月	火	水	木	金	土	日	主な日常生活上の活動
深夜	0:00〜								
早朝	6:00								
午前	8:00		通所介護（デイサービス）9:00〜16:00	通所介護（デイサービス）9:00〜16:00		通所介護（デイサービス）9:00〜16:00	訪問介護 9:15〜9:44		起床・朝食
	10:00	訪問看護 10:45〜11:45						訪問介護 11:15〜11:45	
午後	12:00								昼食 デイサービス日以外は○○さんと食事
	14:00				訪問介護 13:45〜14:44				
	16:00	訪問介護 15:45〜16:44							
夜間	18:00								夕食　配食サービス 月〜日
	20:00								
深夜	22:00								就寝
週単位以外のサービス		特殊ベッド・附属品、手すり							

④ポイント

ａ．内服薬は当院からすべて処方
ｂ．内服薬を一包化
ｃ．薬局の薬剤師へ訪問服薬指導を依頼し、薬剤師がお薬カレンダーに薬をセット
ｄ．毎日、介護保険サービスを利用し訪問時にヘルパー、訪問看護師、デイサービス職員が薬の内服を確認
ｅ．隣に住む友人がデイサービス以外の日、昼食を作って持ってきてくれ、そこで一緒に食べるため、薬の内服確認の声かけを依頼
ｆ．夕飯の配食サービス業者へ薬の内服確認の声かけを依頼

以上のように、介護保険サービスや医療サービス、近隣の方の協力を得ながら、薬を内服できる環境が整えられたことにより、本人からも「毎日誰かが来てくれて、薬のことを言ってくれるので安心できる。最近は体調がいい日が続いている」との話があり、再入院することもなく、在宅生活の継続が可能となっています。

D. おわりに

高齢者が在宅生活を継続していくためには、さまざまな課題があり、そのなかでも服薬管理は在宅介護・医療サービスの分野では大きなテーマの一つとなっています。服薬管理の視点からも、地域包括ケアシステムの推進が図られたことにより病院や薬局、介護サービス事業所間の連携がより強化されたことと合わせ、介護保険などのフォーマルサービス以外にも、近所の住人や地域でのボランティアなどのインフォーマルサービスも活用することで、認知機能の低下が認められる独居高齢者でも在宅療養生活の継続が可能となります。

世田谷区　ふくろうクリニック等々力
石井　征輝

引用・参考文献
1）第２回社会保障制度改革国民会議資料４（平成 24 年 12 月７日）
http://www.kantei.go.jp/jp/singi/kokuminkaigi/dai2/siryou4.pdf

索　引

欧文索引

和文索引

〈あ行〉

〈か行〉

編者紹介

秋下(あきした) 雅弘(まさひろ)
東京大学医学部卒業
東京大学大学院医学系研究科 加齢医学講座老年病学分野 教授
東京大学医学部附属病院 老年病科 科長

倉田(くらた) なおみ
昭和大学薬学部卒業
昭和大学薬学部 社会健康薬学講座 社会薬学部門 客員教授
臨床薬学講座 臨床栄養代謝学部門 客員教授

NDC499 223p 21cm

高齢者(こうれいしゃ)の服薬支援(ふくやくしえん) 総合力(そうごうりょく)を活(い)かす新知識(しんちしき)と実践(じっせん)

2017年11月7日 第1刷発行
2023年3月7日 第2刷発行

編 者 秋下雅弘(あきしたまさひろ)・倉田(くらた)なおみ
発行者 髙橋明男
発行所 株式会社 講談社
〒112-8001 東京都文京区音羽2-12-21
販 売 (03)5395-4415
業 務 (03)5395-3615

KODANSHA

編 集 株式会社 講談社サイエンティフィク
代表 堀越俊一
〒162-0825 東京都新宿区神楽坂2-14 ノービィビル
編 集 (03)3235-3701

本文データ制作 カバー印刷 株式会社双文社印刷
印刷・製本 株式会社KPSプロダクツ

落丁本・乱丁本は，購入書店名を明記のうえ，講談社業務宛にお送りください．送料小社負担にてお取り替えします．なお，この本の内容についてのお問い合わせは講談社サイエンティフィク宛にお願いいたします．
定価はカバーに表示してあります．

Printed in Japan

ISBN978-4-06-156318-6